家庭常用药膳制作

JIATING CHANGYONG YAOSHAN ZHIZUO

主　编　范　虹

编　者　（以姓氏笔画为序）

　　　　刘杰民　　孙三宝　　张胜杰　　张铎毓

　　　　范建春　　林自勇　　和月英　　郑喜研

　　　　梁风燕　　梁庆伟

河南科学技术出版社

·郑州·

内容提要

本书详细介绍了各种常见病的药膳食疗方及其制作方法，每方包括组成、制法、用法和功效。本书内容丰富，适应证及用法明确，用料采集方便，制法介绍详细，适合广大群众阅读参考。

图书在版编目(CIP)数据

家庭常用药膳制作/范虹主编.—郑州:河南科学技术出版社，2017.8

ISBN 978-7-5349-8819-6

Ⅰ.①家… Ⅱ.①范… Ⅲ.①食物疗法－食谱 Ⅳ.①R247.1②TS972.161

中国版本图书馆 CIP 数据核字(2017)第 162104 号

出版发行:河南科学技术出版社
北京名医世纪文化传媒有限公司
地址:北京市丰台区丰台北路 18 号院 3 号楼 511 室　邮编:100073
电话:010-53556511　010-53556508
策划编辑:欣　逸
文字编辑:欣　逸
责任审读:周晓洲
责任校对:龚利霞
封面设计:中通世奥
版式设计:刘　丹
责任印制:陈震财
印　　刷:三河市春园印刷有限公司
经　　销:全国新华书店、医学书店、网店
幅面尺寸:140 mm×203 mm　印张:18.875　字数:312 千字
版　　次:2017 年 8 月第 1 版　2017 年 8 月第 1 次印刷
定　　价:58.00 元

前　言

　　药膳是一种独特的食疗方法，是中华医学的重要组成部分，不仅历史悠久，而且简便易行、疗效卓著，深受人们的喜爱。药膳是药物和食物有机结合的产物，既可作为药物，又可作为食物，有祛病强身、延年益寿的功效，在临床医疗、保健方面得到广泛应用，在民间更有其广泛的使用基础。

　　本书较为详细地介绍了各种常见病的药膳食疗方及其制作方法，每方包括组成、制法、用法和功效，其内容丰富，适应证及用法明确，用料采集方便，制法介绍详细，患者可根据自身状况对症选方试用，希望本书能成为大众家庭的益友，使更多的人受益。

　　由于病有轻重缓急之分，证有表里虚实之别，故应用药膳治病和调养时宜遵医嘱，以免贻误病情。由于我们的水平和掌握的资料有限，书中若有不完善之处，敬请广大读者批评指正。

编　者

目　　录

第一章　药膳概述 ……………………………………（1）

一、药膳的食疗渊源 …………………………………（1）

二、药膳的食疗特点 …………………………………（4）

三、药膳的形式 ………………………………………（9）

四、药膳的制作方法 …………………………………（14）

五、药膳的制作技巧 …………………………………（15）

六、制作药膳常用的中药 ……………………………（18）

七、制作药膳常用的食物 ……………………………（37）

八、制作药膳常用的调料 ……………………………（60）

九、药膳的配伍方法 …………………………………（64）

十、制作药膳的注意事项 ……………………………（67）

第二章　内科疾病药膳 ………………………………（70）

一、感冒 ………………………………………………（70）

二、咳嗽 ………………………………………………（78）

三、哮喘 ………………………………………………（86）

四、肺炎 ………………………………………………（94）

五、呃逆 ………………………………………………（102）

六、头痛 ·· (106)

七、盗汗 ·· (112)

八、高血压 ·· (114)

九、高脂血症 ·· (134)

十、中暑 ·· (149)

十一、便秘 ·· (155)

十二、腹泻 ·· (164)

十三、冠状动脉粥样硬化性心脏病 ·············· (171)

十四、贫血 ·· (181)

十五、失眠 ·· (187)

十六、功能性消化不良 ································· (199)

十七、胃炎 ·· (211)

第三章 外科疾病药膳 ································· (240)

一、甲状腺肿 ·· (240)

二、淋巴结核 ·· (244)

三、结石症 ·· (248)

四、血栓闭塞性脉管炎 ································· (250)

五、痈、疽、疮、疖 ································· (252)

六、蛇咬伤 ·· (256)

七、破伤风 ·· (257)

八、疝气 ·· (259)

九、冻疮 …………………………………………（262）

十、烧烫伤 ………………………………………（266）

十一、痔 …………………………………………（266）

十二、跌打损伤 …………………………………（272）

第四章　妇科疾病药膳 …………………………（279）

一、痛经 …………………………………………（279）

二、闭经 …………………………………………（289）

三、月经不调 ……………………………………（299）

四、赤白带下 ……………………………………（308）

五、子宫脱垂 ……………………………………（312）

六、子宫肌瘤 ……………………………………（321）

七、宫颈炎 ………………………………………（324）

八、功能性子宫出血 ……………………………（329）

九、盆腔炎 ………………………………………（338）

十、阴道炎 ………………………………………（346）

十一、乳腺炎 ……………………………………（352）

十二、乳腺增生 …………………………………（360）

十三、乳腺癌 ……………………………………（367）

十四、产后体虚 …………………………………（386）

十五、产后缺乳 …………………………………（391）

十六、习惯性流产 ………………………………（397）

十七、产后恶露不尽 ……………………………………（402）

第五章　儿科疾病药膳 ……………………………………（409）

一、水痘 ……………………………………………………（409）

二、麻疹 ……………………………………………………（412）

三、小儿惊厥 ………………………………………………（415）

四、小儿消化不良 …………………………………………（418）

五、小儿流涎 ………………………………………………（425）

六、小儿遗尿 ………………………………………………（428）

七、小儿厌食 ………………………………………………（435）

第六章　男科疾病药膳 ……………………………………（440）

一、阳痿 ……………………………………………………（440）

二、早泄 ……………………………………………………（449）

三、血精 ……………………………………………………（458）

四、不射精 …………………………………………………（466）

五、遗精 ……………………………………………………（475）

六、前列腺炎 ………………………………………………（492）

第七章　美容护发药膳 ……………………………………（501）

一、黄褐斑 …………………………………………………（501）

二、雀斑 ……………………………………………………（504）

三、面部皱纹 ………………………………………………（509）

四、痤疮 ……………………………………………………（512）

五、酒糟鼻 ……………………………………（517）

六、脱发 ………………………………………（520）

七、白发 ………………………………………（526）

第八章　滋补健身药膳 …………………………（531）

一、补气 ………………………………………（531）

二、补血 ………………………………………（543）

三、补阳 ………………………………………（551）

四、补阴 ………………………………………（557）

五、健脑益智 …………………………………（567）

六、防衰健体 …………………………………（573）

第 一 章

药膳概述

一、药膳的食疗渊源

人类的祖先在吃野生食物时发现，某些动、植物不仅能够饱腹，还有药用价值。那时的人类不需要，也没有能力把食物与药物分开。因此，中医学有"药食同源"之说。这种原始的药膳并不是真正的药膳，真正的药膳出现在人类掌握了丰富的药物知识和积累了烹饪经验以后。自有了文字之后，甲骨文和金文中出现了药、膳两个字。而药膳一词，最早记载于《后汉书·烈女传》："母亲调药膳，恩情笃密。"

西周时期称为"名医"的官，主要负责调配周天子的"六食""六饮""六膳""百馐""百酱"的滋味、冷热度、重量，"名医"所干的工作，与现代的营养医师差不多。《周礼·天官》中记载的疾医遵循"五味、五谷、五药养其病"的原则；疡医遵循"以酸养骨，以辛养筋，以咸养脉，以苦养气，以甘养肉，以滑养窍"的原则,这些都是成熟的药膳。可见,古人早在先秦时代甚至西周时代,就有了十分丰富的药膳知识。我国第一部药物学专著《神农本草经》收集了大量品种,如薏苡仁、芝麻、葡萄、山药、核桃、龙眼(桂圆)、百合、菌类、橘、柚等,记载了各自的功效,这些品种都是配制药膳的配料。最早记载用药膳医病的书籍——战国时代的《黄帝内经》里有13方,其中6方属于药膳。东汉末年的名医张仲景在《伤寒杂病论》里记载了很多药膳,能治疗各种疾病,它们的功效很显著。

我国食疗由来已久,历代食疗著作也很丰富。除《黄帝内经》外,晋代葛洪的《神仙服食法》,北魏崔浩的《食经》,唐代孙思邈的《食忌》和《千金食治》,孟诜的《食疗本草》,元代忽思慧的《饮膳正要》,明代卢和的《食疗正草》,清代王士雄的《随息居饮食谱》等,都是著名的食疗专著。有人统计,历代的食疗文献共计有123种,586卷,内容之丰富,居世界首位。

药膳是在食疗的基础上,以中医学理论为指导,以药配膳,也就是将药物与食物配合在一起,通过烹调加工而成的一种防病治病、强身保健的特殊方法。药膳取药物的功能、食物的营养,其形为食品,性为药品,药膳是食补和药疗二者的结合,它既有药物的治疗作用,又有食物的调养作用,其精华在于食借药力,药助食补,从而收到药物治病和食物营养的双重功效。

药膳有广义和狭义之分。广义药膳包括药粥、药茶、药酒、药糖、药菜肴等，凡是药物与食物结合制成的食品，均可称之为药膳。狭义药膳是指药物与肉类、鱼类、蔬菜、豆制品、面类等食物制成的菜肴、糕点等，既可单食，亦可佐餐食用。

中医学历史上对于食疗药膳有着丰富的理论和实践经验，历代的养生学家和医学家，都把食疗药膳作为防病治病的一个重要环节。唐代孙思邈说："夫为医者，当需先洞晓病源，知其所犯，以食治之，食乃不愈，然后命药。"也就是说，作为医生，首先要寻找病因，先采用饮食治疗，不能治愈时，再用药物治疗。由此可见，食疗药膳早在古代就已受到重视。

中医学认为，食物和药物都有四气五味，食疗药膳就是利用食物的食性和药物的药性来调整人体阴阳的不平衡，而使其恢复健康的。食疗药膳有很多优点：一是食疗较药疗性味平和，温而不峻，不良反应少，而药膳食品不是一般的食品，现代称其为功能性食品，通常具有无病强身、有病治病的功效，有很广的适用范围。中药与食物相配，就能做到药借食味，食助药性，变苦口良药为美味佳肴。二是食疗原料广泛，采购容易，制作简单，服用方便，经济有效，特别是能满足人们"厌于药，喜于食"的天性，既符合人们的用膳习惯，使人乐意接受，又可以营养果腹，治病强身。

二、药膳的食疗特点

药膳是我国传统医药知识与烹调经验相结合的产物。其既有食物作为膳食，又有药物针对病情；既有医疗保健的实用性，又有祛病强身的科学性。

1.药食同源　药食同源，大致包含两方面的意义。一是食品本身属于药物的一部分。从最早的中药书《神农本草经》到清代的本草著作，包括著名的《本草纲目》都已把食品包含在药物中。在这些书籍中，也都有食疗和药膳方。

另一方面，中药和食品都可以在中医学理论的指导下临床应用。食品与中药一样，也有四气、五味的不同，也可以按照寒热温凉的不同，辨证食用。因此，在运用食疗、药膳时，也要掌握一些中医学理论。

2.药膳以中医中药学理论为基础　中药学是中医学的组成部分，我国中药资源甚为丰富，提供了做药膳的良好条件。在目前发现的8000多种中药中，不包括食品在内，另有500种可供做药膳使用，如人参、川贝母、天麻、冬虫夏草等。应用中药必须以中医学理论为基础，如阴阳五行、脏腑经络、辨证论治，再结合食物的性能做严密的组合。

任何一种药物或食物都具有自身的特性和作用，如川贝母味苦、甘，性微寒，具有清热润肺、化痰止咳的作用，主治肺热久咳痰多；而食物梨味甘、微酸，性凉，具有润肺消痰、清热生津的作用,也可用于热咳、燥咳、热病津伤口渴。老年人久咳不已,口干、口渴、痰不易咯出,就可以取梨1个,削去皮,挖出核,在梨腔内加入川贝母粉、冰糖,蒸熟食,这就是药膳,它是按中医学对药物和食物的认识进行配合应用的。

中医学认为,药物和食物均有寒、热、温、凉、平不同的性质。凡能够减轻或消除热证的药物和食物,性属于寒性或凉性,如金银花、菊花、苦瓜、绿豆等,这些药物和食物具有清热、泻火、凉血、解毒的作用;温性或热性的药物和食物,如干姜、丁香、辣椒、狗肉等,具有温里、散寒、助阳、通络的作用。

3.辨证施膳 辨证论治是施药膳的重要特点。依据中医学理论,对每一个病种都应做到"组药有方,方必依法,定法有理,理必有据"。不仅用药如此,在食物的选择上也是如此,必须运用辨证的方法和论治原则,在正确辨证的基础上,采取相应的治疗方法,选药组方或选食配膳,才能取得预期的效果。例如,当患者出现精神困倦、四肢软弱、短气懒言、头昏自汗、食欲缺乏、胃腹隐痛、便溏腹泻、舌质淡、舌苔白、脉缓无力等症状,根据中医学辨证,称为脾虚气弱证。这时就要应用健脾益气药膳。健脾益气药膳选用的中药有党参、白术、山药、大枣、茯苓、薏苡仁、莲子、芡实等。食用的药膳有参枣米饭、山药汤圆、茯苓包子、益脾饼、大枣粥等。

由于不同季节人们服用的药膳也不相同,药膳学有四季四补之说。春季,气候温和,万物生长向上,五脏属肝,应以肝主疏泄为主,需要补肝,称为升补,适宜食用乌肝片、炒香舌片等药膳;夏季,气候炎热,人体喜凉,五脏属心,需要清补,适宜食用西瓜盅、荷叶凤脯等药膳;秋季,气候凉爽,五脏属肺,需要平补,适宜食用菊花肉片、参麦团鱼、玉竹心子等药膳;冬季,气候寒冷,阳气深藏,五脏属肾,寒邪易伤肾阳,需要滋补,适宜食用归芪鸡、龙马童子鸡等药膳。另外,还有一些四季皆宜的药膳,如茯苓包子、银耳羹等。

除四季对人体的影响外,地理、环境、生活习惯的不同,也都不同程度地影响着人们的生理和病理,影响着疾病发生、发展及预后等,因而必须辨证施膳。

4.药膳以调配合理适用为原则　在应用药膳的过程中,十分强调其合理性、完整性。从保健药膳的角度来说,就要求其易于被人接受,且多吃不至于导致身体的不适。药物与食物调配必须遵循中医学的理论原则,违反其调配原则不但无益,反而有害。食物都有营养的作用,药物都有纠正身体偏差的作用,但是必须结合自身的情况补养。例如,羊肉具有很高的营养价值,对于气虚羸瘦、疲乏无力者补益作用很好。但唐代医学家孙思邈说:"六月食羊肉,伤人神气"。这是因为,羊肉热性助阳,夏季吃很不合适,宜冬季食用。在配膳方面,羊肉宜与性温热的食物、药物同用,而不宜与性寒凉的药物、食物同用。

5.食药结合　从药膳配方可以看出,作为药膳的原料,主要有三大类。

（1）日常生活中的食物：属粮油类的粳米、糯米、大麦、小麦、秫米（高粱米）、马铃薯、荞麦、粟米（小米）、玉蜀黍（玉米）、花生、豆油、菜油、香油（芝麻油）、花生油等；属豆类的绿豆、绿豆芽、菜豆、豌豆、蚕豆、黑豆、黄豆、黄豆芽、豆浆、豆腐、豆腐皮等；属蔬菜、菌菇类的芹菜、大白菜、卷心菜、菠菜、黄花菜、韭菜、芥菜、茄子、番茄、白萝卜、胡萝卜、竹笋、莴苣、丝瓜、苦瓜、黄瓜、南瓜、冬瓜、辣椒、大蒜、木耳、银耳、蘑菇等；属水果、干果类的苹果、香蕉、柿子、李子、柚子、橘子、杨梅、梨、葡萄、桃子、橄榄、栗子、葵花子、甘蔗、西瓜等；属调料、饮料类的白糖、红糖、食盐、酱油、醋、茶叶、牛奶、羊奶、马奶等；属肉类的鸡、鸭、鹅、猪肉、牛肉、羊肉、鱼等。这一大类，占药膳原料的绝大多数，充分体现了食疗以食物为主的特色。

（2）既是常用食物，也是常用药物：山药、薏苡仁、黑芝麻、赤小豆、白扁豆、海带、白果、荔枝、核桃仁、龙眼肉、山楂、大枣、石榴、芡实、桑葚（干品称为桑椹）、槟榔、生姜、饴糖、酒、丁香、茴香、桂皮、蜂蜜、乌贼、龟等。这一大类表明，食物和药物是相通的，不能截然分开，药膳有着天然的生命力。

（3）常用药材：如人参、川贝母、三七、天麻、丹参、白术、白芍、附子、甘草、沙参、玉竹、当归、肉苁蓉、百合、何首乌、党参、黄芪、黄精、杜仲、马齿苋、生地黄、石斛、荷叶、金银花、五味子、菊花、枸杞子、冬虫夏草、茯苓等。这一大类在药膳原料中虽然所占比重较小,但强化了药膳的功效,突出了防治针对性,明确了药膳与普通饮食的区别。

药膳以食物为主,食药相兼,药助食力,食借药威,相辅相成,相得益彰,集食物、药物的营养强身作用与治疗作用于一体,具有菜肴与中药的双重性。这一特性,既显示了药膳与药物治疗、普通饮食的不同,也是药膳深受欢迎的关键所在。

6.药膳以传统烹饪技术为手段　药膳的一个显著特点是能食用,既要可口,又要有保健作用。因此,药膳按中餐的烹饪技术进行料理,融药物作用和食物美味于一体,可采用多种制作手段和方法,如炒、蒸、煨、煮、炖、烧、卤等。例如,元代《饮膳正要》记载的鲫鱼羹,就是将鲫鱼去鳞、洗净,鱼腹内放入陈皮、砂仁、荜茇、大蒜、胡椒、泡辣椒、葱、食盐、酱油,先将鱼置锅内煎熟,再加入适量水,炖煮成羹而成,此药膳适用于老年人因脾胃虚寒所致慢性腹泻、慢性痢疾。

药膳制作向来注重其色香味形,这有利于调动胃口,增进食欲。

7.以祛病强身为目的　食用一般膳食的主要目的是为了消除饥饿、维持生存和获得一种物质享受,服用一般药物的目的是为了治疗疾病。而食用药膳,除上述两个目的兼而有之外,其最主要的目的还是使体弱者得以增进健康,健康者得以更加强壮。

我国传统医药理论认为,药膳最宜扶正固本,因为它所用药物和食物多系补品,如人参、黄芪、当归、阿胶、枸杞子、山药、大枣、鸡、鸭、猪肉、羊肉等,这些都能起到滋身体、补气血、壮阴阳的作用。它既不同于一般食品,又不同于药品。它形是食品,性是药品。这是取药之性,用食物之味,共同配伍,相辅相成,起到食借药力、药助食功的协同作用,收到药物治疗与食物营养的双重效应。药膳食品的形式为菜肴、饮料、糕点、罐头等,这不同于药品的膏、丹、丸、散。药膳不苦口,食之味美,观之形美,效在饱腹之后,益在享乐之中。

药膳具有扶正固本、抗老延衰的作用。其选用的药物一般是补虚强壮药,如当归、人参、杜仲、莲子,选用的食物也大多滋补作用好且快,如羊肉、鸡、鸭、海参。实验研究证明,具有强壮作用的人参、黄芪能增强机体生理功能,改善细胞的新陈代谢和营养,增强免疫功能,增强吞噬细胞的功能,延缓细胞衰老而抗老延年。

在选择药膳时,需把握以增进健康为目的,虽然食物均有营养价值,但因个体差异不可一概而论,补的方法很多,老年人以缓补为宜,徐徐图治,身体自会强健。

三、药膳的形式

药膳的形式,可根据患者的病情和饮食习惯来确定:一般需发汗者,可选用汤剂以助药力;需祛风湿者,可选用酒剂助其温通;若需滋补,可选用汤羹、菜肴、蜜膏等。总之,疾病的性质不同,若能根据病情选择恰当的药膳形式,则可收到更好的效果。

1.粥　粥是以粳米、糯米、黍米、玉米等粮食为主,酌加其他食物或中药,用多量的水煮成的半流质食物。若加入的食物或中药不宜同煮(如有渣),可煎水取汁,鲜品还可绞取汁液,中药可以另煎取汁;不易煮软煮熟的,可以加水先煮。这样经过单独处理后再与粮食同煮。粥由于加用的食物如蔬菜、干鲜果品、肉类等十分广泛,它们的风味、口感差异较大,可加糖或食盐、油脂、味精等调成不同的滋味。粥因加用的原料多样,所以其配方有补、泻及温热、寒凉等多种不同的功能,如羊肉粥、地黄粥、高良姜粥、茴香粥、芹菜粥、荷叶粥等。粥有广泛的适用范围,许多疾病无论虚实、寒热大都可以找到相应的粥类配方。它是食疗应用较多的一个类型。

2.菜肴　菜肴是以蔬菜、肉类、禽蛋、果品、鱼虾等原料为主,配以适量药物而制成的。菜肴的种类很多,所用原料极为广泛,其制作方法也多种多样,如蒸、炒、焖、炖、炸、烧、卤、煨及凉拌等,制作中可随食疗药膳的类型需要及个人口味加适量的调料。调出的滋味如咸、甜、酸、麻辣、辛香等,也是极为丰富的。不同原料烹制的菜肴,各有其特点和适应证。一般来说,肉类、鱼类、禽蛋类菜肴偏于补益,蔬菜类菜肴则偏于清凉。

3.汤羹 汤羹是以肉、蛋、海味、奶、蔬菜等原料为主,加入适量药物经煎煮或煨炖等加工方法烹制而成的较稠厚的汤液。在制作时,可根据食物的滋味、性能加入适量的调料,如糖、食盐、酱油、姜、辣椒、胡椒或味精等。汤羹与粥一样,可将食物和药物同时烹制,也可将药物用布包裹好后与食物同煎煮,还可将药物煎煮后取汁,再与食物同烹调。汤羹为食疗药膳中较为多用的一种方法,主要适用于体质虚弱的患者,用之可有滋养或清润功能,如山药羊肉汤能补益脾肾,鲤鱼煮枣能补脾养血,冬葵鸡蛋汤能清热润燥,银耳羹能滋养肺胃之阴,还有如乌龟汤、山药鱼片汤、山药奶肉羹等,都有滋养补虚的功效。

4.药茶 药茶是将具有养生疗效的食物或中药与茶叶相混合,经过煎煮或直接用沸水浸泡而成,以药物或食物与茶叶中的成分相互作用,达到保健养生或祛邪治病的功效,是一种制作最为简单、服用最为方便的药膳剂型。其优点是药茶以药代茶,人们乐意接受,又可随身携带,不拘时间,随泡随饮。由于药茶大多取材于食物或性味平和的药物,大多无不良反应,即使长期饮用,也完全可靠。此外,药茶具有针对性,药效专一,经长时间饮用后,其有效成分在体内可以达到量化标准,长期坚持能收到显著疗效。

5.酒剂 酒剂是用白酒、黄酒、米酒浸泡或煎煮具有治疗、滋补作用的食物或药物,去掉药渣所得的含乙醇的口服

剂,也可将药物与谷物、曲共同酿制而成。一般认为,浸泡
药酒的酒以 40 度左右为宜。浓度过低,有效成分不易溶出,
且易变质而影响疗效;浓度过高,则药材所含水分反被吸
收,使药质变硬,有效成分亦难溶出。但保健性饮用酒,以
10 度左右为好。酒本身为药食兼用之品,有散寒活血、祛风
除湿、温中缓胃、协助药力等功效,而其随所加食物、药物的
不同,治疗的病症又有区别。以核桃仁、大枣等浸泡而成的
红颜酒,可润泽容颜,润滑肌肤;以薏苡仁等浸泡而成的薏
苡仁酒,可祛风湿,健脾胃;以鹿茸、人参等浸泡而成的鹿茸
参桂酒,可补肾壮阳,补气健身。各种酒剂的饮用量可根据
需要酌情而定。

　　6.蜜膏　蜜膏是选择具有滋补性的食物或食物与药物
一起加水煎煮,浓缩取汁,再加入适量蜂蜜或白糖收膏而
成。膏剂的滋补营养作用尤佳,既可内服,又可外用。外用
的有可美容、除皱的栗蜜面膏,内服的有可补气、滋阴止血、
治疗先兆性流产的参芪保胎膏等。

　　7.散剂　散剂是将食物或食物与药物一起烘干炒脆后,
研成细粉末内服或外用。散剂食用方便,便于携带,营养丰
富。服时以沸水冲调成糊状加糖食用,或以米汤送服,或以
酒送服,如功能清利湿热、疗痔止血的赤小豆散,悦泽面容、
光洁皮肤的美容散,外用(多撒敷患处)治外伤出血的龙眼
核散等。

　　8.糕点　主要是用种子、果仁类食物和容易研磨成粉的

中药,如粳米、糯米、薏苡仁、茯苓、山药等,磨成粉后,加水和白糖揉成粉团;如含人参、党参、麦芽、橘皮之类不便磨粉者,可用煎水取汁等方法处理后加入。揉好的粉团整形后上蒸笼蒸熟,切成块或条状食用。糕点主要有益气补脾、滋养补虚的功能,如阳春白雪糕、八仙糕、九仙王道糕等。

9.米面食品 是指除粥饭、糕点外,用米、面粉、干豆为主要原料,或加入其他食物、中药做成的多种膳食。主要有以下种类:用上述原料烘炒至半熟,经磨粉后用沸水冲调食用的粉(糊),如肥儿粉、长寿粉、薏苡仁糊、花生糊;主要用面粉并加入其他食物或中药做成的饼,供烘烤或油煎食,如益脾饼、紫苏子煎饼;用面粉等加水揉成面团,包肉馅或菜馅做成包子,蒸熟食,如茯苓包子、豆沙包子;用面粉做成面皮,包肉馅或菜馅做成的馄饨,如鸡肉馄饨、椒姜馄饨;用面粉配合其他食物或中药做成的面条,如山药面、苦荞面。

10.糖果 是用白糖或冰糖、饴糖、红糖加水熬炼至稠厚时,再添加其他食物或中药的汁液或粗粉,搅拌均匀,再煎熬至挑起呈丝状、不粘手为止,待冷后切块即成。有的是在熬好的糖中加入果仁、果脯等,混匀、整形,待冷时切块。糖果供嚼食,有的可含化咽食,如梨膏糖、薄荷糖、芝麻糖、核桃糖。

总之,食疗药膳的类型很多,还有以蜜饯、饮料、鲜汁等形式服食者,因这些都为人们所熟悉,故不一一赘述。各人可根据自己的病情和饮食需要而选择。

四、药膳的制作方法

1.炖　药膳的炖制法,是将原料(食物与药物)同时下锅,加入适量水,置于大火上烧沸,撇去浮沫,再置小火上炖至酥烂的烹制方法,如雪花鸡汤、十全大补汤等。

2.焖　药膳的焖制法,一般是将原料先用油加工成半成品后,再加入姜、葱、花椒、食盐等调料和少量汤汁,盖紧锅盖,然后用小火焖至酥烂。此法所制药膳的特点是酥烂、汁浓、味厚,如银耳黄褐鸡等。

3.煨　药膳的煨制法,一般是指用小火进行的长时间的烹制方法。具体的加工方法有两种:一种是利用小火,慢慢地将原料煨烂。另一种是沿用民间单方的烹制法,将所要烹制的药膳原料用菜叶或湿草纸包裹好,埋在刚烧过的柴草灰中,利用余热将原料煨熟。这种方法时间较长,要添几次热灰,保持一定的温度,如子午乌鱼等。

4.蒸　药膳的蒸制法,是利用水蒸气加热烹制药膳菜肴的方法。其特点是温度高(可超过100℃),加热及时,汤汁醇厚,利于保持形状的整齐。本法不仅用于烹调,而且还可以用于初加工(如热水发蹄筋)和菜的保温、消毒等。

5.煮　药膳的煮制法,是将原料放入多量的汤汁或清水中,先用大火煮沸,然后用小火煮至酥烂。特点是口味清鲜,适用于体积小、质软的原材料,如石斛煮花生。

6.熬　药膳的熬制法,是将初加工的原料放置在锅中,加入水和调料,置大火上烧沸,再用小火烧至汁稠、味浓、酥烂,如银耳羹。

7.炒　药膳的炒制法,是先将锅烧热,再下油,并依次下料,用手勺或铲翻拌,动作要快,断生即好。适用于炒的材料多为处理后的丁、丝、条、片等。

8.卤　药膳的卤制法,是将初加工的原料按一定的方式与药物结合后,再放入卤汁中,用中火加热烹制,使其渗透卤汁,直至成为熟食品。其特点是味厚、郁香,如丁香鸡、陈皮鸡等。

9.炸　药膳的炸制法,是将原料放在多油的锅里用大火烹调的方法。一般用油量比原料多几倍。要求用大火,油热,掌握火候适度,防止过热烧焦。药膳炸制法分为清炸、软炸、酥炸、纸包炸等。其特点是香、酥、脆、嫩。

10.烧　药膳的烧制法,一般先将原料经过煸、煎、炸处理之后,进行调味调色,然后再加汤或清水,用大火烧沸,再用小火焖至卤汁稠浓即可。其特点是卤汁少而黏稠,味鲜,软嫩。

五、药膳的制作技巧

药膳应该给人们带来一种美食的享受,如果吃药膳像吃药那样勉强、难受,就失去了药借食味、食助药性、食疗并用的意义。制作既可口,又有保健作用的佳肴,主要应注意以下几个方面。

1.选料　药膳主要由药物、食物、汤、调料四部分组成,每一部分选料的好坏都会影响药膳制作的质量。因此,选料主要是对这四者进行严格挑选。

(1)药物:制作药膳的药物必须具备可食性及补益性强的条件。选择时严格把握质量关,伪劣品及霉变的药材不能选用。在煎煮前必须将药材洗净、充分浸透。一般在锅内先放药物,后加凉水,浸泡 1 小时左右,使药物中心也能浸透,利于有效成分的析出。加水量应根据药物的多少确定,浸泡药物用的水可以与药物一起放入砂锅内烹调。

(2)食物:谷类、干果类食物需挑去杂质,用水淘洗干净,但淘洗次数不宜过多,也不要用手搓,以免造成水溶性维生素和矿物质的损失。淘洗干净后应尽快加水煮熟,一般加温热水较好。煮时不可放碱(小苏打之类),以防止维生素 B_1 的损失。

蔬菜和水果类食物应取新鲜品,先洗后切,块宜切得大一些;如需要切成细丝或碎丁,应随切随吃,以避免其中的营养成分被氧化破坏。烹调时间宜短,一般在炒锅将热的时候放入,以减少维生素 C 的损失。能生吃的蔬菜应尽量生吃,以吸收更多的维生素 C 和胡萝卜素。

乳、肉、蛋类食物应新鲜,变质的不能选用。清洗时要去腥除膻,否则会影响药膳的滋味。这类食品受烹调的影响较小,久煮、久炖不会影响其中的补益成分,但应注意不要油炸,因油炸可使其中的蛋白质发生变化,不容易被人体消化吸收。

(3)汤:汤的主要溶剂是水,所以水的多少对汤的制作极为重要。做汤时加水量要适中,一次加足,凉水下锅,中途不宜加水。这是因为,水沸以后再投入原料,原料表面骤然受到高温,外层蛋白质凝固,内部蛋白质就不会大量溶于水,汤汁不会鲜美;若中途加水,会使原料骤然受冷收缩,同样影响蛋白质和脂肪的溢出。

(4)调料:用调料能使无味的原料获得鲜美的滋味,为药膳增添色彩。调味的方法一般有三种:一是基本调味,即是原料下锅加热前放入调料,使原料有一种基本味,还有消除腥膻味的作用;二是正式调味,即在加热过程中再投入一些调料,达到自己喜欢的口味;三是辅助性调味,即加热后对前两种调味仍未达到口味要求的再次调味。

投放调料的时间要适当,如不能先在汤内放盐,因为盐有渗透作用,最易渗透到原料内部中去,使原料内部水分排出、蛋白质凝固,影响水溶性蛋白质外溢。另外,葱、姜、蒜、酒不能多放,否则会影响汤汁本身原有的鲜味。

2.配料 在几种食物一起配料制作的过程中,要发挥食物间的相互协同作用。老年人肾气渐衰,肝肾不足,所以补益肝肾是老年人必不可少的。另外,老年人各方面的生理功能渐渐减弱,常表现为皮肤干燥、头晕眼花、耳鸣腰酸、容易生病,所以老年人也应该注意补益气血。药膳配料时可选用蜂蜜、鸽肉、芝麻、核桃、栗子、海参等食物。

不同年龄的妇女由于其生理状态不同,服用药膳应根据不同年龄特点和需要来补益身体。少女发育尚未成熟,药膳一般应以补肾气、益精血为主,可选用鸡蛋、黑豆、猪肝、大枣等食物。青壮年妇女有月经、妊娠、生产、哺乳等生理特点,血液易亏,药膳应以健脾胃、补肝血为主,可选用大枣、鸡蛋、芝麻、猪肝、龙眼等食物。老年妇女进入更年期,肾阴阳两虚,药膳应以益肝补肾为主,可选用大枣、核桃、芝麻、鸭、鱼、蜂乳、燕窝、银耳等食物。

总之,药膳的选择应以有利于个人健康为原则。

六、制作药膳常用的中药

1.西洋参　西洋参为五加科草本植物西洋参的根。味甘、苦,性凉。含有人参苷、树脂、挥发油等成分,有强壮和镇静作用。具有益气生津、润肺清热的功效。适用于气虚所致少气、口干口渴、乏力等。

2.太子参　太子参为石竹科植物异叶假繁缕的块根。味甘、苦,性微温。含有果糖、淀粉、皂苷等成分。具有补肺、健脾、补气、生津的功效。

3.五味子　五味子为木兰科木质藤本植物北五味子和南五味子的成熟果实。味酸、甘,性温。含有五味子素、苹果酸、柠檬酸、酒石酸、维生素 C、挥发油、脂肪、糖类、树脂、鞣质等成分。具有益气生津、补肾养心、收敛固涩的功效。适用于肺虚喘嗽、津亏口渴、自汗盗汗、腹泻、神经衰弱等。

4.白术　白术为菊科植物白术的根茎。味甘、苦,性温。含有挥发油、维生素 A 等成分。具有健脾益气、燥湿利水、益气止汗的功效。适用于脾胃虚弱、不思饮食、倦怠、少气、水肿、泄泻、自汗、胎气不安、小便不利等。

5.白扁豆　白扁豆为豆科植物扁豆的种子。味苦,性平。含有蛋白质(22.7%)、脂肪、糖类、钙、磷、铁、锌、氰苷、酪氨酸酶等成分。具有健脾和中、消暑化湿的功效。适用于脾胃虚弱、暑湿泄泻、白带等。

6.川贝母　川贝母为百合科贝母属多种草本植物的鳞茎。味苦、甘,性微寒。含有川贝母碱等多种生物碱。具有化痰止咳、清热散结的功效。适用于阴虚燥咳、咯痰带血等。

7.半夏　半夏为天南星科植物半夏的块茎。味辛,性温,有小毒。含有挥发油、氨基酸、胆碱、生物碱、葡萄糖苷和醛类等成分。具有燥湿化痰、降逆止呕、消痞散结的功效。适用于湿痰咳嗽、呕吐、反胃、咳喘痰多、胸膈胀满、痰厥头痛、头昏眼花等。

8.干姜　干姜为姜科草本植物姜的根茎。味辛,性热。含有挥发油、树脂、淀粉等成分。具有回阳温中、温肺化痰的功效。适用于肢冷脉微、脘腹胀满冷痛、恶心呕吐、痰饮喘咳等。

9.附子　附子为毛茛科草本植物乌头块根上所附生的块状子根。味辛、甘,性大热,有毒。含有乌头碱、次乌头碱等多种生物碱。具有回阳救厥、温肾助阳、祛寒止痛的功效。适用于亡阳虚脱、四肢厥冷、风寒湿痹、汗出脉微、虚寒泄泻、脘腹冷痛、阳虚水肿等。

10.丁香　丁香为桃金娘科乔木植物丁香的花蕾。味辛,性温。含有挥发油(丁香油)、丁香素、鞣质等成分。具有温中止呕、暖肾助阳的功效。适用于脾胃虚寒、呕吐、腹泻、冷痛、肾虚阳痿、遗精等。

11.柏子仁　柏子仁为柏科乔木植物侧柏的种仁。味甘,性平。含有大量脂肪、少量挥发油、皂苷等成分。具有养心安神、润肠通便的功效。适用于心悸、心烦、失眠、肠燥便秘等。

12.熟地黄　熟地黄为玄参科植物地黄或怀庆地黄的根茎。味甘,性微温。含有樟醇地黄素、糖类、维生素 A、甘露醇、氨基酸等成分。具有滋阴补血的功效。适用于血虚及肺肾阴虚、腰膝痿弱、劳嗽骨蒸等。

13.阿胶　阿胶为马科动物驴的皮,经漂泡、去毛后,熬制而成的胶块。味甘,性平。含胶原、钙、硫等成分。具有补血止血、滋阴润肺的功效。适用于贫血、心悸、燥咳、咯血、崩漏、先兆流产、产后血虚、腰酸乏力等。

14.龙眼肉　龙眼肉为无患子科植物龙眼的假种皮。味甘,性温。含有葡萄糖、蔗糖、蛋白质、脂肪酸、腺嘌呤和胆碱等成分。具有益心脾、补气血、养血安神的功效。

15.北沙参 北沙参为伞形科植物珊瑚菜的根。味甘、微苦,性微寒。含有淀粉、生物碱。具有润肺止咳、益胃生津的功效。适用于肺热燥咳、虚劳久咳、阴伤咽干、喉痛等。

16.麦冬 麦冬为百合科植物麦冬的须根上的小块根。味甘、微苦,性微寒。含有各种甾体皂苷、黏液质、葡萄糖苷、β-谷甾醇、维生素 A 样物质等成分。具有养阴润肺、清心除烦、益胃生津的功效。适用于肺燥干咳、呕血、咯血、肺痿、肺痈,以及虚劳烦热、热病伤津、便秘等。

17.天冬 天冬为百合科植物天冬的块根。味甘、苦,性寒。含有天冬素、黏液质、β-谷甾醇、甾体皂苷、糖醛衍生物等成分。具有滋阴清热、润肺生津的功效。适用于阴虚发热、咳嗽吐血、肺痿、肺痈、消渴、便秘、咽喉肿痛等。

18.百合 百合为百合科植物百合、细叶百合和麝香百合及其同属多种植物鳞茎的茎叶。味甘、微苦,性微寒。含有多种生物碱、淀粉、蛋白质、脂肪等成分。具有润肺止咳、清心安神的功效。适用于阴虚久咳、痰中带血、虚烦惊悸等。

19.玉竹 玉竹为百合科植物玉竹的根茎。味甘,性平。含有铃兰苷、铃兰苦苷、山柰酚苷、维生素 A、淀粉、黏液质等成分。具有养阴润燥、生津止渴的功效。适用于热病阴伤、咳嗽、烦渴、虚劳发热、小便频数等。

20.石斛 石斛为兰科石斛属多种草本植物的茎。味甘,性微寒。含有黏液质、石斛碱、石斛次碱、石斛胺等成分。具有益胃生津、养阴清热、益精明目的功效。适用于热病伤津、口干烦渴、病后虚热等。

21.黄精　黄精为百合科植物黄精、多花黄精或滇黄精的干燥根茎。味甘,性平。含有淀粉、黏液质、醌类等成分。具有补中益气、滋阴润肺、强壮筋骨的功效。适用于体虚乏力、心悸气短、肺燥干咳、消渴等。

22.女贞子　女贞子为木犀科植物女贞的果实。味甘、苦,性平。含有齐墩果酸、甘露醇、葡萄糖、脂肪酸等成分。具有补肝肾、明目的功效。适用于阴虚内热、头晕眼花、耳鸣、腰膝酸软、须发早白等。

23.墨旱莲　墨旱莲为菊科植物鳢肠的干燥全草。味甘、酸,性凉。含有皂苷、挥发油、鞣质、维生素 A、旱莲草素等成分。具有滋补肝肾、凉血止血的功效。适用于肝肾阴虚、须发早白、呕血、尿血、便血、血痢、带下、淋浊等。

24.龟甲　龟甲为脊椎动物龟科乌龟的腹甲。味咸、甘,性平。含有脂肪、胶质、钙、磷等成分。具有滋阴潜阳、补肾健骨的功效。适用于阴虚潮热、盗汗、结核病、热病后期伤阴抽搐、腰膝酸软、崩漏带下等。

25.鳖甲　鳖甲为鳖科动物中华鳖鱼的背甲。味咸,性微寒。含有角蛋白、胶质、碘、维生素 D 及钙盐等。具有滋阴潜阳、软坚散结的功效。适用于阴虚潮热、盗汗、热病后期伤阴抽搐、腹部肿块、肝脾大、经闭等。

26.蛤蟆油　蛤蟆油为蛙科动物中国林蛙或黑龙江林蛙

雌蛙的干燥输卵管。味辛,性寒。含有蛋白质、脂肪等成分。具有补肾益精、润肺养阴的功效。适用于产后虚弱、肺痨咳嗽、盗汗等。

27.燕窝 燕窝为雨燕科动物金丝燕及多种同属燕类用唾液与羽绒等混合凝结成的巢窝。味甘,性平。含有多种蛋白质、糖类、脂肪(微量)、纤维素、钙、磷、钾、硫等成分。具有滋阴润燥、补益脾胃的功效。适用于虚损、劳瘵、咳嗽、痰喘、咯血、呕血、久痢、久疟、噎膈反胃等。

28.鹿角胶 鹿角胶为鹿科动物梅花鹿或马鹿的角煎熬制成的胶块。味甘、咸,性温。含有胶质(25%)、磷酸钙(50%～60%)、碳酸钙和氮化物等成分。具有补血、益精的功效。适用于腰膝无力、阳痿、滑精、虚寒崩漏等。

29.鹿鞭 鹿鞭为梅花鹿的雄性外生殖器。味甘、咸,性温。具有补肾壮阳、益精的功效。适用于肾阳虚所致的阳痿、腰膝酸痛、耳鸣,以及妇女子宫寒冷不孕等。

30.海狗鞭 海狗鞭为海狗科动物海狗或海豹科动物海豹的雄性外生殖器。味咸,性热。具有补肾壮阳、益精补髓的功效。适用于虚损劳伤、肾精衰损所致的阳痿、滑精、精冷、腰膝冷痛酸软等。

31.黄狗鞭 黄狗鞭为犬科动物狗(主要为黄狗)的阴茎和睾丸。味甘、咸,性温。含有雄性激素、蛋白质、脂肪等成分。具有补肾壮阳的功效。适用于肾阳虚、阳痿、腰酸、尿频等。

32.蛤蚧　蛤蚧为守宫科动物蛤蚧除去内脏的干燥体。味咸,性平。含有蛋白质、脂肪等成分。具有补肺益肾、益精助阳、止咳的功效。适用于喘促气短、咯血、阳痿等。

33.九香虫　九香虫为蝽科昆虫九香虫的干燥全虫。味咸,性温。含有脂肪、蛋白质、甲壳质等成分。具有温中壮阳、理气止痛的功效。适用于胸膈气滞、脘痛痞闷、脾肾亏损、腰膝酸楚、阳痿等。

34.巴戟天　巴戟天为茜草藤本植物巴戟天的根。味辛、甘,性微温。含有维生素 C、糖类、树脂等成分。具有补肾阳、强筋骨的功效。适用于腰膝无力、关节酸痛、阳痿、少腹冷痛、遗精等。

35.淫羊藿　淫羊藿为小檗科草本植物淫羊藿或箭叶淫羊藿、心叶淫羊藿的全草。味辛,性温。含有淫羊藿苷、植物甾醇、挥发油、鞣质、油脂、维生素 E 等成分。具有补肾壮阳、强筋健骨、祛风除湿、止咳平喘的功效。适用于阳痿、腰膝酸弱、四肢麻痹、神疲健忘、更年期高血压等。

36.仙茅　仙茅为石蒜科草本植物仙茅的根茎。味辛,性热。含有树脂、鞣质、脂肪、淀粉等成分。具有补肾阳、温脾阳、强筋骨、祛寒湿的功效。适用于阳痿、四肢麻痹、腰膝冷痛等。

37.沙苑子　沙苑子为豆科草本植物扁茎黄芪的成熟种子。味甘,性温。含有脂肪、鞣质、维生素 A 类物质等成分。具有补肾固精、养肝明目的功效。适用于遗精、早泄、白带、目昏、头晕、腰膝酸软、尿频余沥等。

38.补骨脂　补骨脂为豆科草本植物补骨脂的种子。味甘、苦,性大温。含有挥发油、树脂、香豆精衍生物、黄酮类化合物等成分。具有补肾助阳、温脾止泻的功效。适用于腰膝冷痛、尿频、遗尿、泄泻,外治白癜风、鸡眼等。

39.锁阳　锁阳为锁阳科肉质寄生植物锁阳的肉质茎。味甘,性温。含有花色苷、三萜皂苷、鞣质等成分。具有补肾壮阳、润肠通便的功效,适用于腰膝酸软、阳痿、滑精、肠燥便秘等。

40.杜仲　杜仲为杜仲乔木植物杜仲的树皮。味甘,性温。含糖苷、有机酸等成分。具有补肝肾、强筋骨、安胎的功效。适用于肾虚腰痛、腰膝无力、先兆流产、胎动不安、高血压等。

41.续断　续断为续断科草本植物续断或川续断的根。味苦,性微温。含有续断碱、挥发油、维生素E、有色物质等成分。具有补肝肾、强筋骨、通血脉、止血、安胎的功效。适用于腰膝酸软、关节酸痛、崩漏、先兆流产、跌打损伤等。

42.骨碎补　骨碎补为水龙骨科草本植物槲蕨的根状茎。味苦,性温。含有葡萄糖、淀粉、柏皮苷等成分。具有补肾、接骨、活血、生发的功效。适用于跌打损伤、牙齿松动、耳鸣、斑秃等。

43.海马　海马为海龙科动物克氏海马或刺海马、大海马、三斑海马、日本海马等除去内脏的干燥体。味甘,性温。

含有雄性激素等成分。具有温肾壮阳、调气活血的功效。适用于阳痿、腹部肿块、淋巴结核、跌打损伤、痈肿疔疮等。

44.紫河车　紫河车为健康产妇的干燥胎盘。味甘、咸，性微温，含有蛋白质、糖类、钙、维生素等成分。具有补气、养血、益精的功效。适用于体质虚弱、久病体虚、虚喘、盗汗、遗精等。

45.山茱萸　山茱萸为山茱萸科小乔木植物山茱萸去果核的成熟果肉。味甘、酸，性微温。含有维生素 A、山茱萸苷、皂苷、鞣质、熊果酸、没食子酸、苹果酸、酒石酸等成分。具有补益肝肾、收敛固涩的功效。适用于耳鸣眩晕、自汗盗汗、小便频数、遗精、月经过多、腰膝酸软等。

46.藿香　藿香为唇形科草本植物广藿香和藿香的茎叶。味辛，性微温。含有挥发油等成分。具有化湿和中、解表祛暑的功效。适用于暑热感冒、胸闷食少、恶心呕吐、腹胀腹泻等。

47.佩兰　佩兰为菊科草本植物兰草的茎叶。味辛，性平。含有挥发油等。具有化湿和中、解表祛暑的功效。适用于伤暑头重、胸脘胀闷、食欲缺乏、口中甜腻、口臭等。

48.砂仁　砂仁为姜科草本植物阳春砂和缩砂的成熟种仁。味辛，性温。含有挥发油等成分。具有消食开胃、行气化湿、温脾止泻、温胃止呕、安胎的功效。适用于脘腹胀痛、食欲缺乏、恶心呕吐、胎动不安等。

49.豆蔻　豆蔻为姜科草本植物白豆蔻的成熟果实。味辛,性温。含有挥发油等成分。具有化湿行气、温中止呕的功效。适用于脘腹胀痛、恶心呕吐、食欲缺乏等。

50.草豆蔻 草豆蔻为姜科草本植物草豆蔻的成熟种子。味辛,性温。含有挥发油等成分。具有燥湿健脾、温胃止呕的功效。适用于脘腹胀满冷痛、嗳气、呃逆、寒湿吐泻等。

51.草果 草果为姜科草本植物草果的成熟种子。味辛,性温。含有挥发油等成分。具有温中燥湿、除痰截疟、开郁消食的功效。适用于脘腹胀满冷痛、反胃、呕吐、食积、痰饮、疟疾等。

52.建曲 建曲为多种药物与麦麸、面粉的发酵制品。味辛、甘,性温。含有 B 族维生素、酶类、麦角醇、蛋白质、脂肪等成分。具有消食健胃的功效。适用于饮食积滞、消化不良等。

53.山楂 山楂为蔷薇科小乔木或灌木植物山楂或野山楂的成熟果实。味酸、甘,性微温。含有黄酮类、苷类、有机酸、糖类、蛋白质、维生素 C、脂肪等成分。具有消食化积、散瘀、化痰行气的功效。适用于食积不化、瘀阻癥瘕、胸胁疼痛、痰饮、痢疾等。

54.木香 木香为菊科草本植物云木香和川木香的根。味辛、苦,性温。含有挥发油、生物碱、菊糖等成分。具有行气止痛的功效。适用于胸胁胀痛、呕吐、腹泻、痢疾、里急后重等。

55.陈皮　陈皮为芸香科亚乔木植物橘柑的成熟果皮。味苦、辛,性温。含有挥发油、橙皮苷、B族维生素、维生素C等成分。具有行气健脾、燥湿化痰、降逆止呕的功效。适用于脘腹胀满、嗳气、呕吐、咳嗽、多痰等。

56.丹参　丹参为唇形科草本植物丹参的根。味苦,性微寒。含有丹参酮、丹参醇、维生素E等成分。具有活血祛瘀、凉血消痈、养血安神的功效。适用于月经不调、经闭、宫外孕、肝脾大、心绞痛、心烦不眠、疮疡肿毒等。

57.川芎　川芎为伞形科草本植物川芎的根茎。味辛,性温。含有挥发油、生物碱、阿魏酸、酚性物质等成分。具有活血行气、祛风止痛的功效。适用于头痛、胸胁痛、经闭、腹痛、风湿痛、跌打损伤等。

58.黄连　黄连为毛茛科草本植物黄连和三角叶连的根茎。味苦,性寒。含有小檗碱、黄连碱、甲基黄连碱、棕榈碱等多种生物碱。具有清热燥湿、泻火解毒的功效。适用于热盛心烦、痞满呕逆、肺结核、呕血、衄血、呕恶、痢疾、肠炎、目赤肿痛、口舌生疮、中耳炎、痈疖疮疡、黄水疮等。

59.金银花　金银花为忍冬科缠绕藤本植物金银花的花蕾。味甘,性寒。含有绿原酸、黄酮类(本犀草素等)、肌醇、皂苷、鞣质、挥发油等成分。具有清热解毒的功效。适用于温病发热、风热感冒、咽喉肿痛、肺炎、痢疾、痈肿、疮疡、丹毒等。

60.银柴胡　银柴胡为石竹科草本植物银柴胡的根。味甘,性微寒。含有皂苷类物质等成分。具有退虚热、清疳热的功效。适用于阴虚发热、疳积发热等。

61.侧柏叶 侧柏叶为柏科乔木植物侧柏的嫩枝和叶。味苦、涩,性微寒。含有挥发油(内含侧柏酮及侧柏烯等)、黄酮类、鞣质、维生素 C 等成分。具有清热凉血、止咳、生发的功效。适用于咳嗽痰中带血、支气管炎、衄血、呕血、便血、崩漏、关节炎等。

62.艾叶 艾叶为菊科草本植物艾的叶。味苦、辛,性温。含有挥发油、鞣质、氯化钾、微量 B 族维生素、维生素 C 等成分。具有温经止血、散寒止痛的功效。适用于痛经、崩漏、胎动不安、关节酸痛、腹中冷痛、皮肤瘙痒等。

63.紫苏叶 紫苏叶为唇形科植物皱紫苏、尖紫苏等的叶。味辛,性温。含有挥发油、精氨酸、葡萄糖苷、紫苏醛、丁香油酚等成分。具有发表、散寒、理气、和营的功效。适用于风寒感冒、恶寒发热、咳嗽、气喘、胸腹胀满、胎动不安等,并能解鱼、蟹毒。

64.菊花 菊花为菊科植物菊的头状花序。味甘、苦,性凉。含有挥发油、胆碱、腺嘌呤、菊苷、氨基酸、黄酮类、微量 B 族维生素等成分。具有疏风、清热、明目、解毒的功效。适用于头痛、眩晕、目赤、心胸烦热、疔疮肿毒等。

65.白矾 白矾为明矾矿石经加工提炼而成的块状结晶体。味酸、涩,性寒。含有硫酸铝钾等成分。具有祛痰、燥湿、止泻、止血、解毒、杀虫的功效。适用于癫痫、喉痛、痰痈、肝炎、黄疸、胃及十二指肠溃疡、子宫下垂、白带、下痢、痔疮、衄血、疥癣等。

66.人参 人参为五加科植物人参的干燥根。味甘、微苦，性平。含有人参皂苷、葡萄糖、鼠李糖、阿拉伯糖、挥发油、人参醇、人参酸、植物甾醇、胆碱、氨基酸、肽类、果糖、麦芽糖、蔗糖、人参三糖、果胶、维生素、烟酸、泛酸等成分。白参类具有大补元气、固脱生津、安神之功效，适用于劳伤虚损、食少、倦怠、反胃吐食、虚咳喘促、阴虚盗汗、惊悸健忘、眩晕头痛、妇女崩漏、产后暴脱、久虚不复等。红参类具有大补元气、补阳固脱、安神之功效，适用于脾肾虚寒、真阳衰弱、中气不足、四肢欠温、自汗暴脱、脾虚泄泻、阳痿遗精、尿频遗尿、消渴等。

67.山药 山药为薯蓣科植物薯蓣的干根茎。味甘，性平。含有皂苷、黏液质、胆碱、淀粉、糖蛋白和氨基酸、多酚氧化酶、维生素 C、植物酸等成分。具有健脾、补肺、固肾、益精之功效。适用于脾虚泄泻、久痢、虚劳咳嗽、消渴、遗精、带下、小便频数等。

68.三七 三七为五加科植物三七的根。味甘、微苦，性温。含有皂苷、五加皂苷等成分。具有止血、散瘀、消肿、定痛的功效。适用于呕血、咯血、衄血、便血、血痢、崩漏、产后血晕、恶露不下、跌仆瘀血、外伤出血、痈肿疼痛等。

69.甘草 甘草为豆科植物甘草的根和根茎。味甘，性平。含有三萜皂苷、甘草酸、还原糖、淀粉、胶质等成分。具有和中缓急、润肺、解毒、调和诸药的功效。炙用,适用于脾胃虚弱、食少、腹痛便溏、劳倦发热、肺痿咳嗽、心悸、惊痫等症。生用,适用于咽喉肿痛、消化性溃疡、痈疽疮疡等,亦可用于解药毒及食物中毒。

70.乌梅　乌梅为蔷薇科植物梅的未成熟的果实。味酸,性温。含有柠檬酸、苹果酸、琥珀酸、糖类、谷甾酸、蜡样物质、齐墩果酸样物质等成分。具有收敛生津、安蛔驱虫的功效。适用于久咳、虚热烦渴、久疟、久泻、痢疾、便血、尿血、血崩、蛔厥腹痛、呕吐、钩虫病、牛皮癣等。

71.何首乌　何首乌为蓼科植物何首乌的块根。味苦、甘、涩,性微温。含有蒽醌类、大黄素甲醚、大黄酚蒽酮、淀粉、脂肪、卵磷脂等成分。具有补肝、益肾、益血、祛风的功效。适用于肝肾阴亏、须发早白、血虚头晕、腰膝软弱、筋骨酸痛、遗精、崩漏、久疟、久痢、慢性肝炎、痈肿、瘰疬、痔疾等。

72.黄芪　黄芪为豆科植物黄芪和内蒙黄芪的根。味苦,性微温。含有多种氨基酸、苦味素、胆碱、甜菜碱、叶酸、蔗糖、葡萄糖醛酸、黏液质等成分。生用,具有益卫固表、利水消肿、托毒、生肌的功效,适用于自汗、盗汗、血痹、浮肿、痈疽溃或溃久不敛等症。炙用,具有补中益气的功效,适用于内伤劳倦、脾虚泄泻、脱肛、气虚、血脱、崩漏、气衰血虚等。

73.当归　当归为伞形科植物当归的根。味甘、辛,性温。皂化部分含棕榈酸、硬脂酸、肉豆蔻酸、油酸、亚油酸,不皂化部分含 β-谷甾醇等成分。具有补血和血、调经止痛、润燥滑肠的功效。适用于月经不调、经闭腹痛、癥瘕结聚、崩漏、血虚头痛、眩晕、痿痹、肠燥便秘、赤痢后重、痈疽疮疡、跌打损伤等。

74.肉苁蓉 肉苁蓉为列当科植物肉苁蓉、迷肉苁蓉等带鳞叶的肉质茎。味甘、酸、咸,性温。含有微量生物碱等成分。具有补肾、润燥、滑肠的功效。适用于男子阳痿,女子不孕、带下、血崩,腰膝冷痛,血枯便秘等。

75.白果 白果为银杏科植物银杏的成熟种子。味甘、苦、涩,性平。含有少量氰苷、赤霉素,内胚乳中还分离出两种核糖核酸酶,种皮含有毒成分如白果酸、氢化白果酸、氢化白果亚酸等。具有敛肺气、定喘嗽、止带浊、缩小便的功效。适用于哮喘、痰嗽、白带、白浊、遗精、淋病、小便频数等。

76.赤小豆 赤小豆为豆科植物赤小豆或赤豆的种子。味甘、酸,性平。含蛋白质、脂肪、糖类、粗纤维、钙、磷、铁、维生素 B_1、维生素 B_2、烟酸等成分。具有利水、除湿、和血排脓、消肿解毒的功效。适用于水肿、脚气、黄疸、泻痢、便血、痈肿等。

77.枸杞子 枸杞子为茄科植物枸杞和宁夏枸杞的成熟果实。味甘,性平。含有胡萝卜素、维生素 B_1、维生素 B_2、烟酸、维生素 C、β-谷甾醇、亚油酸等成分。具有滋肾、润肺、补肝、明目的功效。适用于肝肾阴亏、腰膝酸软、头晕目眩、目昏多泪、虚劳咳痰、消渴、遗精等。

78.荜茇 荜茇为胡椒科植物荜茇的未成熟果穗。味辛,性热。含有胡椒碱、棕榈酸、四氢胡椒酸、芝麻素等成分。具有温中、散寒、下气、止痛的功效。适用于脘腹冷痛、呕吐吞酸、肠鸣泄泻、冷痢、阴疝、头痛、鼻渊、牙痛等。

79.菟丝子　菟丝子为旋花科植物菟丝子和大菟丝子的种子。味辛、甘,性平。含有树脂、苷类、糖类等成分。具有补肝肾、益精髓、明目的功效。适用于腰膝酸痛、遗精、消渴、尿有余沥、目暗等。

80.槟榔　槟榔为棕榈科植物槟榔的种子。味苦、辛,性温。含有生物碱、缩合鞣质、脂肪、槟榔红色素等成分。具有杀虫、破积、下气、行水的功效。适用于虫积、食滞、脘腹胀痛、泻痢后重、疟疾、水肿、脚气、痰癖等。

81.薏苡仁　薏苡仁为禾本科植物薏苡的种仁。味甘、淡,性凉。含有蛋白质、脂肪、糖类、少量 B 族维生素、氨基酸、薏苡素、三萜化合物等成分。具有健脾补肺、清热、利湿的功效。适用于泄泻、湿痹、筋脉拘挛、屈伸不利、水肿、脚气、肺痿、肺痈、肠痈、淋浊、白带等。

82.天麻　天麻为兰科多年寄生草本植物天麻的块茎。味甘,性平。含有香荚兰醇、香荚兰醛、维生素 A、结晶性中性物质及微量生物碱、黏液质等成分。具有息风、定惊的功效。适用于头风头痛、肢体麻木、半身不遂、小儿惊痫动风等。

83.白芍　白芍为毛茛科多年生草本植物芍药的根。味苦、酸,性微寒。含有芍药苷、苯甲酸、挥发油、脂肪、树脂、鞣质、糖类、黏液质、蛋白质、β-谷甾醇和三萜类等成分。四川产者含酸性物质,对金黄色葡萄球菌有抑制作用。具有养血柔肝、缓中止痛、敛阴收汗的功效。适用于胸胁疼痛、泻痢腹痛、自汗盗汗、阴虚发热、月经不调、崩漏带下等。

84.牡丹皮 牡丹皮为毛茛科草本植物牡丹的根皮。味苦、辛,性微温。含有牡丹酚原苷(易被酶解为牡丹酚和牡丹酚苷)、挥发油(芍药油)、植物甾醇、苯甲酸、生物碱等成分。适用于热入血分发斑、惊痫、呕吐、便血、骨蒸劳热、经闭、痈疡等。

85.胖大海 胖大海为梧桐科植物胖大海的种子。味甘、淡,性凉。种子的外层含西黄芪胶黏素,果皮含半乳糖等成分。具有清热、润肺、利咽、解毒的功效。适用于干咳无痰、喉痛音哑、骨蒸内热、吐衄下血、目炎、痔疮瘘管等。

86.郁金 郁金为姜科植物姜黄、莪术的块根。味辛、苦,性平。含有挥发油、姜黄素、脱甲氧基姜黄素、双脱甲氧基姜黄素、姜黄酮、芳基姜黄酮等成分。具有行气解郁、凉血破瘀的功效。适用于胸腹胁诸痛、癫狂、热病神昏、呕血、衄血、尿血、血淋、妇女倒经等。

87.党参 党参为桔梗科植物党参的根。味甘,性平。含有皂苷、微量生物碱、蔗糖、葡萄糖、菊糖、淀粉、黏液质、树脂等成分。具有补中、益气、生津的功效。适用于脾胃虚弱、气血两亏、体倦无力、食少、口渴、久泻、脱肛等。

88.明党参 明党参为伞形科植物明党参的根。味甘、微苦,性凉。含有少量挥发油、多量淀粉等成分。具有清肺、化痰、平肝、和胃、解毒的功效。适用于痰火咳嗽、喘逆、头晕、呕吐、目赤、白带、疔毒疮疡等。

89.银耳 银耳为银耳科植物银耳的子实体。味甘、淡,性平。含有蛋白质、糖类、无机盐、B族维生素、脂肪、粗纤维等成分。具有清肺热、益脾胃、滋阴、生津、益气活血、润肠的功效。适用于肺热咳嗽、肺燥干咳、胃肠燥热、血管硬化、高血压等。

90.冬虫夏草 冬虫夏草为麦角菌科植物冬虫夏草菌寄生在蝙蝠蛾科昆虫蝙蝠蛾等幼虫上的子座及幼虫尸体的复合体。味甘,性温。含有脂肪、粗蛋白、粗纤维、糖类、虫草酸、冬虫夏草素、维生素 B_{12} 等成分。具有补虚损、益精气、止咳化痰的功效。适用于痰饮咳嗽、虚喘劳嗽、咯血、自汗、阳痿、遗精、腰膝酸痛、病后久虚不复等。

91.茯苓 茯苓为多孔菌科植物茯苓的菌核。味甘、淡,性平。含有 β-茯苓酸、3β-羟基羊毛甾三烯酸、树脂、甲壳质、蛋白质、脂肪、甾醇、卵磷脂、葡萄糖、胆碱、β-茯苓聚糖分解酶、脂肪酶、蛋白酶等成分。具有渗湿利水、益脾和胃、宁心安神的功效。适用于小便不利、水肿胀满、痰饮咳逆、呕吐、泄泻、遗精、淋浊、惊悸、健忘等。

92.香附子 香附子为莎草科草本植物莎草的根茎。味辛、微苦,性平。含有挥发油、脂肪酸、酚性物质等成分。具有疏肝理气、调经止痛、健脾消食的功效。适用于胸胁脘腹疼痛、痛经、月经不调、肝郁积食等。

93.酸枣仁 酸枣仁为鼠李科植物酸枣的种子。味甘，性平。含有多量脂肪、蛋白质、甾醇、三萜化合物、酸枣皂苷、维生素 C 等成分。具有养肝、宁心、安神、敛汗的功效。适用于虚烦不眠、惊悸怔忡、烦渴虚汗等。

94.白花蛇 白花蛇为蝮蛇科动物五步蛇除去内脏的干燥全体。味甘、咸，性温，有毒。含有蛋白质、脂肪、皂苷、蛇毒等成分。具有祛风、通络定惊的功效。适用于风湿痹痛、中风半身不遂、破伤风、痉挛抽搐、惊厥、皮肤顽癣、瘰疬痈疽、恶疮等。

95.脆蛇 脆蛇为蛇蜥科动物脆蛇蜥的全体。味甘，性平。具有散瘀、祛风、消肿、解毒的功效。适用于跌打损伤、骨折、风湿痹痛、麻风等。

96.泽泻 泽泻为泽泻科草本植物泽泻的根。味甘、淡，性寒。含有挥发油(内含糖醛)、生物碱、泽泻醇、植物甾醇、天冬素、树脂、蛋白质、有机酸、淀粉等成分。具有利水渗湿泻热的功效。适用于小便不利、尿路感染、水肿痰饮、眩晕等。

97.芡实 芡实为睡莲科水生草本植物芡实的成熟种仁。味甘、涩，性平。含有蛋白质、脂肪、糖类、钙、磷、铁、维生素 B_2、维生素 C 等成分。具有补肾固精、健脾止泻、祛湿止带的功效。适用于遗精、白带、遗尿、尿频、泄泻等。

七、制作药膳常用的食物

(一)粮食类和豆类食品

1.粳米　粳米为禾本科植物粳稻的种仁,是大米中的一种。味甘,性平。含有淀粉、蛋白质、脂肪,尚含少量 B 族维生素等。具有健脾养胃、止渴除烦、固肠止泻的功效。适用于肠胃不和、暑月吐泻、小便不畅、烦渴等。

2.糯米　糯米为禾本科植物糯稻的种仁。糯米又名江米、元米,其质柔黏。味甘,性平。含蛋白质、脂肪、糖类、钙、磷、铁、维生素 B_1、维生素 B_2、烟酸、多量淀粉等。具有暖脾胃、补中益气、缩小便的功能。适用于胃寒痛、消渴、夜多小便、小便频数等。

3.粟米　粟米为禾本科植物粟的种仁。粟米又叫小米。味甘、咸,性微寒。含蛋白质、脂肪、糖类、钙、磷、铁、淀粉、维生素 B_1、维生素 B_2 等。具有滋养肾气、健脾胃、清虚热的功效。适用于胃虚失眠、妇女黄白带等。

4.秫米　秫米为禾本科植物蜀黍的种仁。秫米又名高粱米。味甘,性微寒。具有强筋骨、疗漆疮的功效。适用于肉食成积、肺结核、胃不适、孕妇带下等。

5.小麦　小麦为禾本科植物小麦的种子。味甘,性平。含淀粉、蛋白质、脂肪、糊精、粗纤维、磷脂、谷甾醇、精氨酸、淀粉酶等。具有安神除烦的功效。适用于神志不安、心悸失眠、妇女脏躁(癔病)、小便不畅等。

6.大麦　大麦为禾本科植物大麦的果实。味甘,性温。含尿囊素。具有益气健脾、和胃调中的功效。适用于食积不化、食欲缺乏、饱闷腹张等。

7.玉蜀黍　玉蜀黍为禾本科植物玉蜀黍的种子。玉蜀黍又名玉米、包米、包谷。味甘,性平。含淀粉、脂肪、生物碱类、维生素 B_2、烟酸、泛酸、玉蜀黍黄素、胡萝卜素、果胶等成分。具有调中和胃、除血脂的功效。适用于小便不通、膀胱结石、肝炎、高血压等。

8.荞麦　荞麦为蓼科植物荞麦的种子。荞麦又名花麦、三角麦。味甘,性平。含有水杨胺、4-羟基苯甲胺、N-水杨叉替水杨胺。具有清热解毒、降气宽肠、除白浊白带的功效。适用于肠胃热积泄痢、自汗、偏头痛、紫癜、疮毒等。

9.黑豆　黑豆为豆科植物大豆的黑色种子。黑豆又名乌豆。味甘,性平。含蛋白质、脂肪、糖类、胡萝卜素、维生素 B_1、维生素 B_2、异黄酮苷及多种皂苷、胆碱、有机酸等。具有解表清热、滋养健脾的功效。适用于妇女产后百病、一切下血、身面水肿等。

10.黄豆　黄豆为豆科植物大豆的黄色种子。黄豆味甘,性平。含蛋白质、脂肪、胡萝卜素、维生素 B_1、维生素 B_2、烟酸、异黄酮类、皂苷、胆碱、泛酸等。具有清热解毒、利大小便、宽中下气的功效。适用于胃中积热、腹水肿毒、小便不利等。

11.蚕豆　蚕豆为豆科植物蚕豆的种子。蚕豆又名胡豆。味甘、微辛,性平,有小毒。含巢菜碱苷、蛋白质、卵磷脂、胆碱等成分。具有止血、止带、降血压、健脾利湿的功效。适用于便血、呕血、鼻衄,外用治疮毒。

12.绿豆　绿豆为豆科植物绿豆的种子。味甘,性寒。含蛋白质、脂肪、糖类、钙、磷、铁、胡萝卜素、维生素 B_1、维生素 B_2、烟酸等。具有清热解毒、止渴利尿的功效。适用小便不利、口干、消渴、暑热、泻痢等。

13.扁豆　扁豆为豆科植物扁豆的白色种子。扁豆又名南豆、眉豆。味甘,性平。含蛋白质、脂肪、糖类、钙、磷、铁、泛酸、锌等成分。具有健脾和胃、除湿止泻的功效。适用于脾胃虚热、呃逆、暑湿、酒醉呕吐、妇女白带等。

14.豇豆　豇豆为豆科植物豇豆的种子。豇豆又名饭豆。味甘,性平。含淀粉、脂肪、蛋白质、烟酸、维生素 B_1、维生素 B_2 等;鲜品含抗坏血酸,具有健脾益肾的功效。适用于食积、消渴、口噤、痰多、白带、白浊等。

15.刀豆　刀豆为豆科植物刀豆的种子。刀豆又名剑豆。味甘,性平。含尿素酶、细胞凝集素、刀豆氨酸,刀豆中可分离出刀豆赤霉素 I 和 II,另含淀粉、蛋白质、脂肪等。具有温中下气、益肾补阳的功效。适用于虚寒呃逆、头风痛、腰痛等。

16.豆浆　豆浆为大豆的种子制成的浆汁。味甘,性平。

含蛋白质、脂肪、糖类等成分。具有补虚、润燥、清肺化痰的功效。适用于虚劳咳嗽、痰火哮喘、便秘、淋浊等。

17.豆腐 豆腐为大豆种子的加工成品。味甘,性凉。含有蛋白质、脂肪、糖类、钙、磷、铁、维生素 B_1、维生素 B_2、维生素 C 等。具有益气和中、生津润燥、清热解毒的功效。适用于赤眼、消渴,亦可用于解硫黄及烧酒毒。

18.番薯 番薯为旋花科植物番薯的块根。番薯又名红薯、红苕、甘薯。味甘,性平。具有健脾胃、益气力、通乳的功效。适用于腹泻、便秘、大便带血、水臌腹泻、夜盲、消渴、乳痈、疮疖等。

19.马铃薯 马铃薯又名土豆。味甘,性平。含有大量淀粉、蛋白质、胶质、柠檬酸、乳酸、钾盐等成分。具有健脾和胃、益气和中的功效。适用于胃痛、便秘及十二指肠溃疡疼痛等症。发芽马铃薯含有龙葵素,是一种有害物质,不能食用,以免中毒。

(二)畜类和禽类食品

1.猪肉 猪肉味甘、咸,性平。含有蛋白质(16.1%～16.7%)、脂肪、糖类、钙、磷、铁、维生素 B_1、维生素 B_2、维生素 C、烟酸等成分。具有滋阴润燥的功效。适用于热病伤津、消渴、羸瘦、燥咳、便秘等。

2.猪心 猪心味甘、咸,性平。含有蛋白质、脂肪、钙、铁、磷、维生素 B_1、维生素 B_2、维生素 C、烟酸等成分。具有养心安神、补血的功效。适用于惊悸、怔忡、自汗、不眠等。

3.猪肝 猪肝味甘、苦,性温。含有蛋白质(20%)、脂肪、糖类、钙、磷、铁、较多的维生素 A、维生素 B_1、维生素 B_2、维生素 C、烟酸等。具有补肝明目、养血的功效。适用于血虚、萎黄、夜盲、目赤、水肿、脚气等。

4.猪肚(猪胃) 猪肚味甘,性微温。含有蛋白质(20%)、脂肪、钙、磷、铁、维生素 B_1、维生素 B_2、维生素 C、烟酸等成分。具有补虚损、健脾胃的功效。适用于虚劳羸弱、泄泻、下痢、消渴、小便频数、小儿疳积等。

5.猪肺 猪肺味甘,性平。具有益肺、健脾、润燥的功效。适用于肺损咳嗽、咯血、肺胀、喘急、脾虚下痢、乳汁不通、手足皲裂等。

6.猪蹄 猪蹄味甘,性微寒。含有蛋白质、脂肪等成分。具有补血、通乳的功效。适用于妇人乳少、痈疽、疮毒等。

7.猪脑 猪脑味甘,性寒,有小毒。具有治头风、止眩晕、外涂治冻疮皲裂的功效。

8.猪脬(猪膀胱) 猪脬味甘、咸,性平。具有缩尿止痒的功效。适用于梦中遗尿、小儿遗尿、疝气坠痛、阴囊湿痒等。

9.猪肾(俗称猪腰子) 猪肾味咸,性平。具有补肾的功效。适用于肾虚腰痛、全身水肿、久泻不止、遗精、盗汗、老年人耳聋、肺脓肿等。

10.猪血　猪血味咸,性平。含蛋白质、脂肪、糖类、钙、磷、铁等成分。具有补血益中的功效。适用于头风眩晕、中满腹胀、嘈杂、宫颈糜烂、贫血等。

11.火腿　火腿为猪腿腌制而成。味咸、甘,性平。含有蛋白质、脂肪、糖类、钙、磷、铁、维生素 B_1、维生素 B_2、烟酸等成分。具有健脾开胃、生精益气血的功效。适用于虚劳怔忡、食欲缺乏、虚痢久泻等。

12.狗肉　狗肉味咸、酸,性温。含有蛋白质、脂肪、嘌呤类、肌酸、钾、钠、氯等成分。具有补中益气、温肾助阳的功效。适用于脾肾气虚、脘腹胀满、臌胀、腰膝软弱、败疮久不收敛等。

13.牛肉　牛肉味甘,性平。含有蛋白质(20%)、脂肪(10.2%)、维生素 B_1、维生素 B_2、钙、磷、铁等成分。具有补脾胃、补气养血、强筋骨的功效。适用于虚损、消渴、脾弱不运、痞积、水肿、腰膝酸软等。

14.牛肝　牛肝味甘,性平。含有蛋白质(18.9%)、脂肪(2.6%)、糖类、钙、磷、铁、维生素 A、维生素 B_1、维生素 B_2、维生素 C、烟酸、多种酶、磷脂等成分。具有补肝明目、养血的功效。适用于血虚萎黄、虚劳羸瘦、青盲雀目等。

15.牛肚(牛胃)　牛肚味寒,性微温。含有蛋白质(14.8%)、脂肪(10.2%)、维生素 B_1、维生素 B_2、烟酸等成分。具有补虚、益脾胃的功效。适用于病后虚羸、气血不足、消渴、风眩等。

16.牛奶　牛奶味甘,性平。含有蛋白质、脂肪、糖类、钙、铁、钾、钠、维生素 A、B 族维生素、维生素 C、烟酸、泛酸等成分。具有补虚损、益肺胃、生津润肠的功效。适用于虚弱劳损、反胃噎膈、消渴、便秘等。

17.牛肾　牛肾味甘,性温。含有蛋白质(12.8%)、糖类(0.3%)、脂肪(3.7%)、磷、铁、维生素 B_1、维生素 B_2、维生素 C、维生素 A、烟酸等成分。具有益精、补益肾气、去湿痹的功效。

18.羊肉　羊肉味甘,性温。含有蛋白质、脂肪、钙、磷、铁、维生素 B_1、维生素 B_2、胆固醇、糖类等成分。具有益气补虚、温中暖下的功效。适用于虚劳羸瘦、腰膝酸软、产后虚冷、腹痛、寒疝、中虚反胃等。

19.羊肚(羊胃)　羊肚味甘,性温。含有蛋白质、脂肪、糖类、钙、磷、铁、维生素 B_1、维生素 B_2、烟酸等成分。具有补虚、健脾胃的功效。适用于虚劳羸瘦、不能饮食、消渴、盗汗、尿频等。

20.羊肝　羊肝味甘、苦,性寒。含有蛋白质(18.5%)、脂肪(7.2%)、较多的维生素 A、糖类、钙、磷、铁、B 族维生素、维生素 C、烟酸等成分。具有益血、补肝、明目的功效。适用于血虚萎黄羸瘦、肝虚目暗昏花、雀目、翳障等。

21.羊奶　羊奶味甘,性温。含有蛋白质(3.8%)、脂肪(4.1%)、糖类、钙、磷、铁、维生素 A、维生素 B_1、维生素 B_2、维生素 C、烟酸等成分。具有温润补虚的功效。适用于虚劳羸瘦、消渴、反胃、呃逆、口疮、漆疮等。

22.羊肾　羊肾味甘,性温。含有蛋白质、脂肪、钙、磷、铁、维生素 A、维生素 B_1、维生素 B_2、维生素 C、烟酸等成分。具有补心、舒郁的功效。适用于劳心膈痛、惊悸等。

23.羊胫骨和羊脊骨　羊胫骨和羊脊骨味甘,性温。含有大量磷酸钙、少量碳酸钙和磷酸镁,以及微量的氟、氯、钠、钾、铁、铝、骨胶原、骨类黏蛋白、弹性硬蛋白、中性脂肪、磷脂等成分。具有补肝肾、强筋骨、补血的功效。适用于误吞铜和金。

24.羊肺　羊肺味甘,性平。含有蛋白质(20.2%)、脂肪(2.8%)、钙、磷、铁、维生素 B_1、维生素 B_2、烟酸等成分。具有补肺气、调水道的功效。适用于肺痿咳嗽、消渴、小便不利或频数等。

25.鹿肉　鹿肉味甘,性温。含有脂肪(19.8%)、蛋白质等成分。具有补五脏、润血脉的功效。适用于虚劳羸瘦、产后无乳等。

26.鹿骨　鹿骨味甘,性微热。具有补虚损、补肝肾、强筋骨的功效。

27.驴肉　驴肉味甘、酸,性平。具有补气养血的功效。适用于劳损、风眩、心烦等。

28.猫肉　猫肉味甘、酸,性温。适用于虚劳、风湿痹痛、瘰疬、恶疮、烫伤等。

29.兔肝　兔肝味甘、苦、咸,性寒。具有补肝明目的功效。适用于肝虚眩晕、目暗昏糊、目翳、目痛等。

30.兔肉　兔肉味甘,性凉。具有补中益气、凉血解毒的功效。适用于消渴羸瘦、胃热呕吐、便血等。

31.野猪肉　野猪肉味甘、咸,性平。具有补虚羸、止便血的功效。

32.鼠肉　鼠肉味甘、咸,性微温。具有补虚损、消除疳积的功效。适用于虚劳羸瘦、臌胀、小儿疳积、烫伤、骨折等。

33.乌鸡　乌鸡味甘,性平。含有蛋白质、脂肪、钙、磷、铁、维生素 B_1、维生素 B_2、烟酸等成分。具有养阴退热的功效。适用于虚劳骨蒸羸瘦、消渴、脾虚、滑泄、下痢、崩中、带下等。

34.鸡肉　鸡肉味甘,性温。含有蛋白质(23.5%)、脂肪(1.1%)、钙、磷、铁、钾、钠、氮、硫、维生素 A、维生素 B_1、维生素 B_2、维生素 C、维生素 E、烟酸等成分。具有温中益气、补精添髓的功效。适用于虚劳羸瘦、中虚胃呆食少、泄泻、下痢、消渴水肿、小便频数、崩漏带下、产后乳少、产后虚弱等。

35.鸡肠　鸡肠具有补肾止遗的功效。适用于遗精、遗尿、白浊、痔瘘等。

36.鸡蛋　鸡蛋味甘,性平。鸡蛋清含有蛋白质(10%)、脂肪(30%)、糖类、钙、磷、铁、维生素 A、维生素 B_1、维生素 B_2、维生素 C、泛酸、氨基苯甲酸;鸡蛋黄含蛋白质(13.6%)、脂肪（30％）、糖类、钙、磷、铁、维生素 A、维生素 B_1、维生素 B_2、烟酸、对氨基苯甲酸；凤凰衣（鸡蛋壳的内膜）含有角蛋白、黏蛋白纤维；鸡蛋壳含碳酸钙、磷酸钙、碳酸镁、有机物、胶质等成分。鸡蛋具有润燥、养血安胎的功效。适用于热病烦闷、燥咳声哑、目赤咽痛、胎动不安、产后口渴、下痢、烫伤等。

37.鸡肝　鸡肝味甘,性微温。含有蛋白质、脂肪、糖类、钙、磷、铁、维生素 A、维生素 B_1、维生素 B_2、维生素 C、烟酸等成分。具有补肝肾、疗疳积的功效。适用于肝虚目暗、小儿疳积等。

38.鹅肉　鹅肉味甘,性平。含有蛋白质（10.8％）、脂肪（11.2％）、钙、磷、铁、铜、锰、维生素 A、维生素 B_1、维生素 B_2、维生素 C 等成分。具有益气补虚、和胃止渴的功效。适用于虚羸、消渴等。

39.鸭肉　鸭肉味甘、咸,性凉。含有蛋白质（16.5％）、脂肪（7.5％）、糖类、钙、磷、铁、维生素 B_1、维生素 B_2、烟酸等成分。具有滋阴养胃、利水消肿的功效。适用于劳热骨蒸、咳嗽、水肿等。

40.鸽肉　鸽肉味甘、咸,性平。含有粗蛋白质（22.14％）、粗脂肪（1％）、灰分（1％）等成分。具有补肝肾、益精血、益气、祛风解毒的功效。适用于虚羸、消渴、久疟、妇女血虚经闭、恶疮、疥癣等。

41.鸽蛋　鸽蛋味甘、咸,性平。含有蛋白质（9.5％）、脂肪(6.4%)、糖类、钙、磷、铁等成分。适用于解疮毒、痘毒。

42.鹌鹑 鹌鹑味甘,性平。具有补五脏、清利湿热的功效。适用于泻痢疳积、湿痹等。

(三)动物性水产类食品

1.带鱼 带鱼味甘、咸,性平。含有蛋白质、脂肪、钙、磷、铁、维生素 B_1、维生素 B_2、烟酸等成分。每千克鲜带鱼含碘 80 微克,维生素 A500 国际单位。具有补五脏、和中开胃、祛风杀虫、暖胃、补虚、泽肤的功效。适用于食欲缺乏、胃痛、皮肤不润等。

2.青鱼 青鱼味甘,性平。含有蛋白质(19%)、脂肪(5.2%)、钙、磷、铁、维生素 B_1、维生素 B_2、烟酸等成分。具有补气化湿、养胃、醒脾、温营化食的功效。适用于脾胃阳虚、气虚、食欲缺乏等。

3.鳖肉 鳖肉味甘,性平。含有蛋白质(16.5%)、脂肪、糖类、钙、磷、铁、维生素 A、维生素 B_1、维生素 B_2、烟酸等成分。具有凉血的功效。适用于骨蒸劳热、久疟、久痢、崩漏带下、瘰疬等。

4.乌贼 乌贼味咸,性平。干乌贼含有蛋白质(68.0%)、脂肪(4.2%)、糖类、钙、磷、铁等成分。具有养血滋阴的功效。适用于血虚经闭、崩漏带下等。

5.虾 虾味甘,性温。含蛋白质(16.4%)、脂肪、糖类、钙、磷、铁、维生素 A、维生素 B_1、维生素 B_2、烟酸等成分。具有补肾壮阳、通乳的功效。适用于阳痿、乳汁不下、丹毒、痈疽、臁疮等。

6.海参　海参味甘、咸，性温。干海参含水分（21.55%）、粗蛋白质（55.5%）、脂肪、灰分（21.09%）；水浸海参含水分（70%）、蛋白质（21.5%）、脂肪（0.37%）、糖类（1%）、灰分（1.1%）、钙（1.18%）、磷（2.2%）、铁等成分。具有补肾益精、养血润燥的功效。适用于精血亏损、身体虚弱、阳痿遗精、消瘦乏力、小便频数、肠燥便秘等。

7.海蜇　海蜇味咸，性平。含有蛋白质（12.5%）、脂肪（0.1%）、糖类（4%）、钙、磷、铁、维生素 B_1、维生素 B_2、烟酸、碘、胆碱等成分。具有清热化痰、消积、润肠的功效。适用于痰咳、哮喘、痞积胀满、大便燥结、脚肿痰咳等。

8.田螺　田螺味甘、咸，性寒。含有蛋白质（10.7%）、脂肪（1.2%）、糖类、钙、磷、铁、维生素 A、维生素 B_1、维生素 B_2、烟酸等成分。具有清热利水的功效。适用于热结小便不通、黄疸脚气、水肿、消渴、痔疮、便血、目赤、肿痛等。

9.泥鳅　泥鳅味甘，性平。含有蛋白质（9.6%）、脂肪（3.7%）、糖类、钙、磷、铁、维生素 A、维生素 B_1、维生素 B_2、烟酸等成分。具有补中益气、祛湿邪的功效。适用于消渴、阳痿、传染性肝炎等。

10.龙虾　龙虾味甘、咸，性温。含有胆甾醇、胡萝卜素、蛋白质、脂肪、维生素，以及碘、钙、磷、铁等成分。具有温肾壮阳、健胃化痰的功效。适用于肾虚阳痿、脾虚食少等。

11.蛤蜊肉 蛤蜊肉味咸,性寒。含有蛋白质、脂肪、糖类、钙、磷、铁、维生素 A、维生素 B_1、维生素 B_2、维生素 C、烟酸、碘等成分。具有滋阴、利尿化痰、软坚散结的功效。适用于瘿瘤、崩漏、带下、痔疮、消渴、水肿、痰饮、癖块等。

12.龟肉 龟肉味甘、咸,性平。含有蛋白质、脂肪、糖类、烟酸、维生素 B_1、维生素 B_2 等成分。具有滋阴补血的功效。适用于血虚体弱、久咳咯血、肠风下血等。

(四)水果类和干果类食品

1.梨 梨味甘、微酸,性寒。含有葡萄糖、蔗糖、B 族维生素、维生素 C、柠檬酸、苹果酸等成分。具有清心润肺、化痰止咳的功效。适用于肺热咳嗽、眼目赤痛、大小便不畅、酒毒等。

2.橘子 橘子味甘、酸,性温。含有维生素 C 等成分。具有止渴生津、通利小便的功效。适用于口干热燥、胃口热毒、水泻、咳嗽等。

3.杏子 杏子味甘、酸,性微温,杏仁有小毒(含氰苷有毒物质)。甜杏仁含杏仁油、蛋白质等成分。具有止咳平喘、润肠通便的功效。适用于老年咳嗽、虚咳等。

4.甜瓜 甜瓜味甘,性寒。含有蛋白质、脂肪、糖类、钙、磷、铁、胡萝卜素、维生素 B_1、维生素 B_2、烟酸、维生素 C 等成分。具有解暑止渴、清热解毒的功效。适用于肠痈等。

5.无花果　无花果味甘,性平。含有果糖、葡萄糖、维生素 A、蛋白质等成分。具有清热润肠、开胃驱虫的功效。适用于肺热声嘶、便秘、消化不良、痔等。

6.香蕉　香蕉味甘,性寒。含有淀粉(0.5％)、蛋白质(1.3％)、脂肪(0.6％)、维生素 A、B族维生素、维生素 C、维生素 E,并含少量 5-羟色胺、去甲肾上腺素和二羟基乙胺。具有滋阴润肠、清热解毒的功效。适用于热病烦渴、痔血等。

7.菠萝　菠萝味甘,性凉,有小毒。含有糖类、脂肪、蛋白质、有机酸等成分。具有清热解暑、消食止泻的功效。适用于身热烦渴、消化不良、支气管炎、肠炎等。

8.荔枝　荔枝味甘、酸、涩,性温。含有蔗糖、蛋白质、葡萄糖、脂肪、维生素 C、柠檬酸等成分。具有补脾益肝、益智养神的功效。适用于小儿遗尿、妇女虚弱贫血、呃逆等。

9.椰子瓤　椰子瓤为棕榈科植物椰子的胚乳。味甘,性凉,气香。含有脂肪酸、椰子油等成分。具有清热解渴、补虚驱虫的功效。适用于心力衰竭、绦虫感染、姜片虫感染等。

10.椰子浆　椰子浆为棕榈科植物椰胚乳的浆液。味甘,性平。含有脂肪、糖类、蛋白质、维生素 B_1、维生素 C 等成分。具有益气、祛风的功效。

11.桃　桃味甘、酸,性温。含有葡萄糖等成分。具有活血化瘀、润肠镇咳的功效。适用于冠心病、弥散性血管内凝血等。

12.葡萄　葡萄味甘、酸、涩,性寒。含有糖类、蛋白质、维生素 B_1、维生素 B_2、维生素 C、烟酸、多种无机盐等成分。具有健胃生津、利小便的功效。适用于肝炎、黄疸、风湿痛、妊娠恶阻、孕妇胸腹胀满、痢疾等。

13.樱桃　樱桃味甘,性温。含有糖类、柠檬酸、酒石酸、B 族维生素、维生素 C 等成分。具有益气、祛风湿之功效。适用于瘫痪、四肢不仁、风湿腰腿疼痛、冻疮等。

14.柿子　柿子味甘、涩,性凉。含有葡萄糖、蔗糖、果糖等成分。具有降压止血、清热解渴的功效。适用于咽喉热痛、咳嗽痰多、口干吐血、肠内宿血、腹泻痢疾等。

15.石榴　石榴味酸,性温。含有石榴酸、雌酮及雌二醇、β-谷甾醇、甘露醇等成分。适用于滑泻、久痢、崩漏、带下等。

16.橄榄　橄榄味甘、涩、酸、性平。含有蛋白质、脂肪、糖类、钙、磷、铁、维生素 C 等成分。具有生津清肺、利咽、解毒的功效。适用于咽喉肿痛、烦渴、咳嗽吐血、菌痢、癫痫等,能解河豚毒和酒毒。

17.杧果　杧果味甘、酸,性平。含有糖类、蛋白质、粗纤维、维生素 B_1、维生素 B_2、维生素 C、叶酸、多种有机酸等成分。具有生津止渴、去痰止咳、益胃、利尿的功效。常食可润泽皮肤、预防眼病。

18.罗汉果　罗汉果味甘,性凉。含有葡萄糖等成分。

具有清肺润肠、消暑润喉的功效。适用于肺燥咳嗽、便秘、支气管炎、扁桃体炎、喉痛声嘶等。

19.松子 松子味甘,性微温。含有蛋白质、脂肪、糖类、挥发油等成分。具有滋阴养液、润肺、滑肠之功效。适用于风痹、头眩、燥咳、吐血、便秘等。

20.榛子仁 榛子仁味甘,性平。含有蛋白质（16.2％～18％）、脂肪（50.6％～77％）、糖类（16.5％）、灰分（3.5％）等成分。具有调中、开胃、明目的功效。适用于饮食减少、体倦乏力、易疲劳、眼花、消瘦等。

21.柚子 柚子味甘、酸,性寒。含有柚皮苷、胡萝卜素、维生素 B_1、维生素 B_2、维生素 C、烟酸、钙、磷、铁、糖类及挥发油等成分。具有消食化痰、芳香健脾、行气解酒的功效。

22.枇杷 枇杷味甘、酸,性平。含有糖类、酒石酸、苹果酸、柠檬酸、鞣质、胡萝卜素、维生素 C 等成分。具有润燥止咳、和胃降逆的功效。适用于肺热咳嗽、口干烦渴等。

23.苹果 苹果味酸、甘,性平。含有糖类、苹果酸、酒石酸、枸橼酸等成分。具有补心益气、润肺化痰的功效。适用于消化不良、口干咽燥、便秘、高血压等。

24.栗子 栗子味甘,性温。含有糖类、蛋白质、脂肪、维生素 B_1、维生素 B_2 等成分。具有益气、厚肠胃、补肾气的功效。适用于老年肾亏、腰脚无力、小儿腹泻等。

25.西瓜 西瓜味甘、淡,性凉。含有果糖、葡萄糖、磷酸、苹果酸、氨基酸、维生素 C 等成分。具有消烦止渴、解暑清热的功效,适用于暑热、口干烦渴、小便不利、酒毒等。

26.荸荠　荸荠味甘,性微寒。含有淀粉、蛋白质、钙、铁、磷、维生素 A、维生素 B_1、维生素 B_2、维生素 C、烟酸等成分。具有消除痹热的功效。适用于咽喉肿痛、大便下血、高血压、全身水肿、小便不利等。

27.菱角　菱角味甘,性凉。含有淀粉、葡萄糖、蛋白质、抗癌物质等成分。具有清暑解热、益气健脾的功效。适用于子宫癌、胃癌、食管癌、泄泻等。

28.花生　花生味甘,性平。含有蛋白质、脂肪、氨基酸、卵磷脂、嘌呤、生物碱、维生素 B_1、维生素 B_2、维生素 A、维生素 C、泛酸、三萜皂苷、钙、磷、铁等成分。种子皮含甾醇、鞣质、无色飞燕草素、花生苷。具有养血补脾胃、润肺化痰、止血增乳、润肠通便的功效。

(五)蔬菜类和菌菇类食品

1.芹菜　芹菜味甘、苦,性凉。含有蛋白质(2.2%)、脂肪(0.3%)、粗纤维、钙、磷、铁、维生素 B_1、维生素 B_2、维生素 C、挥发油、甘露醇、烟酸、芫荽苷(黄酮类)等成分。具有平肝清热、祛风利湿的功效。适用于高血压、眩晕头痛、面红目赤、血淋、痈肿等。

2.苋菜　苋菜味甘,性凉。含有甜菜碱、草酸盐、蛋白质、脂肪、糖类、胡萝卜素、烟酸、维生素 C 等成分。具有清热利窍的功效。适用于赤白痢疾、二便不通等。

3.蕹菜　蕹菜味甘,性平。含蛋白质、脂肪、糖类、钙、磷、铁、烟酸、胡萝卜素、维生素 B_1、维生素 B_2、维生素 C 等成分。适用于鼻衄、便秘、淋浊、便血、痔疮、痈肿、蛇虫咬伤等。

4.藕　藕为睡莲科植物莲的肥大根茎。味甘,性寒。含有淀粉、蛋白质、天冬素、维生素 C、多种多酚化合物(0.2%)、过氧化酶等成分。具有养血生肌、健脾胃、止泻的功效。适用于热病烦渴、吐血、衄血、热淋等。

5.紫菜　紫菜味甘、咸,性寒。含有蛋白质(24.5%)、脂肪(0.9%)、糖类、粗纤维、钙、磷、铁、胡萝卜素、维生素 B_1、维生素 B_2、维生素 C、烟酸、碘等成分。具有软坚化痰、清热利尿的功效。适用于瘿瘤、脚气、水肿、淋病等。

6.荠菜　荠菜味甘,性平。含有草酸、酒石酸、苹果酸、对氨基苯磺酸、延胡索酸、蛋白质、脂肪、糖类、粗纤维,另外尚含钙、磷、铁,以及维生素 A、维生素 B_1、维生素 B_2、维生素 C 等成分。具有和脾、利水、止血、明目的功效。适用于痢疾、水肿、淋病、乳糜尿、吐血、便血、血崩、月经过多、目赤疼痛等。

7.马齿苋　马齿苋味酸,性寒。含有大量甲基肾上腺素和多量钾盐、多种有机酸、蛋白质、脂肪、糖类、粗纤维、钙、磷、铁、维生素 A、维生素 B_1、维生素 B_2、维生素 C、生物碱、香豆精类、黄酮类、强心苷和蒽醌苷等成分。具有清热解毒、散血消肿的功效。适用于热痢脓血、热淋、血淋、带下、痈肿、恶疮、丹毒、瘰疬等。

8.胡萝卜　胡萝卜味甘,性平。含有大量维生素 A、B 族维生素、糖类、脂肪油、挥发油、伞形科内酯、咖啡酸、绿原酸、没食子酸、对羟基苯甲酸等成分。具有明目、健脾、化滞的功效。适用于消化不良、久痢、咳嗽和夜盲症等。

9.番茄　番茄味甘、酸,性微寒。含有苹果酸、柠檬酸、腺嘌呤、胡芦巴碱、胆碱和少量番茄碱、钙、磷、铁、胡萝卜素、维生素 A、维生素 B_1、维生素 B_2、烟酸等成分。具有生津止渴、健胃消食的功效。适用于口渴、食欲缺乏等。

10.菠菜　菠菜味甘,性凉。含有蛋白质、脂肪、糖类、钙、磷、铁、胡萝卜素、维生素 B_1、维生素 B_2、维生素 C、烟酸、草酸、芸香苷、氟、维生素 E、6-羟甲基蝶啶二酮等成分。具有滋阴润燥、养血止血的功效。适用于衄血、便血、坏血病、消渴引饮、大便涩滞等。

11.丝瓜　丝瓜味甘,性凉。含有皂苷、丝瓜苦味质、木聚糖、脂肪、蛋白质、维生素 C、B 族维生素等成分。具有清热化痰、凉血、解毒的功效。适用于热病身热烦渴、痰喘咳嗽等。

12.苦瓜　苦瓜味苦、咸,性寒。含苦瓜苷、5-羟色胺、氨基酸、半乳糖醛酸、果胶等成分。青者有清热、明目、解毒的功效,熟者有养血滋肝、润脾补肾的功效。

13.茄子　茄子味甘,性凉。含胡芦巴碱、水苏碱、胆碱、龙葵碱等多种生物碱。种子中龙葵碱含量高;果皮含色素茄色苷、紫苏苷等成分。具有清热、和血、止痛消肿的功效。适用于肠风下血、热毒疮痈、皮肤溃疡等。紫茄皮外用治扁平疣。

14.豆薯　豆薯为豆科植物豆薯的块根。味甘,性凉。含蛋白质(0.56%)、脂肪(0.13%)、糖类等。具有生津止渴的功效。适用于热病口渴等。

15.南瓜　南瓜味甘,性温。含有葫芦碱、南瓜子碱、腺嘌呤、精氨酸、天冬氨酸等成分。具有驱虫、退热止痢的功效。适用于绦虫感染、蛔虫感染、烫伤、乳腺癌等。

16.韭菜　韭菜味辛,性温。具有温中散血、行气、解毒的功效。适用于胸痹、噎膈、反胃、呕血、衄血、尿血、痢疾、消渴、痔瘘、脱肛、跌打损伤、虫蝎蜇伤等。

17.莴苣　莴苣味甘,性凉。含有蛋白质、脂肪、糖类、钙、磷、铁、胡萝卜素、维生素 B_1、维生素 B_2、维生素 C、烟酸等成分。具有通经脉的功效。适用于小便不利、尿血、乳汁不通等。

18.黄瓜　黄瓜味甘,性寒。含有糖类、苷类、氨基酸、维生素 A、维生素 B_2、维生素 C、钙、磷、铁等成分。具有清热、解渴、利尿的功效。适用于小便不畅、四肢水肿、高血压、黄疸等。

19.木耳　木耳味甘,性平。含有蛋白质、脂肪、糖类、粗纤维、钙、磷、铁、胡萝卜素、B族维生素、烟酸。具有凉血、止血的功效。适用于肠风、血痢、血淋、崩漏、痔疮等。

20.蘑菇　蘑菇味甘,性凉。含有粗纤维、钙、磷、铁、维生素 B_1、维生素 B_2、维生素 B_6、维生素 C、维生素 D、维生素 E、维生素 K、泛酸、生物素、叶酸、多种氨基酸,还含与氨基酸有关的含氮物质及多种酶。具有开胃、理气化痰、解毒的功效。适用于麻疹、癌症等。

21.白菜　白菜味甘,性寒。含有蛋白质、脂肪、粗纤维、磷、铁、维生素 C、钙质等成分。适用于口干烦渴、大小便不利等。

22.卷心菜　卷心菜味甘,性平。具有止痛、生肌的功效。适用于胃及十二指肠溃疡,并可抑制癌的发生。

23.白萝卜　白萝卜味甘、辛,性平。含有 B 族维生素、维生素 C、碘、精氨酸、胆碱、淀粉酶、氧化酶等成分。具有健胃、消食、止咳化痰、利尿的功效。适用于食积胀满、肺热吐血、小便不畅等。

24.辣椒　辣椒味苦、辛,性大热。含有维生素 C 等成分。具有祛寒健胃、消食化滞的功效。适用于胃寒饱胀、消化不良、食欲缺乏等。

25.冬瓜　冬瓜味甘,性微寒。具有清热解毒、利尿化痰的功效。适用于慢性胃炎、肾炎、小便不利、中暑、高热、昏迷等。

26.油菜　油菜又名芸苔、胡菜、红油菜。其子可以榨油,即为菜油。油菜性凉,味辛。有活血化瘀、消肿的功效。油菜的茎叶适用于痈肿丹毒、口腔溃疡、齿龈出血、牙齿松动及皮肤出血点。其种子可行滞祛瘀血,适用于产后诸疾。油菜中的植物蛋白含量较多,身体虚弱者可将其作为蔬食佳品。

27.茭白　茭白性寒,味甘。既能解热毒、除烦渴、通利二便,又能清热止痢、催乳。适用于烦热、消渴、黄疸、痢疾、目赤、二便不通和妇女产后乳汁缺乏、高血压、大便秘结等。茭白还有利胃肠、解烦热之功效。因茭白性寒,在食用时应注意脾胃或下焦虚寒者应忌服。此外,因其所含难溶性草酸钙较多,故患肾病、尿路结石或尿中草酸盐类结晶较多者不宜食。

28.洋葱　洋葱性平,味甘、辛。有清热化痰、解毒杀虫之功效。洋葱中提取物还具有杀菌作用,在 1∶10 浓度时能抑制金黄色葡萄球菌、白喉杆菌生长。洋葱含有较丰富的维生素 A、维生素 B_1、维生素 B_2、维生素 C 及钙、铁等矿物质,并含芥子酸、柠檬酸盐、多糖、槲皮素等,可用于维生素缺乏症,特别是维生素 C 缺乏。洋葱还有提高胃肠道张力、增加消化道分泌的作用。常食洋葱还可使头发秀美稠密。

29.茼蒿　茼蒿性平,味甘、辛。具有利脾胃、消食开胃、化痰通便等功效。适用于脾胃虚弱、脘腹胀满、消化不良、食欲减退、热咳脓痰、高血压头昏脑涨、睡眠不安、二便不通等。

30.芋头　芋头性平,味甘、辛。具有益胃宽肠通便、解毒散结、补中益肝肾、疗热止渴、添精益髓之功效。适用于大便干燥硬结、妇女产后恶露排出不畅、瘰疬、肿毒、甲状腺肿、肠中癖块、虫咬蜂蜇、急性关节炎、乳腺炎等。

31.豌豆 豌豆性平，味甘。具有和中益气、利小便、解疮毒、通乳消胀等功效。适用于霍乱吐痢、脚气、痈肿、产后乳少、糖尿病等。

32.黄花菜 黄花菜性平微凉，味甘。具有养血平肝、利水消肿、通乳、清热利咽喉之功效。适用于眩晕、耳鸣、心悸、烦热、小便赤涩、水肿、淋病、吐血、衄血等。但是，新鲜黄花菜含有一种叫秋水仙碱的物质，若这种物质进入体内，可被氧化成二秋水仙碱，这种物质有较强的毒性，可使人出现恶心呕吐、腹痛、腹胀及腹泻等胃肠道症状。因此，黄花菜不能新鲜生吃，一定要经加工或晒干后才能食用。

33.大头菜 大头菜性温，味辛、苦、甘。具有温脾胃、开胃消食、下气宽中、利湿解毒等功效。适用于胃口不好、寒积腹痛、食积不化、黄疸、乳痈、皮肤疮痈疖肿等。

34.香菇 香菇性平，味甘。具有补益气血、活血、托痘疹之功效。适用于佝偻病、食欲缺乏、贫血、肝硬化、肿瘤等。

35.空心菜 空心菜性微寒，味甘。具有清热凉血、润肠通便、祛口臭、消肿去腐等功效。适用于便秘、小儿胎毒、疔疮痈毒、丹毒、吐血、衄血、尿血等。

36.海带 海带性寒，味咸。具有软坚化痰、利水泄热等功效。适用于痰热咳嗽、血热鼻血、高血压、颈淋巴结炎、单纯性甲状腺肿、水肿、脚气、乙型脑炎、急性青光眼、癌症、尿道炎、膀胱炎等。

37.生姜 生姜味辛,性温。有发汗解表、温中止呕、温肺止咳、解药物和食物中毒之功效。故凡虚寒性疾病,均可单独食用或用其调味,既可散寒,又可增加食物的香、辣、鲜味,还可消除腥膻味,预防食物中毒。

38.大蒜 大蒜味辛,性温。有温中消食、解毒杀虫、理气消积之功效。适用于胃脘及腹中冷痛、痈肿疔毒、泄泻、痢疾、钩虫病、蛲虫病等。并能预防流感、流脑、真菌感染、百日咳等。既可单独食用,又可做调料品,使食物更香辣,消除膻味,并能解蟹毒。

39.葱 葱味辛,性温。有通阳发表、解毒止痛之功。适用于风寒感冒、头痛鼻塞、阴寒腹痛、乳痈初起、胸胁痛等,能促进消化液分泌,健胃而增加食欲,并可使食物更加清香,消除腥味,解鱼、肉毒,还有较强的杀菌作用。但肾病患者尽量少用。

八、制作药膳常用的调料

合理调味即合理选用调料。不同的调料,性质有别,香气、味道也异,若选用得当,不仅可矫正异味,使食物、药膳味美可口,而且还可增强食疗药膳的功效。即使有些食物的性能与某些调料的性质不尽相同或相反,也不会影响食物的主要功效。调料用量较小,仅为作料,其与主食、主药相配,偏性被牵制,只能发挥其调味的作用,因此除根据疾病的性质选用调料外,还可随患者的口味喜好而选择。

1.食盐 食盐为海水或盐井、盐池之盐水经煎或晒而成的结晶。其味咸,性微凉。含有氯化钠、氯化钾、氯化钡、硫酸钠等成分。具有催吐利水、泄热软坚的功效。适用于喉痛、牙痛、火眼、痰癖等。

2.醋 醋为米、麦、高粱、酒糟等酿造而成的含乙酸的液体。其味酸,性温。含有醋酸、糖类、蛋白质、烟酸、维生素 B_1、维生素 B_2 等成分。具有消肿益血、消食健胃的功效。适用于痈肿、妇女心痛。

3.酱油 酱油为黄豆或豆类经煎后发酵,再加盐水制成的液体。其味咸,性寒。含有蛋白质、糖类、磷、钙、铁、氨基酸、盐分、维生素 B_1、维生素 B_2、烟酸等成分。具有解热、除烦的功效。适用于疔疮初起、烫伤、毒虫伤等。

4.白糖 白糖味甘,性平。有润肺生津、补中缓急之功效。糖虽有人体燃料之称,但吃糖不宜过多,否则对身体有害无益。过量食糖可使人发胖,引起牙病、脑功能障碍等,痰湿或脘腹胀满纳差者不宜用,肥胖、高血压、动脉硬化、冠心病者不宜过多食用。

5.红糖 红糖味甘,性温。有活血化瘀、补血益肝、暖胃止痛之功效。用之调味,可增加甜味、鲜味,降低咸味,并可上色,增进食欲,但有痰湿或纳差者不宜食用。另外,白糖、红糖均能和脾缓肝。白糖性平,长于补中润肺,中虚脘痛、燥热咳嗽者尤宜;红糖性温,重在补血活血,产后血瘀、血虚者尤宜。

6.冰糖　其性味、功效与白糖相同,但滋补作用较白糖更佳。用其调味可增加甜味、鲜味,增进食欲。

7.饴糖　饴糖味甘,性微温。有补中益气、缓急止痛、润肺止咳、解药毒之功效。其营养价值高于白糖,为滋养保健之佳品。胃及十二指肠溃疡者服食更宜,可使疼痛减轻,尤其对虚寒性的腹痛效果更明显,并可保护溃疡面,使之愈合。用其调味可起上色作用,使食物美观而增进食欲。湿阻中满、湿热内郁、痰湿者忌用。

8.蜂蜜　蜂蜜味甘,性平。有润肠通便、润肺止咳、滋养补中、解毒止痛之功效。适用于肺燥咳嗽、肠燥便秘及慢性衰弱性疾病,可增强对疾病的抵抗力。但中医学认为,"甘能令中满",因此痰湿内盛、中满痞胀及肠滑易泻者忌用。另外,不宜吃生蜜以防中毒,因蜂种、蜜源、环境不同,蜂蜜的化学组成差异很大。

9.味精　味精有增鲜开胃、醒脑镇惊之功效。它是一种具有强烈鲜味的调料,即使稀释 3000 倍,仍可品到其鲜美,故可增加各种菜肴的鲜味,增进食欲,提高人体对食物营养成分的吸收能力。

10.淀粉　淀粉是做各种菜肴上浆、挂糊、勾芡的必需原料。用后可保持菜肴的脆嫩口感和营养成分,增加香味,并能融合菜汤,使之黏稠鲜美。

11.大茴香 大茴香(八角茴香)味辛、甘,性温。有温阳散寒、理气止痛、和胃止呕之功效。适用于寒性腹痛、睾丸偏坠、胃寒呕吐、食少、脘腹胀痛等。用做菜肴的调味香料,可使食物辛香爽口,并能促进消化,增强血液循环。阴虚火旺者忌用。

12.小茴香 小茴香味辛,性温。有理气止痛、温中和胃之功效。适用于寒疝腹痛、睾丸作痛、胃寒呕吐、脘腹胀满等。它与大茴香相似,作为菜肴的调味香料,可使食物芳香可口,而且对胃肠有温和的刺激作用,可减少胃肠胀气而达到健运脾胃之功。

13.桂皮 桂皮味辛,性温。有温中和胃、祛风散寒、活血通脉之功效。适用于中焦有寒之脘腹冷痛、呕吐、呃逆,以及瘀血内阻之产后腹痛、跌打损伤疼痛等。它是常用的芳香调料之一,能刺激胃肠黏膜,促进消化吸收,解除胃肠痉挛,增加胃液分泌,增强胃肠蠕动,排出胃肠积气,从而达到健胃止痛之效。孕妇忌用,血热妄行者及阴虚火旺、内有实热者也不宜应用。

14.胡椒 胡椒味辛,性热。有温中下气、和胃止呕、开胃消食之功效。适用于中焦寒滞之脘腹冷痛、呕吐清水、泄泻及食欲缺乏、宿食不消等。用作调料,作用与辣椒相似且刺激性较小,可增加菜肴的香辣味,消除腥味,健运脾胃,增进食欲。

15.花椒　花椒味辛,性热,有小毒。有温中散寒、杀虫止痛之功效。适用于脾胃虚寒之脘腹冷痛、呕吐、泄泻,以及蛔虫引起的腹痛、呕吐等。用之调味,可增加食物的香味、麻味,消除腥味,并能解鱼蟹之毒,促进消化功能,尤其是小儿消化不良者用之更宜。阴虚火旺者、孕妇忌用。不宜多食,否则易动火、耗气、损目。

16.辣椒　辣椒味辛,性热。有温中散寒、开胃消食之功效。适用于脾胃虚寒之脘腹冷痛、呕吐泻痢等,还可防治冻疮,治疗神经痛等。辣椒含大量维生素 C 等。用作调料,可使食物上色,增加香味、辣味,消除腥味,并可增加唾液分泌及淀粉酶活性,健运脾胃,改善食欲,促进消化。但不宜多食,否则易造成口腔和胃黏膜充血、肠蠕动增强、腹部不适而产生口腔炎、胃炎、肠炎、腹泻、呕吐等。

九、药膳的配伍方法

一般情况下许多食物和部分中药可以单独食用或饮用,但是为了增强它们的可食性和功能,需要把多种不同的食物配合起来或与某些中药配合起来应用,这种互相配合的关系称为配伍。配伍的结果,食物之间或食物与中药之间,其功能可能由于互相影响而使原有的功能有所改变。这些改变,有的是食疗需要的,有的则是食疗不需要的。

1.协同增效的配伍　指两种功能相似或某一方面作用

相似的食物或中药互相配伍后,能够不同程度地增强原有共同或相互有关的功能。例如,均具有补脾利水功能的鲤鱼、赤小豆,二者相互配伍后补脾利水的功能大为增强;同时,它们所含的蛋白质、B族维生素等营养素也可起到互补作用。又如,清热解毒、利咽的橄榄与清泻肺胃之热的鲜萝卜配伍,能增强清热解毒、利咽的功能;温补气血的羊肉与补血益肝的当归配伍,能增强补血益肝的功能;补益肺气的人参与补肺肾、定喘的蛤蚧配伍,能增强补气定喘的功能;宁心安神的茯苓与养心安神的酸枣仁配伍,能增强养心安神的功能;清热生津的芦根与养阴生津的麦冬配伍,能增强补肝明目的功能;补脾益气的党参与补肝养血的熟地黄配伍,能增强补血的功能。在这些配伍中,有的虽然两者之间的功能不完全相同或有较大的差异,但其间却有密切的联系,相互配伍均能协同增效。

古代把上述两者功能相似而能增效的配伍称为"相须",把两者功能不完全相似而能增效的配伍称为"相使",把它们一并称为协同增效的配伍。这种配伍关系是食疗所需要的,应充分加以利用。

2.相互减效的配伍　指两种功能相反或功能有对抗关系的食物或中药互相配伍后,能够不同程度地减弱原有各自的功能。例如,温里散寒的红辣椒配伍清热的蕺菜(鱼腥草),或配伍清热平肝的芹菜,或配伍滋阴补肾的海参等,若红辣椒的用量较大(饮食有明显的辛辣味),则可一定程度地减弱双方的功能。在实际生活中,由于红辣椒主要是用来调味的,故主要是减弱了后者的功能。在食疗膳食中,这种明显不协调的配伍同时出现在一种膳食中的情况较为少见,但在一餐中先后进食性质相反的膳食却并不少见。例如,进食温补的炖羊肉、辣子鸡丁、麻辣的水煮牛肉这类食物的同时或稍后,又进食多量性质寒凉的西瓜、冷饮等,上述膳食的温热功能会因此减弱,同时也会影响它们的补益功能;如欲用后者清热生津、止渴,上述温补的作用也同时被削弱。

古人把上述配伍关系称为"相恶"。这种配伍关系不利于膳食功能的正常发挥,故配制膳食时应当加以避免。

3.其他关系的配伍 其他关系的配伍不如上述关系的配伍重要和普遍。它包括以下两个方面的配伍。

(1)当两种食物同用时,一种食物的毒性或不良反应能被另一种食物降低或消除:古人把这种配伍关系称为"相畏、相杀"。在这种关系中,前者对后者来说是相畏,而后者对前者来说是相杀。因此,相畏、相杀是食物相互作用的不同提法。经验上以橄榄解河豚、鱼、蟹引起的轻微中毒或肠胃不适,以绿豆或大蒜防治毒蘑菇中毒,以生姜、紫苏叶解鱼、蟹毒,以蜂蜜解附子、乌头之毒等均属于这种配伍关系。这种配伍关系对使用有不良反应的食物或中药自然是有利的,但比较确切的很少,有的尚待证实。

(2)当两种食物同用时,能产生毒性或明显的不良反应:古人把这种配伍关系称为"相反"。古代中药书的记载中,有蜂蜜反生葱、柿反蟹等;若药食合用,尚有海藻反甘草等问题,均有待进一步证实。从大众长期的饮食经验来看,这种情况极为少见。但由于食疗原料种类很多,相互配伍应用的情况更是多样化,这种可能性仍不排除。

在多数情况下,食物通过配伍后,由于增加了食疗原料的种类,不仅可增强原有的功能,而且还可以产生新的功能,较单一食物有更大的食疗价值和更宽的应用范围,这是配伍的优越性。虽然配伍是就两者之间的关系而言的,但并不是说食物之间或食物与中药的配伍只限于两种。不过,食物之间或食物与中药的配伍种类也不宜太多。事实上,在日常食品(如菜肴、糕点、糖果、饮料)的用料中,若把食物和调料分开,主要食物都不多,在1~3种之间。即使食物与中药同用,也以种类少为好。这里应指出,对辅助性食物或调料在某些膳食中的功能应做具体分析。例如,一些地区的人们喜欢在凉性蔬菜中加生姜、花椒、辣椒之类辛温食物做调料,其用量很少。因此,不能认为用这样的调料就减弱了蔬菜寒凉清热的功能,是相恶的配伍。实际上,它们主要是起开胃、增进食欲的作用。

十、制作药膳的注意事项

1.注意药物、食物的相互拮抗性　滋补性的药物和食物对人体是有益的,但是并非对人体有益的物质就可以随便食用。例如,人参是很好的滋补强壮药,能大补元气,补益肺脾,安神益志,生津止渴,凡以气虚为主的身体虚弱均可应用,但却不宜与茶叶同用,因为茶叶含有鞣质,能抑制人参中的营养成分人参皂苷被人体吸收,从而降低人参的补益作用。此外,如甘草忌猪肉、地黄,何首乌忌动物血、葱、大蒜、萝卜,茯苓忌醋等。

2.注意药物、食物的寒温性质　一般来说,寒性食物、药物配制的药膳宜在夏季及温暖日子食用,温性食物、药物配制的药膳宜在冬季及寒凉日子食用。药膳不同于药物,药物中的方剂有时为了更好地适应病情的需要,将不同性质的药物配伍在一起应用,而药膳作为食品运用,一般不宜将性质明显相反的两种物质同用。

3.注意药物、食物的制作特性　由于药膳兼用药物、食物,在制作方法上必须符合其特点。例如,滋补性中药熟地黄、何首乌是乌须黑发、延缓衰老的主要药物,在制作时不能用铁锅,否则会使药材变色,药物所含的成分与铁发生化学反应。又如,老母鸡炖天麻应待老母鸡炖烂后再加天麻稍炖即可,否则将失去防治头晕的作用,这是因为天麻的有效成分遇高热以后会遭到破坏,炖煮的时间越长,效果越差。

4.注意药物、食物的剂量比例　药物、食物的主次原则是“以药配膳”,使人在食养中达到保健、强身、防病的目的。大补作用的药物剂量一般不宜过大,以防老年人虚不受补。

影响脾胃功能的药物,剂量不宜过大。

5.注意药物、食物的食用特性 具有祛邪作用的药物不宜久食,这是因为长期食用某种药物会导致体内某些物质的过剩或不足,也易产生新的不适。冬瓜减肥,同时又利尿,过食则乏力;山楂也能减肥,非肥胖人不宜多吃。在食用某些药膳时要防止矫枉过正。药膳不是万能的,还需根据自身的情况采取综合疗法。

第二章

内科疾病药膳

一、感 冒

感冒是由病毒引起的以上呼吸道感染为主的急性传染病，俗称"伤风"。感冒是一种常见病，一年四季均可发生，但以冬、春季节为多，在身体过度疲劳、着凉、抵抗力低下时容易染发此病。患者有咽喉发痒、鼻塞、流涕、咳嗽、咯痰、头痛、发热、全身疲倦、四肢酸痛等症状。

中医学认为，感冒是因外邪侵袭人体所引起的以头痛、鼻塞、鼻涕、喷嚏、恶风寒、发热、脉浮等为主要临床表现的病症。在中医学中属于"伤风""时行感冒"的范畴。病情轻者称"伤风"；病情重者且在一个时期内引起广泛流行的，称为"时行感冒"。根据其临床表现特点的不同，临床又分风寒、风热、夹暑、夹湿、夹燥、夹食等证。

姜糖苏叶饮

【组成】老生姜 3 克,紫苏叶 3 克,红糖 15 克。

【制法】把姜洗净,切丝,与紫苏叶同装入茶杯,加沸水冲泡,盖上盖闷 10 分钟,加红糖拌匀。

【用法】趁热饮完。

【功效】祛风散寒。适用于恶心、呕吐、风寒感冒。

香薷扁豆饮

【组成】香薷 10 克,白扁豆 12 克,陈皮 6 克,荷叶 8 克,白糖适量。

【制法】把白扁豆炒黄捣烂,与香薷、陈皮、荷叶用水煮沸 10 分钟,滤渣取汁,放白糖调味。

【用法】代茶饮。

【功效】清暑益气,祛湿解表。适用于感冒、夹暑湿证。

生姜饮

【组成】生姜 9 克,红糖 50 克。

【制法】将生姜捣烂,加红糖,用沸水冲泡,调匀。

【用法】温服,服后躺床,盖被取汗。每日 1 次,连服 3 日。

【功效】祛风除寒。适用于风寒感冒。

黄豆香菜煎

【组成】黄豆 10 克,香菜 30 克。

【制法】把黄豆用水煎煮,15 分钟后放入香菜,再煎 15 分钟,滤渣取汁。

【用法】每日饮用 2 次。

【功效】辛温解表,健脾胃。适用于流行性感冒(简称流感)。

鸭梨饮

【组成】鸭梨 20 克,冰糖适量。

【制法】把鸭梨去皮、核,切成薄片,放入冰镇的凉开水中,把冰糖加入梨水中,拌匀后泡 4 小时。

【用法】饮服。

【功效】清热止渴。适用于感冒引起的发热、咳嗽、口渴。

大枣干姜甘草饮

【组成】大枣 500 克,干姜 50 克,甘草 60 克,食盐 50 克。

【制法】将大枣烘干去核,干姜切碎。甘草、食盐炒匀后,与大枣、干姜共研为末,装瓶备用。

【用法】每日晨起取 6～10 克,用沸水冲调后服用。

【功效】辛温解表。适用于感冒脾胃虚弱、畏寒肢冷者。

苦瓜萝卜汤

【组成】苦瓜 1 个,葱白 10 根,白萝卜 15 克。

【制法】苦瓜和白萝卜洗净后切块,加水适量,入锅中煮沸,加葱白离火即成。

【用法】每日服 2 剂。

【功效】清热祛火,止渴消暑。适用于流感。

豆豉葱白饮

【组成】豆豉 30 克,葱白 15 克。

【制法】将豆豉和葱白洗净后,共入锅中,加水 250 毫升煮沸,去渣取汁即成。

【用法】代茶趁热饮。

【功效】祛风散寒。适用于风寒感冒。

扁豆香薷银花汤

【组成】白扁豆 30 克,香薷 15 克,金银花 15 克,白糖适量。

【制法】将白扁豆洗净,同香薷、金银花共入锅中,加水适量,去渣取汁,调入白糖即成。

【用法】代茶频饮。

【功效】健脾和中,祛湿散寒。适用于夏季的风热感冒。

山楂银花饮

【组成】山楂 12 克,金银花 30 克,蜂蜜 50 毫升。

【制法】山楂和金银花共入锅中,水煎后取渣再煮汁 1 次,两汁合一大碗,加入蜂蜜后即成。

【用法】随时饮用。

【功效】清热解毒,止咳化痰。适用于风热感冒。

板蓝根茶

【组成】板蓝根 10 克。

【制法】将板蓝根放入保温杯中,加入沸水,盖紧杯盖闷片刻后即可。

【用法】每日饮用 1～2 次。

【功效】清热去火。适用于流感。

姜蒜柠檬酒

【组成】生姜 100 克,大蒜 400 克,柠檬 3～4 个,蜂蜜 70 毫升,酒 800 毫升。

【制法】将大蒜蒸 5 分钟后切片,柠檬去皮后切片,生姜切片,与蜂蜜共浸泡至酒中 3 个月,过滤后即可。

【用法】每日饮用 30 毫升,不可过量。

【功效】祛风散寒解表。适用于风寒感冒。

荆芥豉酒

【组成】淡豆豉 250 克,荆芥 10 克,黄酒 750 毫升。

【制法】3 味同煎,去渣,备用。

【用法】随量温饮。

【功效】疏风消肿。适用于外感风寒、发热无汗。

葱须豆豉酒

【组成】淡豆豉 15 克,葱须 30 克,黄酒 50 毫升。

【制法】先将淡豆豉加水一小碗煎煮 10 分钟,再加洗净的葱须继续煎煮 5 分钟,最后加入黄酒即成。

【用法】每日 2 次,趁热服用。

【功效】解表和中。适用于风寒感冒。

蔓荆子酒

【组成】蔓荆子 200 克,白酒 500 毫升。

【制法】将蔓荆子捣碎,用酒浸于净瓶中,7 日后去渣备用。

【用法】每次徐饮 10～15 毫升,每日 3 次。

【功效】疏散风热,清利头目,止痛。适用于外感风热所致头昏头痛及偏头痛。

附子杜仲酒

【组成】炙杜仲 50 克,淫羊藿 15 克,独活 25 克,牛膝 25

克,炮附子 30 克,白酒 1000 毫升。

【制法】前 5 味粉碎,用酒浸泡 1 周即可。

【用法】每次服 10～20 毫升,每日 3 次。

【功效】补肝肾,强筋骨。适用于感冒后身体虚弱、腰膝疼痛、行走困难。

绿豆薄荷粥

【组成】绿豆 30 克,薄荷 10 克,粳米 100 克。

【制法】将薄荷洗净,入锅中,加水适量煮 10 分钟,滤渣取汁,备用。绿豆和粳米洗净,入锅中,加水适量煮至烂熟,再加入薄荷汁即成。

【用法】分早晚 2 次服食,连用 3～5 日。

【功效】解暑降热。适用于暑热季节的风热感冒。

生姜粥

【组成】生姜 30 克,粳米 100 克,葱白 5 根,米醋适量。

【制法】生姜洗净切片后,同粳米共入锅中,加水适量煮至粥烂,加葱白再煮沸,加米醋后即可。

【用法】趁热服食,服后盖被取微汗。

【功效】祛风除寒。适用于风寒感冒。

牛蒡子粥

【组成】牛蒡子 20 克,粳米 100 克。

【制法】将牛蒡子洗净,纱布外包后,入锅中,加水适量煎 20 分钟,滤渣取汁一大碗,再同粳米共入锅中,加水适量用小火熬粥即成。

【用法】分早晚 2 次温服,连用 2～3 日。

【功效】疏散风热,宣肺透疹,利咽散结,解毒消肿。适用于风热感冒。

醋大蒜

【组成】大蒜 15 个,醋适量。

【制法】将大蒜放入有盖的容器中,加入醋并盖紧,放 7 日后即可。

【用法】随意服食。

【功效】杀菌解毒,预防流感及肠道传染病。适用于流感。

香菜干丝

【组成】香菜 50 克,豆腐干 100 克,食盐、味精、香油、白糖各少许。

【制法】豆腐干切细丝,同香菜入沸水中略汆,取出后加食盐、味精、香油、白糖等,拌匀即成。

【用法】佐餐食用,每日 1 剂。

【功效】祛除寒气,开胃醒脾。适用于流感。

二、咳　嗽

　　咳嗽是人体清除呼吸道内分泌物或异物的保护性呼吸反射动作。咳嗽虽然有其有利的一面,但长期剧烈咳嗽可导致呼吸道出血。

　　中医学认为,咳嗽为临床常见病证,有因外感六淫,肺失宣降引起者;有因脾虚失运,酿湿生痰,上渍于肺,壅塞肺气,影响气机出入引起者;有因肝郁化火,木火刑金引起者;有因肾虚不能纳气引起者。根据其临床表现特点,又常分为风寒咳嗽、风热咳嗽、火热咳嗽、痰热咳嗽、痰湿咳嗽、阴虚咳嗽、阳虚咳嗽、气虚咳嗽、燥咳、木火刑金等证。

冬瓜皮汤

　　【组成】冬瓜皮 30 克,蜂蜜适量。

　　【制法】冬瓜皮加水 200 毫升,煎汤一大碗,加入蜂蜜调匀后即成。

　　【用法】常服。

　　【功效】清热利水,消肿止咳。适用于各种咳嗽。

橘饼葱白汤

　　【组成】橘饼 2 个,葱白 4 根,冰糖 30 克。

　　【制法】橘饼切块,葱白切段,加水 200 毫升煮汤,水沸后加入冰糖即成。

【用法】常服。

【功效】清热利水止咳。适用于肺热咳嗽。

百合枇杷鲜藕汤

【组成】鲜百合 30 克,枇杷 30 克,鲜藕 30 克。

【制法】枇杷去皮洗净,同百合、鲜藕共入锅中,加水适量煮汤,可加白糖适量。

【用法】每日服 1 次。

【功效】清肺润燥止咳,清心安神定惊。适用于肺燥干咳。

花生杏仁黄豆汤

【组成】花生仁 30 克,甜杏仁 15 克,黄豆 40 克。

【制法】将 3 味洗净后,加水共研磨成浆,滤渣取汁加水适量,于小火上煮沸即成。

【用法】每日饮用 2 次,连用 20 日。

【功效】止咳平喘,润肠通便。适用于肺寒咳嗽。

百合党参猪肺汤

【组成】百合 30 克,党参 15 克,猪肺 150 克,食盐适量。

【制法】将党参、百合共入锅中,水煎 2 次,去渣取汁一大碗,再同猪肺共入锅中,加水适量煮熟,加入食盐稍煮即成。

【用法】吃猪肺,喝汤,每日 1 剂,连用 3～5 日为 1 个疗程。

【功效】清肺润燥止咳。适用于肺虚咳嗽反复发作难愈者。

鸭梨膏

【组成】鸭梨 2000 克,蜂蜜 3000 毫升。

【制法】将梨洗净,去皮、核,切碎,用洁净的纱布绞汁,倒入锅中煎熬浓缩至黏稠如膏时加入蜂蜜,小火熬至沸,离火,待冷后装瓶备用。

【用法】每次取 1～2 匙,用温开水冲服,每日 2～3 次。

【功效】清肺润燥,祛痰止咳。适用于肺燥咳嗽。

核桃山药冰糖蜜

【组成】核桃仁 250 克,山药 125 克,蜂蜜 150 毫升,冰糖 30 克。

【制法】将核桃仁水烫去衣、切细粒,山药研粉,同蜂蜜、冰糖共入瓷盆内,加水少许搅匀,上锅隔水蒸 2 小时,离火。

【用法】每次取 1 匙,用温开水送服,每日 2 次。

【功效】健胃、补血、润肺、养神。适用于肺肾两虚的长期咳嗽。

红糖鲫鱼汤

【组成】鲫鱼 250 克,红糖 50 克,醋、葱各适量。

【制法】鲫鱼去鳞及肠杂,加水适量烧汤,煮沸后加红糖、醋、葱,改小火煮至鱼肉酥烂后即可。

【用法】佐餐服食,每日 2 次食完,连用 7 日为 1 个疗程。

【功效】润肺补虚。适用于肺虚久咳。

芝麻乌梅冰糖汤

【组成】芝麻 120 克,乌梅 15 克,冰糖 30 克。

【制法】乌梅用温开水泡 1 日,连汤煮沸,再加芝麻、冰糖,用大火烧沸后,改小火煮 20 分钟即可。

【用法】取汁饮用,每日 1 次,连用 7 日为 1 个疗程。

【功效】化痰止咳。适用于干咳无痰之肺燥咳嗽。

橄榄豆腐皮汤

【组成】橄榄 20 粒,豆腐皮 50 克,白糖适量。

【制法】橄榄打碎,豆腐皮撕碎后共入锅中,加水适量烧沸后再煎 20 分钟,去渣取汁,加入白糖即可。

【用法】每日服 1 次,连用 7 日为 1 个疗程。

【功效】润肺补虚止咳。适用于干咳无痰或少痰的肺燥咳嗽。

川贝陈皮哈密瓜汤

【组成】哈密瓜 200 克,川贝粉 9 克,陈皮 3 克。

【制法】哈密瓜连皮洗净后切碎,同川贝粉和陈皮共入锅中,加水适量,煮沸后去渣取汁。

【用法】每日服 1 剂,连用 7～10 日为 1 个疗程。

【功效】润肺止咳。适用于肺热咳嗽。

阿胶酒

【组成】阿胶 400 克,黄酒 1500 毫升。

【制法】用酒在小火上煮阿胶至化尽,再煮至 1000 毫升即可。

【用法】分 4 次温服,空腹慢饮,不拘时候,服尽不愈则再依前法另制。

【功效】润肺补虚止咳。适用于阴虚咳嗽、眩晕心悸、虚劳咯血、呕血、崩漏。

橘红酒

【组成】橘红 30 克,白酒 500 毫升。

【制法】将橘红加工捣碎,与白酒一同置容器中浸泡,加盖密封,7 日后开封即成。

【用法】每晚睡前服 10～15 毫升。不宜多饮,以免反助湿邪。

【功效】理气散寒,化痰止嗽。适用于脾肺不和、湿痰久蕴而引起的喘嗽咯痰等。

寒凉咳嗽酒

【组成】全紫苏 60 克,杏仁 5 克,瓜蒌皮 15 克,浙贝母 15 克,半夏 15 克,枳壳 15 克,桔梗 15 克,桑白皮 15 克,枇杷叶 15 克,茯苓 15 克,陈皮 30 克,干姜 30 克,细辛 7.5 克,豆蔻仁 7.5 克,五味子 7.5 克,甘草 1.5 克,白酒 2500 毫升。

【制法】前 16 味共捣碎,装入细纱布袋中,扎紧口置容器中,倒入白酒浸泡,密封,隔日振摇 1 次,12 日后开封,弃渣过滤即成。

【用法】每日早晚各服 1 次,每次 30～50 毫升。

【功效】祛风散寒,止嗽平喘。适用于寒凉咳嗽等。凡咳嗽属阴虚,久咳痰少,痰中带血丝,口燥咽干者忌服。

百部酒

【组成】百部 100 克,白酒 1000 毫升。

【制法】将百部切薄片,略炒后与白酒同置于容器中,密封浸泡 7 日即成。

【用法】频频饮用,勿醉为度。忌食辛辣食物和鱼虾等刺激性食物。

【功效】润肺下气,止咳杀虫。适用于一切久咳。

蜜膏酒

【组成】蜂蜜 250 毫升,饴糖 250 克,生姜汁 125 毫升,生百部汁 125 毫升,枣泥 75 克,杏仁泥 75 克,橘皮末 60 克。

【制法】将杏仁泥和生百部汁加水 1000 毫升,煮成 500 毫升,去渣,加入蜂蜜、生姜汁、饴糖、枣泥、橘皮末,小火再熬取 1000 毫升。

【用法】每日 3 次,每次用温酒调服 1～2 汤匙,细细含咽。

【功效】疏风散寒,止咳平喘。适用于肺气虚寒、风寒所伤咳喘等。

鼠李仁酒

【组成】鼠李仁 60 克,白酒 250 毫升。

【制法】将鼠李仁洗净,用白酒浸泡 5 日即成。

【用法】每日 3 次,每次服 10～20 毫升。

【功效】止咳祛痰。适用于慢性支气管炎咳嗽、肺气肿。

芝麻核桃酒

【组成】黑芝麻 25 克,核桃仁 25 克,白酒 500 毫升。

【制法】前 2 味洗净,放入酒坛内,再倒入白酒,拌匀,密封,置阴凉处浸泡 15 日即成。

【用法】每日 2 次,每次服 15 毫升。

【功效】补肾纳气平喘。适用于肾虚喘咳、腰痛脚软、阳痿遗精、大便燥结等。

雪梨酒

【组成】雪梨 500 克,白酒 1000 毫升。

【制法】将雪梨洗净,去皮、核,切小块,放入酒坛内,加入白酒,密封,每隔 2 日搅拌一次,浸泡 7 日后即成。

【用法】不拘时,随量饮用。

【功效】生津润燥,清热化痰。适用于烦渴、咳嗽、痰热惊狂、噎膈、便秘等。脾胃虚寒者忌服。

龙葵酒

【组成】龙葵果 150 克,白酒 250 毫升。

【制法】将黑熟的龙葵果用白酒浸泡 30 日。

【用法】每日 3 次,每次服 10～20 毫升。

【功效】清热解毒,利尿消肿。适用于慢性支气管炎咳嗽等。

沙参山药炖鹅肉

【组成】鹅肉 350 克,北沙参 15 克,怀山药 25 克。

【制法】将鹅肉切小块,北沙参用纱布包好,共入锅中加水煮沸 10 分钟,入洗净、切块的山药,炖熟烂即成。

【用法】佐餐服食,每日 2 次食完,连用 5～7 日为 1 个疗程。

【功效】清热养阴,润肺止咳。适用于肺燥咳嗽。

三、哮　喘

哮喘是由多种细胞特别是肥大细胞、嗜酸性粒细胞和 T 淋巴细胞参与的慢性气道炎症,在易感者中此种炎症可引起反复发作的喘息、气促、胸闷和(或)咳嗽等症状,多在夜间和(或)凌晨发生,气道对多种刺激因子反应性增高。

哮喘二字虽连称,但疾病不同,哮是喉中有痰,喘则胁肩呼吸急促,普通的哮症多兼有喘,喘者有不兼哮者,多是因气管狭窄,肺部弹力不够与持久性痉挛,或黏膜肿胀及分泌物阻碍呼吸而成。

冬虫夏草老鸭汤

【组成】冬虫夏草 15 克,老鸭 1 只,调料各适量。

【制法】把老鸭宰杀后去毛及内脏,洗净,将冬虫夏草放入鸭腹内,加水适量,入砂锅炖熟烂后加调料调味即可。

【用法】吃肉喝汤,每周 1～2 次,连服 4 周。

【功效】平喘、祛痰。适用于支气管哮喘缓解期。

核桃杏仁汤

【组成】核桃仁 30 克,杏仁 10 克,生姜 3 片,蜂蜜适量。

【制法】核桃仁和杏仁加水适量炖熟，再加生姜，调入蜂蜜搅匀即成。

【用法】吃核桃仁、杏仁，喝汤，每日 1 剂。

【功效】止咳平喘。适用于支气管哮喘缓解期。

橘饼杏仁川贝汤

【组成】橘饼 1 个，杏仁 10 克，川贝母 3 克，冰糖 30 克。

【制法】橘饼洗净切小块，同杏仁、川贝母共入锅中，加水适量煮沸，再加冰糖溶化后再煮片刻即成。

【用法】每日 1 剂，早餐前服，连服 10 日。

【功效】止咳平喘。适用于支气管哮喘急性期。

蜂蜜冲鸡蛋

【组成】蜂蜜 30 毫升，鸡蛋 1 个。

【制法】蜂蜜加水烧沸，鸡蛋磕入碗内打散，用烧沸的蜂蜜水冲后即成。

【用法】每日服 1～2 次。

【功效】滋阴润燥、补虚润肺。适用于支气管哮喘缓解期。

葶苈子粥

【组成】葶苈子 10 克，大枣（去核）5 枚，粳米 50 克，冰糖适量。

【制法】把葶苈子用纱布包好,放入锅中加水适量煎汁,滤渣取汁,加入大枣、粳米煮粥,加入冰糖即可。

【用法】早晚各1次,温服。

【功效】泻肺定喘。适用于咳嗽气喘、痰多、胸胁痞满。

柿饼鸡血汤

【组成】柿饼4个,鸡血100毫升。

【制法】柿饼切碎,加水适量煮沸后,再加入鸡血,煮熟后即成。

【用法】每日服1剂,连用10日。

【功效】润肺生津。适用于支气管哮喘急性期。

白果麻黄甘草汤

【组成】白果仁6克,麻黄5克,甘草6克。

【制法】白果仁洗净,和麻黄、甘草同入锅中,加水适量煮沸后即成。

【用法】每日服1剂,连用4~6日为1个疗程。

【功效】润肺止喘。适用于支气管哮喘急性期。

萝卜杏仁猪肺汤

【组成】白萝卜500克,苦杏仁15克,猪肺250克,生姜10克,食盐、酱油、味精、大蒜、葱花、胡椒粉各适量。

【制法】猪肺放入沸水中氽过,去血水,切成块。白萝卜去皮后切片,生姜切碎,与猪肺块一同在热油锅中煸炒,倒入适量水用大火烧沸,用小火炖烂后加入食盐、酱油、味精、大蒜、葱花、胡椒粉。

【用法】每日1剂,分3次,吃猪肺、白萝卜,喝汤,连服1周。

【功效】清热宣肺,化痰平喘。适用于肺热哮喘。

葵花子红糖饮

【组成】葵花子15克,红糖适量。

【制法】葵花子、红糖入锅,加适量水煮沸5分钟即可。

【用法】每日1剂,趁热代茶饮,连服7日。

【功效】行气化痰,温肺平喘。适用于支气管哮喘。

菠杏猪肺汤

【组成】核桃仁10克,菠菜子6克,甜杏仁15克,猪肺500克,生姜9克,酱油、葱段、味精、食盐、大蒜各适量。

【制法】把猪肺洗净,用沸水汆掉血水,切块,与核桃仁、菠菜子、甜杏仁、生姜、酱油、葱段、大蒜同入砂锅,加水,用大火煮沸后改用小火炖烂,放入味精、食盐。

【用法】每日1剂,分2次食用,连服7日。

【功效】补肺益肾,止咳平喘。适用于老年性肺虚哮喘、肺气肿。

小叶杜鹃酒

【组成】小叶杜鹃(干品)100 克,白酒 500 毫升。

【制法】小叶杜鹃用白酒浸泡 7 日后去渣。

【用法】每日 2 次,每次服 10 毫升。

【功效】止咳平喘。适用于慢性气管炎、哮喘。

龙葵酒

【组成】龙葵果 200 克,白酒 250 毫升。

【制法】龙葵果用白酒浸泡 30 日左右,取酒。

【用法】每日 3 次,每次服 1 匙。

【功效】温肺平喘。适用于气管炎、哮喘。

蛤蚧定喘酒

【组成】蛤蚧 1 对,白酒 1000 毫升。

【制法】将蛤蚧去头、足、鳞,切成小块后浸于酒中,密封,置阴凉处 30 日,经常摇动。

【用法】每日 2 次,每次服 20 毫升。

【功效】补肺益肾,纳气定喘。适用于久病体虚的慢性虚劳喘咳、动则气喘、咳嗽少气、阳痿、慢性支气管炎属肾阳虚证者。风寒及实热性咳嗽者忌服。

栝蒌薤白酒

【组成】鲜薤白 200 克,栝蒌 25 克,白酒 500 毫升。

【制法】前 2 味洗净、捣碎,置容器中,加入白酒,密封,浸泡 14 日后即成。

【用法】每晚口服 1 次,每次服 20 毫升。

【功效】通阳散结,活血祛痰。适用于喘息、咳喘、胸痹刺痛、心痛血滞等。

核桃酒

【组成】核桃仁 50 克,白酒 500 毫升。

【制法】将核桃仁挑选干净,除去皮及杂质,捣碎,放入酒坛中,将白酒倒入,拌匀,密封,隔日搅拌 1 次,浸泡 15 日后过滤即成。

【用法】每日 3 次,每次服 15 毫升。

【功效】补肾养血,止喘纳气。适用于肾虚喘咳、腰痛脚软、阳痿、遗精、大便燥结。

桑皮生姜吴萸酒

【组成】桑白皮 150 克,生姜 9 克,吴茱萸 15 克,白酒 1000 毫升。

【制法】将桑白皮切碎,与生姜、吴茱萸一同加白酒和水 500 毫升,用小火煮成 1000 毫升,去渣待用。

【用法】每日 2 次,每次服 30 毫升。

【功效】泻肺平喘,理气化痰。适用于咳喘胀满、呕吐痰饮等。

葶苈子酒

【组成】葶苈子 200 克,米酒 5000 毫升。

【制法】将葶苈子用小火炒后研碎,入布袋,扎紧口,放入小坛中,注入米酒后密封,7 日后开封,去药袋即成。

【用法】每日 2 次,每次服 20 毫升。

【功效】泻肺定喘,行水消肿。适用于肺壅喘息、痰饮咳嗽、水肿胀满。肺气不足、体质虚弱者忌服。

红葵酒

【组成】千日红花 450 克,龙葵果 450 克,白酒 3000 毫升。

【制法】前 2 味分别用一半白酒浸泡 30 日,然后过滤去渣,取汁合并,加入等量的 10%～15% 的单糖浆即成。

【用法】每日 3 次,每次服 10～20 毫升。

【功效】祛痰止喘。适用于支气管哮喘。

百合蒸梨

【组成】百合 9 克,梨 1 个,白糖 15 克。

【制法】梨洗净后去核,切片,与百合、白糖放入一大碗内,入蒸笼隔水蒸至百合熟烂即成。

【用法】每日服 1 次,连用 7 日为 1 个疗程。

【功效】清肺润燥止咳。适用于支气管哮喘急性期。

麻黄根煮猪肺

【组成】猪肺 250 克,麻黄根 10 克,大枣 2 枚,葱、生姜、料酒、食盐各适量。

【制法】猪肺洗净、切块,与麻黄根加适量水同煮沸,加葱、生姜、料酒及大枣,改小火煮至猪肺熟烂,加食盐调味后即可。

【用法】吃猪肺,喝汤,佐餐服食。

【功效】宣肺气,开腠理,散风寒。适用于支气管哮喘急性期。

萝卜汁甜豆腐

【组成】豆腐 500 克,饴糖 100 克,萝卜 100 克。

【制法】萝卜洗净、切碎后搅汁,备用。豆腐切块,加饴糖、萝卜汁及适量水,烧沸后再略煮即可。

【用法】每日 1 剂,分服,连用 7～10 日。

【功效】除痰润肺,解毒生津,和中止咳。适用于支气管哮喘急性期。

蜜糖番木瓜

【组成】番木瓜 1 个,蜂蜜 60 毫升,冰糖 30 克。

【制法】番木瓜去皮,从顶上开一口,挖去瓤、子后洗净,将冰糖砸碎,同蜂蜜一起放入番木瓜内,入蒸笼蒸 30 分钟后即成。

【用法】分 2～3 日食完,可连服数剂。

【功效】滋阴润燥,补虚润肺。适用于支气管哮喘急性期。

冰糖冬瓜

【组成】冬瓜 500 克,冰糖 50 克。

【制法】冬瓜去皮、切片,放入一大碗中,冰糖砸碎后撒在冬瓜上,入蒸笼蒸 1 小时后去渣取汁即可。

【用法】每日 1 剂,饮汁,分次服用。

【功效】清热利水平喘。适用于支气管哮喘急性期。

四、肺　炎

肺炎是由于细菌、病毒等侵犯肺脏所引起的肺部炎症,主要表现为咳嗽、咯痰、胸痛等。现代医学主要用抗生素进行治疗。食疗多用一些清热化痰之品,配合抗生素治疗,有利于疾病的早日康复。肺炎患者应忌烟酒和辛辣温热的食物,多食新鲜、清凉、含水量丰富的蔬菜和水果。肺炎热退后,不宜立即用温热性质的补品。

冬瓜麦冬汤

【组成】冬瓜 60 克,冬瓜子 30 克,麦冬 30 克。

【制法】冬瓜子、麦冬共入锅中加适量水煎至沸后,去渣取汁,再加入冬瓜,煮熟后即成。

【用法】每日 2 次,每次 1 剂,吃瓜喝汤,连用 10～15 日为 1 个疗程。

【功效】清热化痰,消肿利湿。适用于肺炎。

白果仁粥

【组成】白果仁 4 颗,糯米 100 克,白糖 100 克。

【制法】将白果仁、糯米共入锅中,加水适量熬煮成粥,待熟时加入白糖稍煮即成。

【用法】早餐食用,连服 15 日为 1 个疗程。忌与肥腻、辛燥之品同食。

【功效】敛肺定喘。适用于肺炎,常服有效。

柚子百合汤

【组成】柚子 1 个,百合 120 克,白糖 100 克。

【制法】柚子去瓤取皮,与百合加水适量同煎,再加白糖即成。

【用法】每 2 日 1 剂,餐后分服,连用 10 日。

【功效】清肺润燥。适用于肺炎,常服有效。

凉拌鱼腥草

【组成】鱼腥草 150 克,生姜 3 片,大蒜 3 瓣,葱白 3 根,调料各适量。

【制法】将鱼腥草择洗干净,切段;生姜洗净,切丝;大蒜洗净,切成蒜末;葱白洗净,切成葱花。将鱼腥草放入盘中,加入姜丝、蒜末、葱花、调料拌匀即成。

【用法】每日食用 1 剂。

【功效】清热除湿,利水通淋。适用于肺炎。

凉拌荆芥

【组成】荆芥 100 克,生姜 3 片,大蒜 3 瓣,葱白 3 根,调料各适量。

【制法】将荆芥择洗干净,切段;生姜洗净,切丝;大蒜洗净,切成蒜末;葱白洗净,切成葱花。将荆芥放入盘中,加入姜丝、蒜末、葱花、调料拌匀即成。

【用法】每日食用 1 剂。

【功效】疏风解表。适用于肺炎。

凉拌薄荷

【组成】薄荷 100 克,生姜 3 片,大蒜 3 瓣,葱白 3 根,调料各适量。

【制法】将薄荷择洗干净,切段;生姜洗净,切丝;大蒜洗净,切成蒜末;葱白洗净,切成葱花。将薄荷放入盘中,加入姜丝、蒜末、葱花、调料拌匀即成。

【用法】每日食用1剂。

【功效】消炎抗菌。适用于肺炎。

茯苓白梨茶

【组成】茯苓10克,白梨1个。

【制法】白梨洗净,去皮、核,切成小块;茯苓洗净。茯苓和白梨同置锅中加水500毫升,大火煮沸3分钟,改小火煮20分钟,滤渣取汁。

【用法】每日数次分饮。

【功效】化痰利湿。适用于肺炎。

杏仁茶

【组成】杏仁20克,陈皮20克。

【制法】杏仁、陈皮洗净,置锅中,加水500毫升,大火煮沸3分钟,改小火煮20分钟,滤渣取汁。

【用法】每日分饮。

【功效】破痰利气宣肺。适用于肺炎。

银杏绿茶

【组成】绿茶3克,银杏叶5克。

【制法】银杏叶洗净。将绿茶、银杏叶放入杯中,加入沸水冲泡即可。

【用法】每日晨起空腹和睡前各饮 1 次,其他时间随时可饮。

【功效】敛肺气,定喘嗽,止带浊,缩小便。适用于肺炎。

大枣桃仁饮

【组成】大枣 10 枚,桃仁 20 克。

【制法】桃仁、大枣洗净,共置锅中,加水 500 毫升,大火煮沸 5 分钟,改小火煮 30 分钟,滤渣取汁。

【用法】上下午分饮。

【功效】活血破瘀。适用于肺炎。

五汁饮

【组成】雪梨、甘蔗、荸荠、藕、柑橘各适量。

【制法】各味切碎、榨汁。

【用法】早晚各服 1 杯。

【功效】养阴清热。适用于肺炎。

杏仁批杷叶饮

【组成】杏仁 10 克,枇杷叶 15 克,蜂蜜 10 克。

【制法】将杏仁、枇杷叶同研成粗粉,共入小杯,用沸水冲泡,加盖闷 10 分钟,兑入蜂蜜即成。

【用法】代茶频饮,一般可冲泡 3~5 次,当日饮完。

【功效】清肺化痰,润肠通便,抗癌。适用于痰热阻肺型肺炎。

土茯苓郁金饮

【组成】土茯苓 60 克,郁金 30 克,蜂蜜 30 克。

【制法】将土茯苓、郁金分别拣杂,洗净,晒干或烘干,切成片,同放入砂锅,加水浸泡片刻,浓煎 30 分钟,用洁净纱布过滤,去渣,收取滤汁放入容器,温热时兑入蜂蜜,拌和均匀即成。

【用法】分早晚 2 次服。

【功效】行气活血,抗癌止痛。适用于肝郁气滞型肺炎。

白英垂盆草饮

【组成】白英、垂盆草各 50 克,蜂蜜 20 克。

【制法】将白英、垂盆草洗净,切成段,入锅加水适量,煎煮 2 次,每次 30 分钟,合并滤汁,待药汁转温后兑入蜂蜜即成。

【用法】上下午分服。

【功效】清热解毒,利湿消肿,抗癌。适用于热毒炽盛型肺炎等。

猫爪草夏枯草饮

【组成】猫爪草 50 克,夏枯草 50 克,蜂蜜 30 克。

【制法】将猫爪草、夏枯草洗净,入锅,加水适量煎煮 2 次,每次 30 分钟,合并滤汁,待药汁转温后调入蜂蜜即成。

【用法】上下午分服。

【功效】清热解毒,化痰止痛,散结消肿。适用于热毒炽盛型肺炎。

金银花雪梨汁

【组成】金银花 30 克,雪梨 250 克,蜂蜜 20 克。

【制法】将金银花拣杂,洗净,放入碗中,研碎。雪梨洗净,连皮切碎,与金银花碎末同放入砂锅,加适量水,煎煮 20 分钟,用洁净纱布过滤,去渣,收取滤汁放入容器,趁温热时调入蜂蜜,拌和均匀即成。

【用法】分早晚 2 次服,或当饮料分数次服。

【功效】清热化痰。适用于肺炎。

山楂胡萝卜汁

【组成】新鲜山楂 30 克,胡萝卜 50 克,红糖 15 克,蜂蜜 10 克。

【制法】将胡萝卜择洗干净,晾干,切成片或切碎,放入凉开水中浸泡片刻,连浸泡水一起入锅,加热煮沸 20 分钟,备用。将山楂择洗干净,切碎,不去核,放入砂锅,加水煎煮 5 分钟,待凉,与胡萝卜煎煮液同放入家用捣汁机中搅打成浆汁,用洁净纱布过滤,将所取滤汁放入容器,加适量温开水,并加入红糖、蜂蜜,搅拌混合均匀即成。

【用法】每日早晚分服。

【功效】降压强心,活血化瘀,强体抗癌。适用于肺炎等。

枇杷叶粥

【组成】枇杷叶 30 克,粳米 100 克。

【制法】将枇杷叶洗净,刮去绒毛,放入砂锅,加水适量煎 30 分钟,滤渣取汁一大碗,再同粳米共入锅中,加水适量,用小火熬粥即成。

【用法】分早晚 2 次服,连用 7～10 日。

【功效】润肺下气止渴。适用于肺炎。

甘蔗粥

【组成】甘蔗 100 克,粳米 100 克。

【制法】将甘蔗去皮,洗净后切成碎末,同粳米共入锅中,加水适量,大火煮沸后改小火煮至粥烂即成。

【用法】早晚各服一大碗,连用 7～10 日为 1 个疗程。

【功效】生津止渴、润喉去燥。适用于肺炎。

薏苡仁糯米酒

【组成】薏苡仁 2500 克,糯米和酒曲各适量。

【制法】将薏苡仁磨成粉,加入蒸熟的糯米,与酒曲同置容器中,密封,置保温处酿酒即成。

【用法】每日 3 次,每次服 100 毫升。

【功效】健脾清热,利水渗湿。适用于腹胀、小便不利、脚气足肿、四肢麻木、肺痈咳嗽等。

蒜爆茄子

【组成】茄子 350 克,大蒜 20 克,花生油、酱油、湿淀粉各适量。

【制法】茄子洗净,切片;大蒜去皮,切片,酱油、湿淀粉兑成芡汁。锅内加花生油烧至七成热,下茄子炸至两面金黄时捞出,沥尽油。将锅内油倒出,留少许底油,再回火烧热,放入蒜片煎出香味时,倒入芡汁和茄子搅匀后同烧,待芡汁浓稠即成。

【用法】佐餐经常食用,连用 7～10 日。

【功效】清热化痰。适用于肺炎。

五、呃 逆

呃逆即打嗝,指胃部多余的气体从胃中上逆,在喉间频频作声,声音急而短促。呃逆属于生理上常见的现象,是由横膈痉挛收缩引起的。健康人可发生一次性呃逆,多与饮食有关,特别是饮食过快、过饱,摄入过热或过冷的食物、饮料等,外界温度变化和过度吸烟亦可引起。呃逆频繁或持续 24 小时以上,称为难治性呃逆,多发生于某些疾病。呃逆是一种常见的症状,有轻有重。轻者偶尔发作,常可自行消失,有时突然惊吓、快速饮水等方法也可有效。若呃逆持续不断,则需要食疗和药物治疗。

中医学将呃逆分为虚、实两大类。实证者呃声响亮,两呃之间的时间较短,患者多体质强壮。虚证者呃声低弱,呃逆断断续续,患者多体质虚弱。呃逆长期不愈,又没有发现明确原因,需注意进行肺、膈及上腹部脏器的检查。

生姜粥

【组成】生姜 10 克,粳米 100 克。

【制法】生姜洗净、切碎后备用。粳米入锅中,加水适量煮至粥烂时加入生姜末,再煮片刻即可。

【用法】佐餐食用。

【功效】湿散寒热,咳逆气喘,去痰下气。适用于胃寒实证呃逆。

酥蜜粥

【组成】酥油 30 克,蜂蜜 30 毫升,粳米 100 克。

【制法】粳米淘净,入锅加水 800 毫升煮粥,将熟时放酥油、蜂蜜,用小火煮片刻即成。

【用法】每日服 2 次,连服 5 日。

【功效】清热,润肠。适用于呃逆。

状元红酒

【组成】红曲 15 克,砂仁 5 克,陈皮 7.5 克,青皮 7.5 克,当归 7.5 克,丁香 3 克,豆蔻 3 克,厚朴 3 克,栀子 3 克,麦芽 3 克,枳壳 3 克,藿香 4.5 克,木香 1.5 克,冰糖 500 克,白酒 4000 毫升。

【制法】前 13 味盛入纱布袋内,与白酒一起置入容器中,密封,小火隔水蒸 2 小时,去渣后入冰糖溶解即成。

【用法】每日 2 次,每次服 10～20 毫升。

【功效】理气健脾,化滞除胀。适用于肝郁脾虚,呃逆嗳气、胸腹胀闷不适、食欲缺乏等。

吴萸香砂酒

【组成】吴茱萸 6 克,炒砂仁 6 克,木香 3 克,生姜 2 克,淡豆豉 30 克,黄酒 120 毫升。

【制法】前 5 味置容器中,加入黄酒,煮成 60 毫升,去渣即成。

【用法】每日 1 剂,温服,分 3 次服完。

【功效】温中散寒,理气止痛。适用于胃脘疼痛、恶心呕吐、恶寒肢冷等。

佛手酒

【组成】佛手 30 克,白酒 1000 毫升。

【制法】将佛手洗净,用清水泡软后切成小方块,晾干,放入酒坛内,加入白酒,密封浸泡 5 日后搅拌 1 次,10 日后过滤去渣即成。

【用法】每日 2 次,每次服 15～20 毫升。

【功效】疏肝理气,消食化痰。适用于肝气郁结,脾胃气滞之情志抑郁、食欲缺乏、胸胁胀痛、恶心呕吐、咳嗽痰多等。

玫瑰露酒

【组成】鲜玫瑰花 350 克,冰糖 200 克,白酒 1500 毫升。

【制法】将鲜玫瑰花浸泡在白酒中,同时放入冰糖,浸泡 30 日以上即成。

【用法】每日 2 次,每次服 15～20 毫升。

【功效】疏肝理气,止痛和胃。适用于肝胃不和所致胃脘胀痛或刺痛连及两胁、嗳气频繁、食欲缺乏等。

鸡内金散

【组成】鸡内金 6 克,食盐少许。

【制法】将鸡内金和食盐共研细末。

【用法】饭前用温开水送服,每日 1 次,连服数日。

【功效】消食健胃,涩精止遗。适用于虚、实呃逆。

萝卜柿蒂炖兔肉

【组成】兔肉 150 克,萝卜 100 克,柿蒂 10 个,调料各适量。

【制法】兔肉切小块,同洗净、切块的萝卜、柿蒂共入锅中加水煮熟,加调料调味即成。

【用法】吃兔肉,喝汤,连服 3～5 日。

【功效】除痰润肺,解毒生津。适用于虚证呃逆。

六、头　痛

头痛一般是指眉毛以上至后枕部以上这一范围的疼痛,有偏头痛、紧张性头痛、慢性阵发性半边头痛、非器质性病变的头痛、丛集性头痛、神经性头痛等。头痛是临床上最常见的症状之一,发病率高,几乎 90% 的人一生中都有头痛发作。头痛病因十分复杂,而诊断也比较困难。中医学方面一般采用安神痛宁方治疗,以祛风清热、除湿止痛为原则,往往有着显著的疗效。

菊花饮

【组成】菊花 15～30 克,白糖 50 克。

【制法】将菊花放入茶壶内,用沸水浸泡片刻,加白糖搅匀即可。

【用法】代茶饮用。

【功效】疏散风热,清肝明目。适用于外感头痛。

养脑鱼头汤

【组成】核桃仁 15 克,何首乌 15 克,天麻 6 克,鳙鱼头 1 个,生姜 3 片,食盐、味精各适量。

【制法】核桃仁、何首乌和天麻用纱布包好,与鳙鱼头、姜片入汤锅共煮汤,至肉烂时加食盐、味精调味即成。

【用法】弃药包,吃鱼肉,喝汤,佐餐食用。

【功效】健胃、补血、润肺、养神。适用于内伤头痛。

川芎荷叶粥

【组成】川芎 15 克,鲜荷叶 1 张,粳米 100 克。

【制法】将荷叶洗净后剁成碎片,川芎切片,共入砂锅后加水适量,中火煎 15 分钟,滤渣取汁一大碗,再加入粳米,小火熬成粥。

【用法】每日早餐服食,连服数日。

【功效】行气开郁,祛风燥湿,活血止痛。适用于外感头痛。

天麻猪脑羹

【组成】天麻 10 克,猪脑 1 个。

【制法】天麻洗净,同猪脑共入锅中,加水适量,小火炖成稠厚的羹汤,捞去药渣即成。

【用法】吃猪脑,喝汤,1 日吃完,经常食用。

【功效】平肝息风止痛。适用于内伤头痛。

蚕豆花汁

【组成】干蚕豆花 250 克,冰糖 50 克。

【制法】将干蚕豆花放入碗中,加水没过一指高,浸泡 2 小时后加入冰糖,隔水蒸 30 分钟即成。

【用法】每日 1 剂,分 2～3 次服用,服前略加热。

【功效】益气健脾健脑。适用于外感头痛。

山楂桃仁粥

【组成】山楂 30 克,桃仁 15 克,粳米 100 克。

【制法】将桃仁洗净、捣烂,放入砂锅,加水适量煎 30 分钟,滤渣取汁一大碗,同洗净、切碎的山楂和淘洗干净的粳米共入锅中,加水适量,小火熬粥即成。

【用法】分早晚 2 次服,连用 7～10 日。

【功效】健胃、补血、润肺、养神。适用于偏头痛。

川芎白芷蒸酒酿

【组成】糯米酒酿 100 克,川芎 6 克,白芷 6 克。

【制法】将川芎和白芷切碎后用纱布包好,放入酒酿内蒸 20 分钟即成。

【用法】去药包,服酒酿。

【功效】行气开郁,祛风燥湿,活血止痛。适用于外感头痛。

黄连酒

【组成】黄连 30 克,白酒 180 毫升。

【制法】将黄连置容器中,加入白酒,煎煮至 60 毫升,去渣即成。

【用法】口服,不拘时,随量。

【功效】清热止痛。适用于头痛日久不愈等。

宁心酒

【组成】龙眼 250 克,桂花 60 克,白酒 2500 毫升,白糖 120 克。

【制法】前 2 味置容器中,加入白糖和白酒,密封,浸泡 30 日即成。

【用法】每日 2 次,每次服 20 毫升。

【功效】安神定志,宁心悦颜。适用于神经衰弱、心悸头痛等。糖尿病患者忌服。

白菊花酒

【组成】白菊花 100 克,白酒 1000 毫升。

【制法】将白菊花装入布袋,置容器中,加入白酒,密封,浸泡 7 日即成。

【用法】每日 2 次,每次服 15～20 毫升。

【功效】清肝明目,疏风解毒。适用于头痛、视物昏花、头发脱落、心胸烦闷等。

当归酒

【组成】当归 30 克,白酒 1000 毫升。

【制法】将当归同酒煎取 600 毫升即成。

【用法】适量饮用。

【功效】补血活血止痛。适用于血虚夹瘀所致的头痛,其痛如细筋牵引或针刺,痛连眼角,午后尤甚,以及双目发涩、心悸怔忡、面色萎黄、眩晕等,舌质色淡可有瘀点。

蔓荆子酒

【组成】蔓荆子 120 克,菊花 60 克,川芎 40 克,防风、薄荷各 60 克,黄酒 1000 毫升。

【制法】前 5 味药共捣碎,用酒浸于净瓶中,7 日后开封,去渣备用。

【用法】每日 3 次,每次饮 15 毫升,渐加至 20 毫升。

【功效】疏散风热,镇静止痛。适用于风热性头痛、偏头痛。

大豆蚕沙酒

【组成】大豆 250 克,茯苓、蚕沙各 126 克,黄酒 1500 毫升。

【制法】将茯苓、蚕沙研碎,用酒浸于净器中,大豆炒至爆裂声停止后急投入酒中,封口,7 日后开封,去渣备用。

【用法】每日 5～7 次,每次温饮 1～2 小杯,微出汗更佳。

【功效】祛风除湿,活血通经。适用于头痛烦热、肌酸体重、身痒、背强口噤及女子产后中风。

豆腐干拌芹菜叶

【组成】嫩芹菜叶 250 克,豆腐干 100 克,食盐、味精、香油各适量。

【制法】嫩芹菜叶洗净,入沸水中烫过后略凉;豆腐干沸水烫后切丝。将前二者放入盘中,加入食盐、味精,淋入香油,拌匀后即可。

【用法】经常佐餐食用。

【功效】平肝降压,镇静安神。适用于高血压引起的头痛。

马兰头煮鸭蛋

【组成】青壳鸭蛋 10 个,马兰头 250 克。

【制法】将鸭蛋与洗净、切碎的马兰头同煮,至鸭蛋熟后取出鸭蛋,剥去蛋壳,再煮至蛋呈乌青色即成。

【用法】每日吃蛋 1 个,喝汤,连用 10 日为 1 个疗程。

【功效】清热止血,抗菌消炎。适用于外感头痛。

七、盗　汗

　　盗汗是指入睡后出汗,醒来后汗自干的一种症状。盗汗的患者,有的一入睡即盗汗出,有的入睡至半夜后盗汗出,有的刚闭上眼睛一会儿即盗汗出,出的汗量相差很大。中医学认为盗汗多为肾阴虚而肝火旺所致。有些疾病如甲状腺功能亢进、糖尿病、结核病等也会有盗汗的症状。

糯稻根煮泥鳅

　　【组成】糯稻根 30 克,泥鳅 90 克,食用油适量。

　　【制法】把泥鳅宰杀,洗净,用食用油煎至金黄。用1000 毫升水煮糯稻根,煮至 500 毫升时放入泥鳅煮汤。

　　【用法】吃泥鳅,喝汤,连用 7 日。

　　【功效】适用于小儿盗汗。

莲子牡蛎芦根汤

　　【组成】莲子 30 克,生牡蛎 20 克,芦根 30 克,白糖适量。

　　【制法】牡蛎加水适量,先煎 30 分钟,再放入莲子、芦根,煮熟后加白糖即成。

　　【用法】每日 1 剂,连服 5 日。

　　【功效】适用于盗汗。

黑豆圆肉芡枣汤

【组成】黑豆 45 克,龙眼肉 15 克,大枣 10 枚,芡实 15 克。

【制法】将黑豆用清水浸泡半日后捞出,同龙眼肉、芡实、大枣共入锅中,加水适量,炖至熟烂即可。

【用法】每日分 2 次服食,连用 7～10 日。

【功效】适用于盗汗。

鸭肉芡实扁豆汤

【组成】老母鸭 1 只,白扁豆 90 克,芡实 60 克,食用油、黄酒、食盐各适量。

【制法】将老母鸭洗净,取肉切块,下热油锅中炒 3 分钟,加入黄酒、凉水浸没,烧沸后放入食盐,慢炖 2 小时,倒入白扁豆和芡实,再煨 1 小时离火。

【用法】佐餐服食,2～3 日内吃完。此期间忌食辣椒、大蒜等刺激性食物。

【功效】适用于盗汗。

益气补虚酒

【组成】党参 35 克,黄芪 35 克,白酒 600 毫升。

【制法】前 2 味置容器中,加入白酒,密封,浸泡 15 日即成。

【用法】每日 2 次,每次服 15 毫升。

【功效】健脾益气,益肺固表。适用于气短乏力、盗汗畏风等。

八、高 血 压

平静状态下多次测量血压,发现舒张压超过 12 千帕(90毫米汞柱),收缩压超过 18.7 千帕(140 毫米汞柱)即可认为是高血压。高血压患者应将每日摄入的食盐量控制在 6 克左右,适当进行体育锻炼,减轻体重并禁酒,同时经常食用一些有利于血压下降的食物。水果、蔬菜中多有清热化痰生津之品。不可饮酒、浓茶、咖啡等饮料,以饮清茶、菊花茶为好。

玉竹鱼头汤

【组成】大鱼头(约 400 克)1 个,玉竹 50 克,食用油、食盐、姜片、胡椒粉各适量。

【制法】玉竹洗净,用清水浸泡片刻,滤去水后放入炖盅内;大鱼头去鳃,剖为两半后洗净,抹去水。用油起锅,放入大鱼头煎至两面呈金黄色,溅入绍酒,把鱼头放入炖盅,加入食盐、味精、姜片及沸水 750 毫升,放入蒸笼中蒸 30 分钟后取出,去掉姜片,撒入胡椒粉即成。

【用法】每日 1 次,温热服食。

【功效】滋阴补肾,定眩。适用于高血压等。

西瓜人参乌鸡汤

【组成】西瓜 1 个,生晒人参 30 克,乌鸡 1 只,生姜片、食盐、味精各适量。

【制法】乌鸡宰杀干净,将鸡爪和颈部置腹内;西瓜洗净,切去瓜蒂(带周围瓜皮,切成直径为 5～10 厘米的圆口)并从此处挖出瓜瓤置杯中。将生晒人参、乌鸡和生姜放入西瓜内,加入适量水,然后将切口朝上置沸水锅中,隔水煨 2～3 小时,待鸡肉熟后将鸡取出切块,鸡汤中加适量食盐和味精。

【用法】吃鸡肉,喝汤。

【功效】清暑利尿,解渴开胃。适用于高血压。

番茄绿豆鹌鹑蛋汤

【组成】番茄 250 克,绿豆 150 克,鹌鹑蛋 20 个,食盐、生姜片、大蒜片、味精各适量。

【制法】番茄洗净,切片;鹌鹑蛋煮熟,去壳。将绿豆淘洗净后,与生姜、蒜一起加入沸水锅中煮 30 分钟,待绿豆裂口熟软时,再将番茄和鹌鹑蛋放入,煮沸片刻,加入食盐、味精即可。

【用法】吃鹌鹑蛋,喝汤。

【功效】养肝清肺。适用于高血压。

凤尾海带汤

【组成】凤尾草、海带各 25 克,清汤 1000 毫升,食盐适量。

【制法】凤尾草洗净,海带浸软后切段,同放入砂锅,加入清汤,煮至 500 毫升,加入食盐调味即可。

【用法】吃菜,喝汤。

【功效】益肝补肾,清热利湿,疏风解毒。适用于高血压等。

三耳汤

【组成】银耳(干品)、木耳(干品)、侧耳(干品)各 10 克,冰糖 30 克。

【制法】将银耳、木耳、侧耳泡发、洗净,放入碗内,加入冰糖和适量水,上屉蒸 1 小时即可。

【用法】吃菜,喝汤。

【功效】祛脂解毒。适用于高血压、血管硬化等。

芹笋麦冬汤

【组成】麦冬(先蒸熟)10 克,芹菜、嫩竹笋各 150 克,食盐、味精、食用油各适量。

【制法】芹菜洗净,切成 1.5 厘米长的段;嫩竹笋洗净,切片。油入锅烧至七成热,将芹菜、竹笋、麦冬入油锅翻炒一下,加水煮沸,加食盐、味精调味即成。

【用法】吃菜,喝汤。

【功效】养阴清热,降低血压。适用于高血压。

菊花粥

【组成】粳米 100 克,菊花末 15 克。

【制法】菊花去蒂,蒸过后晒干或阴干,研末备用。粳米淘净后放入砂锅,加入适量清水,大火烧沸后改用小火熬煮,待粥成时加入菊花末稍煮即可。

【用法】可作为主食,每日早晚各食 1 次。

【功效】活血降压。适用于高血压。

香菇大枣粥

【组成】水发香菇 60 克,大枣 12 枚,玉米糁 100 克。

【制法】将水发香菇去蒂,洗净,切成碎末;大枣去杂,洗净。锅内加水适量,水沸后放入大枣,撒入玉米糁(边撒边搅,以防结块),煮至八成熟时加入香菇末,再煮至粥熟即成。

【用法】每日早晚各 1 次,温热服食。

【功效】益气补虚,健脾和胃。适用于高血压、糖尿病。

香菇松仁粥

【组成】水发香菇 150 克,松子仁 30 克,大米 100 克。

【制法】水发香菇去蒂,洗净,切成小块;松子仁、大米去杂,洗净备用。锅内加水适量,放入松子仁、大米煮粥,五成熟时加入香菇块,再煮至粥熟即成。

【用法】每日早晚各 1 次,温热服食。

【功效】清肺止咳,降糖通便。适用于高血压、高脂血症。

胡萝卜粥

【组成】胡萝卜、粳米各 100 克。

【制法】把胡萝卜洗净,切碎,与粳米一同入锅,加适量清水,煮至米开花粥稠即成。

【用法】每日早晚各 1 次,温热服食。

【功效】健脾和胃,下气化滞,降压利尿。适用于高血压等。

菠菜粥

【组成】粳米、菠菜各 50 克。

【制法】菠菜洗净后切成段,粳米淘净煮粥,待粥成时加菠菜煮熟即可。

【用法】每日早晚各 1 次,温热服食。

【功效】养血活血,清热润肠。适用于高血压等。

菠菜玉米粥

【组成】菠菜 150 克,玉米糁 100 克。

【制法】将菠菜洗净,放入沸水锅内汆 2 分钟,捞出过凉后沥干水分,切成碎末,备用。锅内加水适量,烧沸后撒入玉米糁(边撒边搅拌,以防结块),煮至八成熟时,撒入菠菜末,再煮至粥熟即成。

【用法】每日早晚各 1 次,温热服食。

【功效】养血止血,敛阴润燥。适用于高血压等。

淡菜粥

【组成】淡菜 60 克,大米 100 克。

【制法】将淡菜用温水浸泡 2 小时,放入沸水锅内汆一下,捞出,掰去中间的黑心,切碎。锅内加水适量,放入淘洗干净的大米、淡菜末煮至粥熟即成。

【用法】每日 1 次,温热服食。

【功效】补肝肾,益精血。适用于高血压等。

冬瓜鸭肉粥

【组成】冬瓜 200 克,鸭肉 150 克,冬菇 15 克,枸杞子 8 克,粳米 80 克,葱段、姜丝、食盐、味精、料酒各适量。

【制法】粳米、枸杞子分别洗净;冬瓜去皮、子,洗净,切块;冬菇泡发,洗净,切片;鸭肉洗净,切小块,汆水。鸭肉、姜丝先入瓦罐,注入适量沸水,煲 30 分钟后,倒入粳米、冬菇、枸杞子,投入葱段,待汤沸后调入食盐、味精、料酒,再煲 30 分钟即可。

【用法】每日 1 次,温热服食。

【功效】利肠通便,凉血祛湿。适用于高血压、高脂血症等。

银菊茶

【组成】金银花、菊花各 20～30 克。

【制法】将金银花、菊花制成粗末,沸水冲泡。不可煎熬,否则易破坏有效成分。

【用法】代茶频饮,每日 1 剂。

【功效】清热解毒,清肝明目。适用于高血压、动脉粥样硬化。

菊花槐花茶

【组成】菊花 10 克,槐花 5 克。

【制法】将菊花和槐花同放入杯中,用沸水冲泡,加盖闷 10 分钟即可。

【用法】代茶频饮,一般可冲泡 3～5 次,每日 1 剂。

【功效】平肝降压,软化血管。适用于各型高血压。

菊槐绿茶

【组成】菊花、槐花、绿茶各 3 克。

【制法】将菊花、槐花、绿茶用沸水冲泡 5 分钟。

【用法】每日饮服数次。

【功效】散风热,清肝火,降低血压。适用于高血压。

旱芹车前茶

【组成】鲜旱芹、鲜车前草各 100 克。

【制法】将鲜旱芹、鲜车前草洗净切碎,煎水。

【用法】代茶饮。

【功效】清热利湿,平肝凉血,降低血压。适用于高血压。

龙胆绿茶方

【组成】龙胆草 5 克,绿茶 20 克。

【制法】将龙胆草、绿茶共研成末。

【用法】每日 1 剂,用温开水冲服。

【功效】清热燥湿,清肝胆火。适用于高血压等。

决明子蜂蜜茶

【组成】决明子 15～30 克,蜂蜜适量。

【制法】将决明子微炒、捣碎,加水 300 毫升,煎煮片刻,调入蜂蜜即可。

【用法】每晚 1 剂,或早晚分服,亦可代茶常饮。

【功效】通便降脂,降低血压。适用于高血压、高脂血症、便秘等。

荠菜茶

【组成】荠菜全草 10～15 克。

【制法】水煎 30 分钟。

【用法】代茶频饮。

【功效】平肝止血,利湿通淋,降脂降压。适用于高血压。

栀子茶

【组成】栀子 5 克,芽茶 30 克。

【制法】将栀子、芽茶煎成 1 碗浓汁。

【用法】分 2 次温服,每日 1 次。

【功效】清热利湿,凉血解毒。适用于高血压。

杜仲茶

【组成】杜仲叶、绿茶各等份。

【制法】将 2 味共研成粗末,混匀,用滤泡纸袋分装,每袋 6 克,封贮于干燥处。

【用法】每日 1～2 次,每次 1 袋,用沸水冲泡 10 分钟后饮用,或煎服。

【功效】补肝肾,强筋骨。适用于高血压合并心脏病等。

降压茶

【组成】罗布麻叶 6 克,山楂 15 克,五味子 5 克,冰糖适量。

【制法】用清水将罗布麻叶、山楂及五味子漂洗干净,然后用沸水冲泡,加入冰糖即可。

【用法】代茶长期饮用。

【功效】清热平肝,养血安神。适用于高血压。

莲心茶

【组成】莲子心 5 克。

【制法】用沸水冲泡即可。

【用法】不拘时饮用。

【功效】清心安神,降压强心。适用于高血压。

菊槐花绿茶

【组成】菊花 3 克,绿茶 3 克,槐花 3 克。

【制法】将 3 味加入瓷杯中以沸水冲泡,加盖浸泡 5 分钟即可。

【用法】每日 1 剂,不拘时频饮。

【功效】平肝祛风,清火降压。适用于高血压。

松花蛋淡菜粥

【组成】松花蛋 1 个,淡菜 50 克,大米、食盐、味精各适量。

【制法】松花蛋、淡菜、大米煮成粥,加食盐、味精即可。

【用法】早晚温食。

【功效】补益肝肾,益精血。适用于高血压。

番茄煮鸭梨

【组成】鸭梨、番茄各 1 个。

【制法】将鸭梨、番茄去皮后煮熟。

【用法】每日 1 剂,连服 1 个月。

【功效】补益肝肾,益精血。适用于高血压。

芹菜粥

【组成】芹菜 60 克,粳米 100 克。

【制法】把芹菜切碎,与粳米同煮为菜粥。

【用法】每日早晚食用,常服。

【功效】清热平肝。适用于高血压。

香蕉柄茶

【组成】香蕉柄 30 克。

【制法】将香蕉柄洗净后切碎,放入杯中,冲入沸水,加盖闷 10 分钟后即成。

【用法】代茶经常饮用。

【功效】适用于高血压。

消脂轻身茶

【组成】荷叶 8 克,当归 10 克,泽泻 10 克,生大黄 5 克,生姜 2 片,山楂 15 克,黄芪 15 克,甘草 3 克。

【制法】各味加适量水煎汤。

【用法】代茶饮,每日 3 次。

【功效】益气消脂。适用于高血压、动脉硬化、肥胖症。

芹菜大蒜饮

【组成】芹菜 30 克,大蒜 10 克。

【制法】芹菜去叶,加水适量煮沸后加入去皮捣碎的大蒜,稍煎片刻即成。

【用法】代茶饮,可常服。

【功效】适用于高血压。

山楂荷叶粥

【组成】山楂 30 克,鲜荷叶 1 张,粳米 100 克。

【制法】将荷叶洗净,剁成碎片,山楂洗净,共入砂锅后加水适量,中火煎 15 分钟,滤渣取汁一大碗,再加入粳米,小火熬成粥。

【用法】每日早餐服食,经常食用。

【功效】适用于高血压。

菊花槐花茶

【组成】菊花 10 克,槐花 5 克,绿茶 3 克。

【制法】将菊花、槐花、绿茶共入保温杯中,加沸水冲泡,加盖闷片刻后即可。

【用法】可代茶经常饮用。

【功效】适用于高血压。

绿豆粥

【组成】绿豆 50 克,粳米 80 克,冰糖适量。

【制法】将绿豆浸泡 2 小时后同粳米共入锅中,加水适量煮至烂熟,再加入冰糖,略煮后即成。

【用法】每日 1 剂,佐餐分次食用。经常食用有效。

【功效】适用于高血压。

凉拌番茄

【组成】番茄 500 克,白糖 20 克,食盐适量。

【制法】将番茄用沸水烫一下,切成片,加食盐稍腌,加白糖拌匀。

【用法】每日 1 剂。糖尿病患者不放糖。

【功效】清热解毒,健胃消食,平肝降压。适用于高血压、眼底出血、肾炎。

蒜泥豆角

【组成】豆角 300 克,蒜泥、香油、花椒油、食盐、味精各适量。

【制法】将豆角择洗干净,放入沸水锅内烫透,再用凉开水过凉,捞出沥净水分放入盘内,加入食盐、味精、蒜泥、花椒油、香油,拌匀即成。

【用法】佐餐食用。

【功效】清热降脂。适用于高血压、高脂血症等。

凉拌海带丝

【组成】水发海带 250 克,食盐、味精、酱油、醋、白糖、姜丝、蒜泥、香油各适量。

【制法】将海带泡发洗净后切成细丝,入沸水锅中氽透,捞出沥水,放入盘中,加食盐、味精、酱油、醋、白糖、姜丝、蒜泥、香油拌匀即可。

【用法】佐餐食用。

【功效】降脂通便。适用于高血压。

椒油炝芹菜

【组成】鲜嫩芹菜 750 克,姜末、食盐、味精、花椒油、陈醋各适量。

【制法】将鲜芹菜择去叶和根后洗净,直刀切成段(粗根可劈两半),放进沸水锅中烫熟捞出,用凉水冲凉后控干水分,加食盐、味精、陈醋拌匀后盛盘,放上姜末,倒上加热的花椒油炝味即可。

【用法】佐餐食用。

【功效】清热开胃,消食降压。适用于高血压。

凉拌胡萝卜丝

【组成】胡萝卜 500 克,香菜 50 克,生姜、香菜、酱油、白糖、食盐、味精、香油各适量。

【制法】将胡萝卜洗净,去皮,切细丝;生姜去皮,切丝;香菜洗净,切段。将胡萝卜丝放在温开水中泡软,取出挤干水分,同姜丝拌匀装盘,上面放香菜段,将酱油、白糖、食盐、味精、香油调成汁,浇在胡萝卜丝上即成。

【用法】佐餐食用。

【功效】降低血脂,降压强心。适用于高血压、高脂血症等。

虾仁拌芹菜

【组成】干虾仁 15 克,嫩芹菜 250 克,花椒油 30 毫升,味精、食盐、生姜各适量。

【制法】将芹菜择去根和叶后洗净,切成 3 厘米长的段,用沸水烫至断生,捞出投入凉水中,再控净水,装入碗内;虾仁用温水洗净,再用沸水泡软。把虾仁、姜丝、食盐、味精、花椒油拌入芹菜中,放冰箱中冷却 30 分钟即成。

【用法】佐餐食用。

【功效】清热解毒,降压止眩。适用于高血压。

麻辣苤蓝

【组成】苤蓝 500 克,香油 20 毫升,辣椒粉、花椒粉、食盐、酱油、味精各适量。

【制法】将苤蓝去皮，洗净，切成 0.3 厘米宽、4 厘米长的条，放入沸水锅内略烫，捞出，用凉开水过凉，沥干水分，放盘内，拌入食盐腌 2～3 分钟。将辣椒粉放入碗内，浇入烧热的香油，加入酱油、花椒粉、味精，调成麻辣汁，将苤蓝条挤去盐水，放入麻辣汁中拌匀，装盘即成。

【用法】佐餐食用。

【功效】清热降脂。适用于高血压、高脂血症等。

姜汁扁豆

【组成】扁豆 500 克，生姜 25 克，香油 20 毫升，酱油、食盐、味精、醋各适量。

【制法】将扁豆择洗干净，切成 3 厘米长的丝，用沸水烫熟捞入盆内，晾凉，沥净水分，备用。将生姜去皮，洗净，剁成细末，加入香油、醋、酱油、食盐、味精，调成姜味汁，浇在扁豆上，拌匀即成。

【用法】佐餐食用。

【功效】利湿减肥。适用于高血压。

拌茄子

【组成】嫩茄子 500 克，酱油、醋、食盐、生姜、香油、味精各适量。

【制法】将茄子洗净后切成四瓣，放蒸锅内用大火蒸烂，取出放在碗内,撒上食盐,凉凉。生姜洗净,刮去皮,切成碎末,放小碗内,加酱油、香油、醋和味精,拌匀后淋在茄子上即可。

【用法】佐餐食用。

【功效】清热凉血,止痛消肿。适用于高血压、动脉硬化。

补益杞圆酒

【组成】枸杞子 150 克,龙眼肉 200 克,白酒 1000 毫升,白糖 100 克。

【制法】将枸杞子、龙眼肉、白糖浸入酒内,密封浸泡 20 日即可。

【用法】每次 10～15 毫升,每日 2 次,早晚空腹饮用。

【功效】滋肝阴,益心脾,通血脉。适用于高血压。

桑椹降压酒

【组成】桑椹 100 克,糯米 500 克,甜酒曲 20 克。

【制法】将桑椹捣烂,加入 4 倍量的水,煎取浓汁(约 100 毫升),待用。糯米水浸蒸熟,置于容器中,加入酒曲(研末)、药汁搅拌均匀,密封,如常法酿酒。10 日后药酒酿成,去渣即可。

【用法】每次服 15 毫升,每日服 2～3 次,或不拘时。

【功效】滋阴补肾,益肝明目。适用于高血压。

仙茅酒

【组成】仙茅、巴戟天、淫羊藿各 40 克，当归 35 克，黄柏 24 克，知母 15 克，黄酒 1000 毫升。

【制法】诸药入酒，密封，浸泡 1 个月。

【用法】每晚睡前饮 15～35 毫升。

【功效】温补肾阳，调理冲任。适用于高血压。

枸圆降压酒

【组成】枸杞子 60 克，龙眼肉 60 克，白酒 500 毫升。

【制法】将前 2 味药捣碎，置于容器中，加入白酒，密封，经常摇动，浸泡 7 日后过滤去渣即可。

【用法】每次服 10～15 毫升，每日服 2 次。

【功效】补肝肾，益精血，养心脾。适用于高血压。

双地菊花降压酒

【组成】地骨皮 50 克，生地黄 50 克，甘菊花 50 克，糯米 1500 克，酒曲适量。

【制法】将地骨皮、生地黄、甘菊花放入砂锅，加水漫过药面 10 厘米，煎取浓汁，再与淘洗干净的糯米煮成米饭，候冷，加入酒曲，拌匀，置于洁净容器内，密封，保温发酵 4～6 日，滤取酒液，装瓶即成。

【用法】每次服 10～20 毫升，每日 3 次。

【功效】滋阴养血,补身延年。适用于高血压。

香菇降压酒

【组成】干香菇 50 克,柠檬 3 个,蜂蜜 250 毫升,白酒 1800 毫升。

【制法】将柠檬洗净后带皮切片,香菇去杂质洗净,共放入酒坛内,加入蜂蜜、白酒,密封,置于阴凉处贮存,每日摇荡 1 次,30 日即成。

【用法】每次服 15～20 毫升,每日 2 次。

【功效】降压,降血脂。适用于高血压。

天麻酒

【组成】天麻 72 克,丹参 48 克,杜仲、淫羊藿各 16 克,制何首乌 36 克,黄芪 12 克,白酒 2000 毫升。

【制法】将各味药切成小块,与白酒一起置入容器中,密封浸泡 15 日以上即成。

【用法】每日早晚各服 1 次,每次 15～30 毫升。

【功效】祛风活血,清利头目。适用于高血压、高脂血症等。

黄连酒

【组成】黄连 500 克,米酒(或白酒)2500 毫升。

【制法】将黄连放入米酒(或白酒)中,煮取 750 毫升,稍冷后即可。

【用法】不拘时,随量而饮。

【功效】泻火解毒,清热燥湿。适用于高血压。

地龙酒

【组成】干地龙 200 克,白酒 500 毫升。

【制法】将干地龙捣碎,与白酒一起置入容器中,密封浸泡,每日摇动 1 次,7 日后过滤去渣即成。

【用法】每日早、中、晚各服 1 次,每次 10～15 毫升。

【功效】清热平肝,降压通络。适用于原发性高血压。

竹酒

【组成】嫩竹 120 克,白酒 1000 毫升。

【制法】将嫩竹粗碎,与白酒一同放入容器中,密封 12 日即成,其间搅拌 2 次。

【用法】每日 2 次,每次服 20 毫升。

【功效】清热利窍。适用于原发性高血压、便秘、痔疮等。

杜仲酒

【组成】杜仲 30 克,白酒 500 毫升。

【制法】将杜仲切碎,放入白酒中浸泡 7 日即成。

【用法】每日 2～3 次,每次服 10～20 毫升。

【功效】补肝肾,强腰膝,降血压。适用于高血压、肾虚腰痛等。

灵芝丹参酒

【组成】灵芝 30 克,丹参 5 克,三七 5 克,白酒 500 毫升。

【制法】将前 3 味洗净切片,置容器中,加入白酒,密封,每日振摇数下,浸泡 15 日后过滤即成。

【用法】每日 2 次,每次服 20～30 毫升。

【功效】益精神,治虚弱。适用于冠心病、神经衰弱等。

九、高脂血症

血脂过高称为高脂血症,是指各种原因导致的血浆中胆固醇和(或)三酰甘油水平升高。高脂血症可分为原发性和继发性两类。原发性与先天性和遗传有关,是由于单基因缺陷或多基因缺陷,使参与脂蛋白转运和代谢的受体、酶或载脂蛋白异常所致,或由于环境因素(饮食、营养、药物)和通过未知的机制而致。继发性多发生于代谢紊乱性疾病(糖尿病、高血压、黏液性水肿、甲状腺功能低下、肥胖、肝肾疾病、肾上腺皮质功能亢进),或与其他因素如年龄、性别、季节、饮酒、吸烟、饮食、体力活动、精神紧张、情绪活动等有关。血脂过多沉积会堵塞血管,从而影响血液循环,导致血压升高、血液黏稠、血糖增高。高脂血症促使动脉粥样硬化,心脑供氧不足,会产生心肌梗死、脑梗死。

轻度血脂异常可能身体没有什么不良感觉,高脂血症则会使人产生头晕、嗜睡、乏力、心慌、气短、胸闷、指尖发麻等症状。

天麻钩藤大枣粥

【组成】天麻 12 克,钩藤 15 克,大枣 6 枚,大米 100 克,白糖适量。

【制法】将天麻、钩藤一同放入砂锅中,加入清水适量,煎 30 分钟后,去渣取汁,与淘洗干净的大米、大枣共同煮粥,待粥将成时加入白糖调匀,再稍煮即可。

【用法】每日早晚温热服食。

【功效】平肝息风,和中开胃,化浊降脂。适用于高脂血症合并高血压。

灵芝丹参粥

【组成】灵芝 30 克,丹参 5 克,三七 3 克,大米 60 克,红糖或冰糖适量。

【制法】将灵芝、丹参、三七水煎去渣取汁,与淘洗干净的大米一同倒入锅中,用小火煮粥,待粥将成时,调入红糖或冰糖搅匀,再稍煮即可。

【用法】每日早晚温热服食。

【功效】补益气血,活血通络,降低血脂。适用于高脂血症合并冠心病。

丹参山楂粥

【组成】丹参 15～30 克,山楂 30～40 克,大米 100 克,红糖适量。

【制法】将丹参、山楂水煎去渣取汁,与淘洗干净的大米一同倒入锅中,共同煮粥,待粥将成时加入红糖,再稍煮即可。

【用法】每日早晚温热服食。

【功效】健脾胃,消食积,化瘀滞,降浊脂。适用于高脂血症合并冠心病。

川芎红花粥

【组成】川芎、红花各 6 克,大米 50～100 克,白糖适量。

【制法】将川芎、红花水煎去渣取汁,与淘洗干净的大米一同倒入锅中,共同煮粥,待粥将成时加入白糖,再稍煮即可。

【用法】每日早晚温热服食。

【功效】行气活血,祛瘀止痛。适用于高脂血症合并冠心病。

黄精大枣汤

【组成】黄精 10 克,大枣 10 枚。

【制法】将黄精洗净,切细;大枣去核。将黄精、大枣同放锅中,加清水适量用小火煮熟。

【用法】饮汤,嚼食黄精、大枣。

【功效】补益脾肺,去脂化浊。适用于高脂血症。

黄精二米汤

【组成】黄精 20 克,莲子 30 克,薏苡仁 50 克,食盐、味精各适量。

【制法】将黄精、薏苡仁、莲子择洗干净,黄精切细。将以上 3 种原料同放锅中,加清水适量,小火煮至米熟汤浓,调入食盐、味精,再次煮沸即可。

【用法】每日 1 剂,早餐食用。

【功效】补益脾肺,利湿降浊。适用于高脂血症。

黄精当归鸡蛋汤

【组成】黄精、当归各 20 克,鸡蛋 3 个。

【制法】将黄精、当归洗净,切细。将黄精、当归、鸡蛋同放锅中,加清水适量,小火煮至鸡蛋熟后去壳再煮 50 分钟。

【用法】每日 1 剂,食蛋饮汤,嚼食黄精。

【功效】养血化瘀,去脂降浊。适用于降脂。

山楂鲤鱼汤

【组成】鲤鱼 1 条,山楂片 25 克,面粉 150 克,鸡蛋 1 个,黄酒、葱段、姜片、食盐、味精、白糖各适量。

【制法】将鲤鱼洗净、切块,加入黄酒、食盐浸泡 15 分钟。将面粉加入适量清水和白糖,打入鸡蛋搅成糊,将鱼块入糊中浸透,取出后蘸上干面粉,入爆过姜片的油中炸 3 分钟后捞起,再将山楂加入少量水,上火煮透,加入少量面粉,制成芡汁,倒入炸好的鱼块煮 15 分钟,加入葱段、味精即成。

【用法】佐餐食用。

【功效】活血通络,降脂降压。适用于降脂、降压。

山楂首乌汤

【组成】山楂、何首乌各 15 克,白糖适量。

【制法】将山楂、何首乌洗净、切碎,一同入锅,加水适量,浸泡 2 小时,再熬煮约 1 小时,加入白糖,去渣取汤。

【用法】每日 1 剂,分两次温服。

【功效】调补肝肾,降脂降压。适用于降脂、降压。

腐竹莲子汤

【组成】腐竹 100 克,龙须菜、莲子各 40 克,猪瘦肉 60 克,味精、食盐各适量。

【制法】将腐竹、龙须菜、莲子、猪瘦肉洗净,加适量水一起煮汤,熟后加味精、食盐调味即可。

【用法】佐餐食用。

【功效】滋阴清热,益心健脾,降脂降压。适用于降脂、降压。

银杏叶茶

【组成】银杏叶 10 克,毛冬青、菊花各 5 克,白糖适量。

【制法】将各味药入杯,冲入沸水,加盖闷 15 分钟即可。

【用法】每日 1 剂,代茶饮用,冲淡为止。

【功效】清热平肝,去脂降压。适用于肝火炽盛型高脂血症。

绞股蓝饮

【组成】绞股蓝 15 克,决明子 30 克,菊花 10 克,白糖适量。

【制法】将前 3 味洗净入锅,加水煮沸,改小火煎煮 30 分钟,取汁,加入白糖调味即可。

【用法】每日 1 剂,分 2 次饮用,连用 10 剂为 1 个疗程,可常用。

【功效】清热平肝,健脾降浊,去脂降压。适用于肝火炽盛型高脂血症。

冬虫夏草饮

【组成】冬虫夏草粉 10 克,银杏叶、草决明各 15 克,白糖适量。

【制法】将各味入杯,冲入沸水,加盖闷15分钟即可。

【用法】每日1剂,代茶饮用,冲淡为止。

【功效】滋阴清热,平肝潜阳,去脂降压。适用于阴虚阳亢型高脂血症。

荷叶饮

【组成】荷叶20克,枇杷、肉丁、苹果丁、藕丁各30克,蜂蜜适量。

【制法】荷叶水煎取汁,入枇杷、肉丁、苹果丁、藕丁煮至酥软,加入蜂蜜调味即可。

【用法】每日1剂,分2次服用,可常用。

【功效】清热利湿,健脾去脂。适用于脾虚湿盛型高脂血症。

天麻菊楂饮

【组成】天麻12克,菊花15克,山楂20克,白糖适量。

【制法】将天麻、山楂洗净,拍碎,与菊花一同水煎去渣取汁,再调入白糖使其溶化即可。

【用法】每日1剂,代茶饮。

【功效】化痰息风,活血通络,降脂降压。适用于痰浊阻滞型、气滞血瘀型高脂血症。

山楂荷叶茶

【组成】山楂 15 克,荷叶 12 克。

【制法】将山楂、荷叶一同放入砂锅中,加入清水适量,水煎去渣取汁。

【用法】每日 1 剂,代茶饮。

【功效】活血化瘀,减肥降压,祛浊降脂。适用于高脂血症。

滋肾化瘀饮

【组成】枸杞子 10 克,黄精 9 克,山楂 15 克。

【制法】将打碎的山楂与枸杞子、黄精一同放入保温杯中,用沸水冲泡,加盖闷 15 分钟即可。

【用法】每日 1 剂,代茶饮。

【功效】滋肾养肝,化瘀降脂。适用于肝肾阴虚型高脂血症。

灵芝炖牛肉

【组成】灵芝粉 50 克,牛肉 500 克,豆蔻、砂仁、八角茴香、桂皮、花椒各 5 克,料酒、葱花、姜末、食盐、味精、酱油、红糖、高汤各适量。

【制法】牛肉洗净,切成 3 厘米宽、2 厘米厚、6 厘米长的肉条,与其余各味一起放入砂锅中,加水适量煮沸,改小火煨煮至牛肉九成熟烂、汤汁浓稠时,将牛肉捞出,晾干片刻,上炉烤干即成,贮存备用。

【用法】每日 2 次,每次取 30 克,含入嘴中,缓慢嚼食。

【功效】双补阴阳,去脂降压。适用于阴阳两虚型高脂血症。

枸杞子炖鸡块

【组成】枸杞子 30 克,柚子皮 20 克,胡萝卜块、鸡肉块各 100 克,料酒、葱花、姜丝、食盐、味精、高汤各适量。

【制法】上各味入砂锅中,加水适量煮沸,改小火煮至鸡肉块酥烂即可。

【用法】每日 1 剂,分 2 次佐餐当汤服用,可常用。

【功效】补益气血,理气化痰,去脂降压。适用于各型高脂血症。

人参炖兔肉

【组成】红参片 10 克,茯苓 15 克,鲜山药片、兔肉块各 100 克,料酒、葱花、姜丝、食盐、味精、高汤各适量。

【制法】前 7 味及高汤入锅,加水适量煮沸,改小火煮至兔肉熟烂,加入食盐、味精调味稍煮即可。

【用法】每日 1 剂,分 2 次佐餐服用,连用 10 剂为 1 个疗程,可常用。

【功效】益气健脾,去脂利湿。适用于脾虚湿盛型高脂血症。

三七百合煨兔肉

【组成】三七 5 克,百合 30 克,兔肉 250 克,黄酒、葱花、姜末、食盐、味精、五香粉各适量。

【制法】将三七洗净,切片后晒干或烘干,研成极细末备用;将百合拣净后洗净,放入清水中浸泡一下待用。将兔肉洗净,切成小块状,放入砂锅,加水适量,大火煮沸后,撇去浮沫,加百合瓣、黄酒、葱花、姜末,改用小火煨煮至兔肉、百合熟烂酥软,趁热调入三七粉,加食盐、味精、五香粉,拌匀即成。

【用法】佐餐当菜,随意服食,喝汤吃兔肉,嚼食百合。

【功效】清热除烦,化痰降浊,活血降脂。适用于高脂血症,对阴虚阳亢型高脂血症患者尤为适宜。

莲子首乌羊肉

【组成】羊瘦肉 750 克,炙何首乌 50 克,黑豆、莲子、核桃仁各 30 克,胡萝卜 300 克,植物油、生姜、葱、胡椒粉、食盐、黄酒、味精、酱油各适量。

【制法】羊肉洗净,入沸水中氽去血水,切成指头大小的方块;生姜洗净,拍破;葱洗净,切段;黑豆、莲子、核桃仁洗净;胡萝卜洗净,切滚刀块。锅内注入植物油,置火上烧至七成热时下羊肉块炸 3 分钟,捞出沥去油,锅内留底油,下生姜、葱炝锅后,放入羊肉块、何首乌、胡椒粉、食盐、黄酒、酱油、黑豆、莲子、核桃仁,再注入清水适量,大火烧沸,撇去浮沫,改小火煮至羊肉七成熟时,下胡萝卜烧至全熟烂,拣出葱、生姜、何首乌不用,加味精调味,收汁装盘即成。

【用法】佐餐食用。

【功效】补心肾,益精血。适用于高脂血症。

盐渍虎杖芽

【组成】虎杖嫩芽 500 克,食盐、红糖、醋、味精、香油各适量。

【制法】将虎杖嫩芽洗净,晒干,用食盐腌渍 1 日,取出晾干,装瓶备用。服食时每次取 30 克,用凉开水浸泡回软后,切成细段,加红糖、醋、味精、香油,拌和均匀。

【用法】当小菜食用,当日吃完。

【功效】清热解毒,活血化瘀,生血降脂。适用于高脂血症。

虎杖拌蘑菇

【组成】虎杖嫩芽 100 克,蘑菇 30 克,食盐、味精、五香粉、红糖、醋各适量。

【制法】将虎杖嫩芽去外皮,洗净,入沸水锅汆一下,切成 1 厘米长的小段,盛入大碗中备用。将蘑菇泡发,拣杂后洗净,入沸水锅汆 1 分钟,取出沥去水分,撕成条状或切成细条状,放入盛有虎杖嫩芽的大碗中,加食盐、味精、五香粉、红糖、醋调拌均匀即成。

【用法】佐餐当小菜,当日吃完。

【功效】清热解毒,补虚活血,生血降脂。适用于高脂血症。

首乌黑豆炖甲鱼

【组成】何首乌 30 克,黑豆 60 克,甲鱼 1 只,大枣(去核)3 枚,生姜 3 片,食盐适量。

【制法】将甲鱼去内脏,洗净,切块,略炒,同黑豆、何首乌、大枣及生姜一起隔水炖熟,加食盐调味。

【用法】饮汤吃肉佐餐。

【功效】补精血,益肝肾,有明显的降血清胆固醇的作用。适用于高脂血症、冠心病。

山药茯苓包子

【组成】山药粉、茯苓粉各 100 克,面粉 1000 克,白糖300 克,发酵粉、植物油、碱各适量。

【制法】将山药粉、茯苓粉加清水适量,浸泡成糊,上笼用大火蒸 30 分钟后取出;将山药茯苓糊加面粉 200 克、白糖、植物油调馅;余下的面粉加清水适量,揉成面团,再加发酵粉揉匀,静置 2～3 小时,面团发起后放碱揉匀,然后分成若干个小面团,放入馅心做成包子,上笼,用大火蒸 15～20

分钟。

【用法】每日 1 次,早餐食用。

【功效】健脾益肾,利湿降浊。适用于降脂、降压。

山药汤圆

【组成】山药 150 克,白糖 90 克,糯米 500 克,胡椒粉适量。

【制法】将山药去皮,洗净,剁成碎末,放入碗内,上笼蒸熟,然后取出,加白糖、胡椒粉,搅匀成馅备用。糯米用水浸泡 3 小时后磨成糯米粉,揉成面团,做成汤圆坯子,放入山药馅,包成汤圆煮熟即成。

【用法】当早餐食用。

【功效】补益脾肾,去脂化腻。适用于降脂、降压。

山药扁豆糕

【组成】山药 200 克,鲜扁豆 50 克,陈皮 3 克,大枣 500 克。

【制法】将山药洗净,去皮,切成薄片;大枣去核,切碎;鲜扁豆切碎;陈皮切丝。4 味同放盆内,加清水调和,制成糕坯,上笼用大火蒸 15～ 20 分钟即成。

【用法】每日一次,早餐食用,每次 50 克。

【功效】健脾利湿,降脂去腻。适用于降脂、降压。

白雪糕

【组成】山药、芡实、莲子各 30 克,大米、糯米各 500 克,白糖适量。

【制法】将山药、芡实、莲子、大米、糯米共磨成细粉,加清水适量,揉成面团,制成糕状,上笼用大火蒸 20～30 分钟,待熟时撒上白糖即成。

【用法】每日 1 次,早餐食用。

【功效】健脾益肾,祛湿降浊。适用于降脂、降压。

九仙糕

【组成】山药、莲子、茯苓、薏苡仁各 5 克,炒麦芽、炒白扁豆、芡实各 20 克,柿霜 2 克,白糖 500 克,糯米粉 1000 克。

【制法】将前 8 味加清水适量,大火煮沸后,转小火煮 25～30 分钟,去汁取渣;将药渣放入盆中,加入糯米粉、白糖揉成面团,做成糕,上笼蒸 25～30 分钟。

【用法】每日 1 次,早餐服食。

【功效】补虚损,健脾胃,消食积。适用于降脂、降压。

核桃扁豆泥

【组成】核桃仁、黑芝麻各 10 克,扁豆 150 克,白糖 100 克,植物油适量。

【制法】将扁豆去皮,取豆,加清水少许,上笼蒸约 2 小时至极烂,加适量清水捣泥,用细纱布过滤,余渣再捣成泥;黑芝麻炒香,研末;核桃仁炒香,研碎。将锅置火上,放入植物油烧热,倒入扁豆泥翻炒,待水分将尽,放入白糖炒至不粘锅底,再放植物油、黑芝麻、白糖、核桃仁混合炒片刻。

【用法】温热服食。

【功效】健脾益肾,去脂降浊。适用于降脂、降压。

扁豆花馄饨

【组成】白扁豆花、猪瘦肉各 100 克,胡椒 7 粒,白面 150 克,酱油、食盐各适量。

【制法】将白扁豆花洗净,用沸水烫过;猪瘦肉剁为肉泥,胡椒油炸后研末,加酱油、食盐做成馅。用烫白扁豆花的水待凉和面,擀面皮并切成三角形,包馅制成小馄饨煮熟即可。

【用法】酌量食用。

【功效】温中健脾,利湿化浊。适用于降脂、降压。

枣泥桃酥

【组成】枣泥 250 克,核桃仁、山药各 50 克,面粉 500 克,植物油适量。

【制法】将山药去皮、洗净、煮熟、捣泥,与枣泥、核桃仁共拌匀制成馅心。将面粉加清水适量制成面团,卷成筒状,用刀切成每只 25 克的面坯并制成圆形皮,然后包上馅心,制成有花纹的桃酥饼形状,锅中放植物油烧至六成热时,将桃酥生坯下锅炸至两面呈浅黄色时即可。

【用法】当点心吃。

【功效】补益脾胃,降脂去腻。适用于降脂、降压。

十、中　暑

中暑是由于高温环境引发的一组急性疾病。根据其主要发病机制和临床表现常分为 3 型:①热射病,是因高温引起体温调节中枢功能障碍,产热与散热平衡失调使体内热蓄积,临床以高热、意识障碍、无汗为主要症状。由于头部受日光直接暴晒引起的热射病,又称日射病。②热痉挛,又称中暑痉挛,是由于失水、失盐引起肌肉痉挛。③热衰竭,又称中暑衰竭,主要因周围循环容量不足,引起虚脱或短暂晕厥,后者又称热昏厥。

盛夏季节,天气炎热,体质虚弱或过度劳累者容易发生中暑。轻症可见汗出不畅、头晕头痛、恶心呕吐;重症者可见神昏抽搐。食疗对轻症患者有较好的疗效。

鲜藕汁

【组成】鲜藕 250 克。

【制法】将鲜藕洗净后切块捣汁即成。

【用法】灌服或自服。

【功效】清热凉血。适用于中暑。

冬瓜黄瓜汤

【组成】冬瓜 500 克,黄瓜 500 克,冰糖适量。

【制法】冬瓜洗净后连皮切块,黄瓜去皮、洗净、切块,共入锅中,加水适量炖汤,待冬瓜和黄瓜熟后,加入冰糖即可。

【用法】不定时饮服。

【功效】清热化痰,消暑利湿。适用于中暑。

苦瓜冰糖粥

【组成】苦瓜 100 克,粳米 60 克,冰糖 100 克。

【制法】粳米淘洗后加水适量,烧沸后放入切成丁的苦瓜及冰糖,熬煮成粥即可。

【用法】供早、中、晚餐食用。

【功效】清热祛火,止渴消暑。适用于预防中暑。

乌梅太子参茶

【组成】乌梅 15 克,太子参 15 克,白糖适量。

【制法】乌梅洗净,太子参洗净、切片,共入锅中,加水煎煮 20 分钟后加入白糖即成。

【用法】夏季经常代茶饮服。

【功效】生津止渴。适用于中暑。

金银花茶

【组成】金银花 5 克。

【制法】将金银花放入保温杯中,加入沸水冲泡即可。

【用法】代茶饮,可反复冲泡 3～5 次。

【功效】清热解毒,止咳化痰。适用于中暑。

绿豆大青叶粥

【组成】绿豆 30 克,大青叶 30 克,粳米 100 克。

【制法】将大青叶洗净,纱布外包,放入锅中,加水适量煮 10 分钟,滤渣取汁备用。绿豆和粳米洗净,放入锅中加水适量,煮至熟烂,再加入大青叶汁即成。

【用法】分早晚 2 次服食。

【功效】止渴消暑。适用于中暑。

绿豆竹叶粥

【组成】绿豆 30 克,粳米 100 克,银花露 10 克,鲜荷叶 10 克,鲜竹叶 10 克,冰糖适量。

【制法】把鲜荷叶、鲜竹叶洗净,水煎,滤渣取汁。绿豆、粳米淘净后加适量水,煮沸后加入银花露、药汁,用微火熬熟,加入冰糖。

【用法】每日 2 次,温热服食。

【功效】清暑化湿,解表清心。适用于中暑。

导赤清心粥

【组成】生地黄汁50毫升,雪梨1个,粳米20克,竹叶卷心20克,灯心草2克,连心麦冬6克,莲子心3克,白糖适量。

【制法】将所有原料用水煮成粥。

【用法】每日3次服食。

【功效】清心。适用于伏暑引起的心烦不寐、小便短赤热痛、发热日轻夜重、口干渴不欲饮。

冬瓜薏苡仁绿豆粥

【组成】冬瓜250克,薏苡仁30克,绿豆60克,鲜荷叶、藿香叶各适量。

【制法】冬瓜切成小块,与薏苡仁、绿豆同煮成粥,粥将熟时加荷叶。藿香叶煎成汁,倒入粥中,煮片刻即可。

【用法】随意饮食。

【功效】清暑辟秽化浊。适用于中暑。

杨梅酒

【组成】鲜杨梅500克,白糖80克。

【制法】将杨梅洗净,加白糖共装入瓷罐中捣烂,加盖(不密封,稍留空隙),放7~10日,自然发酵成酒。再用纱布绞汁,即成约12度的杨梅酒,然后倒入锅内煮沸,待冷装瓶,密封保存,时间越久越佳。

【用法】夏季饮用最宜。

【功效】抑菌止泻消炎。适用于预防中暑，并有止泻之功效。

苹果酒

【组成】苹果 250 克，白酒 500 毫升。

【制法】将苹果去皮、核，切碎，置容器中，加入白酒，密封，每日振摇 1 次，浸泡 7 日即成。

【用法】口服，不拘时，随量。

【功效】生津润肺，除烦解暑。适用于脾虚火盛、中焦诸气不足、烦热中暑、醉酒等。

兔肉佩兰煮鸡蛋

【组成】兔肉 200 克，佩兰叶 9 克，鸡蛋 1 个，食盐、料酒、味精、香油各适量。

【制法】将佩兰叶水煎，去渣取汁，同兔肉、鸡蛋、食盐、料酒共入锅中，炖至鸡蛋、兔肉熟，取出鸡蛋去壳，再炖片刻，调入味精、香油即成。

【用法】食兔肉、鸡蛋，饮汤，每日 1 剂，连用 3～5 日。

【功效】清暑，辟秽，化湿。适用于中暑后恢复体力。

清炒木耳菜

【组成】木耳菜 500 克，大蒜 30 克，花生油、料酒、食盐、味精、湿淀粉、香油各适量。

【制法】将木耳菜洗净,沥水;大蒜去皮,剁成末。炒锅烧热后放入花生油,烧至七成热时下蒜末稍炒,烹入料酒,投入木耳菜炒熟,加食盐、味精,用湿淀粉勾芡,淋香油后即可装盘。

【用法】佐餐食用。

【功效】除热解暑。适用于中暑。

西瓜鸭

【组成】鸭(重约 1500 克)1 只,西瓜 1 个,生姜、葱、料酒、食盐、白糖、胡椒粉、味精各适量。

【制法】将鸭宰杀后去毛,剖腹去内脏,剁去鸭掌,放入沸水锅内汆透,剔去大骨,切成块;生姜洗净,切片;葱切成长段。在西瓜蒂处切开茶杯口大的口,用汤匙挖去瓜瓤,将鸭块放入瓜壳内,再放入姜片、葱段、料酒、食盐、白糖、胡椒粉、味精,加水浸没鸭块,把切下的瓜蒂盖盖在西瓜开口处,用竹签封好。取盆 1 个,将西瓜放入其中,上笼用大火蒸约 2 小时,至鸭肉熟烂即可。

【用法】佐餐食用。

【功效】清热解暑,泻火除烦,降血压。适用于中暑。

香椿炒鸡蛋

【组成】香椿 50 克,鸡蛋 3 个,植物油、食盐、味精各少许。

【制法】将香椿去老梗,留嫩芽,用沸水烫后,放入凉水中冷却,捞起沥干,切末;鸡蛋打入碗中,搅匀。起油锅,待油七成热时加入鸡蛋糊,略炒后加香椿末,炒熟后加食盐、味精调味后即可装盘。

【用法】佐餐食用,连用7～10日。

【功效】清热利湿,利尿解毒。适用于中暑。

十一、便 秘

便秘即排便不畅,是消化系统疾病的常见症状,是指多种原因造成的排便次数减少和粪便干燥难解。

中医学把便秘分为虚、实两大类。实证者一般由于肠道干燥所致,常见排便次数减少,粪质干燥坚硬、排出困难。虚证者多因肠道推动乏力所致,故粪便并不干燥,且有便意,但排便困难。食疗对便秘有着较好的效果。

当归老鸭汤

【组成】老鸭1只,当归30克,食盐适量。

【制法】当归洗净;老鸭开腹去肠杂,切块。两者共入锅中,煮至鸭肉熟烂后加食盐调味即成。

【用法】弃药,吃肉喝汤,每日1次,佐餐服食,连用3～5日。

【功效】补血活血,润肠通便。适用于气血亏虚便秘。

海蜇皮粥

【组成】海蜇皮 100 克,糯米 100 克,白糖 100 克。

【制法】将海蜇皮切成细丝,用清水浸泡,漂去异味,挤干水分后同糯米共入锅中,加水适量煮粥,待熟时调入白糖即成。

【用法】供早晚餐服食。

【功效】润肠通便。适用于实证便秘。

蜂蜜甘蔗饮

【组成】青皮甘蔗 500 克,蜂蜜 20 毫升。

【制法】将青皮甘蔗洗净后切成小段,入锅中加水适量,大火煎 20 分钟后离火,加入蜂蜜搅匀即成。

【用法】经常代茶饮用。

【功效】滋阴润燥,润肠通便。适用于大便干结伴食欲缺乏的实证便秘。

牛奶蜂蜜小葱汁

【组成】牛奶 250 毫升,蜂蜜 60 毫升,小葱 30 克。

【制法】小葱洗净后切段,同蜂蜜、牛奶共入锅中,大火烧沸后改小火煮 10 分钟后离火,去葱段即可。

【用法】每日 1 次,经常食用。

【功效】滋阴润燥,润肠通便。适用于长期的虚证便秘。

蜂蜜香油饮

【组成】蜂蜜 65 毫升,香油 35 毫升。

【制法】将香油对入蜂蜜,开水冲调后即可。

【用法】早晚各服 1 次,经常服用。

【功效】滋阴润燥,润肠通便。适用于虚证便秘。

柏子仁粥

【组成】柏子仁 15 克,粳米 100 克,蜂蜜 2 匙。

【制法】将柏子仁洗净后捣碎,同粳米共入锅中,加水适量,大火煮沸后改小火煮至粥烂,加入蜂蜜即成。

【用法】早晚各服用一大碗,连用 7~10 日为 1 个疗程。

【功效】养心安神,润肠通便。适用于中老年便秘。

桑葚汁

【组成】鲜桑葚 500 克。

【制法】将桑葚洗净,捣烂后用纱布外包绞汁。

【用法】每次服一小杯。

【功效】润肠通便。适用于口苦内热、食欲缺乏的实证便秘。

芝麻杏仁当归汤

【组成】黑芝麻 90 克,杏仁 60 克,大米 90 克,当归(切片)9 克,白糖适量。

【制法】将黑芝麻、杏仁、大米浸水后磨成糊状,加入当归、白糖及适量水,煎汤。

【用法】每日服 1 次,连服数日。

【功效】清心安神,润肠通便。适用于实证便秘。

菠菜猪血汤

【组成】鲜菠菜 500 克,熟猪血 250 克,食盐、白糖各适量。

【制法】菠菜洗净、去根须,同猪血共入锅中,加水适量,大火烧沸后片刻即可离火,入食盐、白糖调味后即成。

【用法】每日服食 1 剂,连用 5～7 日。

【功效】止渴润肠,敛阴润燥,滋阴平肝。适用于虚、实便秘。

韭菜蜂蜜饮

【组成】韭菜 300 克,蜂蜜 50 毫升。

【制法】韭菜洗净后绞汁 1 碗,加入蜂蜜,煮沸即可。

【用法】可常服。

【功效】润肠通便。适用于实证便秘。

麻桃蜜糕

【组成】黑芝麻 100 克,蜂蜜 200 毫升,白糖 100 克,核桃仁 150 克,大米粉 500 克,糯米粉 500 克,橘饼 2 个。

【制法】把黑芝麻、核桃仁炒香研碎,与大米粉、糯米粉拌匀。蜂蜜加白糖及适量水配成糖水,倒入粉内拌匀,拿粗筛筛出面粉团,把米粉盛入糕模中,上边放切碎的橘饼,用大火蒸 25 分钟。

【用法】随意食用。

【功效】补中益气,润肠通便。适用于脾胃虚弱、便秘。

葡萄酒大枣汤

【组成】大枣 10 克,白糖 20 克,葡萄酒 50 毫升。

【制法】把大枣去核,与白糖同捣成泥,加葡萄酒煮成汤。

【用法】饮服。

【功效】补气益肾,润肠通便。适用于气虚便秘。

牛奶蜂蜜饮

【组成】牛奶 250 毫升,蜂蜜 100 毫升,葱汁适量。

【制法】将上 3 味混匀成汁。

【用法】随意饮用。

【功效】补益肺胃,生津润肠。适用于便秘、消化不良。

温脾酒

【组成】干姜 30 克,甘草 30 克,大黄 30 克,人参 10 克,制附子 20 克,黄酒 1000 毫升。

【制法】前 5 味共捣碎,置于净瓶中,倒入黄酒,浸泡 5 日后开启,去渣备用。

【用法】每日 2 次,每次温服 10～20 毫升。

【功效】温中通便。适用于脘腹冷痛、大便秘结或久痢等。

松子酒

【组成】松子仁 70 克,黄酒 500 毫升。

【制法】将松子仁炒香,捣烂成泥。将黄酒倒入小坛内,放入松子仁泥,然后置小火上煮沸,取下待冷,加盖密封,置阴凉处,3 日后开封,用细纱布滤去渣,贮入净瓶中备用。

【用法】每日 3 次,每次服 20～30 毫升。

【功效】补气血,润五脏,止渴,滑肠。适用于病后体虚、口渴便秘等。凡大便溏泻、滑精及有湿痰者忌服。

麻子酒

【组成】火麻仁 500 克,米酒 1000 毫升。

【制法】将火麻仁研末,用米酒浸泡 7 日即成。

【用法】每日 2 次,每次服 30 毫升。

【功效】润肠通便。适用于老年或产后津伤血虚、大便干结。

芝麻枸杞酒

【组成】芝麻 300 克,枸杞子 500 克,生地黄 300 克,火麻仁 150 克,糯米 1500 克,酒曲 120 克。

【制法】将酒曲研末,前 5 味加工使碎,置砂锅中,加水 3000 毫升,煮至 2000 毫升,取下候冷,糯米蒸熟,等冷后置容器中,加入上述药物和酒曲,拌匀,密封,置保温处酿酒 14 日,启封压去糟渣即成。

【用法】温饮,每日 3 次,适量勿醉为度。

【功效】滋肝肾,补精髓,养血益气,调五脏。适用于大便秘结等。

香蕉泥

【组成】香蕉 2 根,食盐适量。

【制法】将香蕉去皮,取肉捣烂,加食盐混匀成泥状。

【用法】空腹食用。

【功效】润肠通便。适用于大便干结不下并伴有食欲缺乏的实证便秘。

丝瓜炒蛋

【组成】丝瓜 1 根,鸡蛋 2 个,植物油、食盐、味精各适量。

【制法】将丝瓜洗净后去皮,切片;鸡蛋磕入碗中,用筷子打匀。炒锅烧热,加入植物油,七成热时倒入丝瓜片炒片刻,再加鸡蛋糊,翻炒片刻后加食盐、味精即成。

【用法】夏季佐餐经常食用。

【功效】清暑凉血、解毒通便。适用于虚证便秘。

烧嫩茄子

【组成】茄子 300 克,花生油、酱油、食盐、蒜片、湿淀粉各适量。

【制法】茄子洗净后切成片;酱油、食盐、湿淀粉混匀成芡汁。起油锅,花生油烧至七成热,下茄子,勤用手勺翻动,炸至两面皮色金黄时捞出,沥尽油。将锅内油倒出,留少许底油,再回火烧热,放入蒜片煎黄,出香味时,倒入芡汁和茄子同烧,待芡汁浓稠即成。

【用法】佐餐经常食用。

【功效】清热止血,消肿止痛。适用于中老年便秘。

桃花馄饨

【组成】毛桃花 30 克,面粉 90 克,猪瘦肉 100 克,鸡汤、食盐、味精、葱、生姜各适量。

【制法】把猪瘦肉切碎,与葱、生姜剁成泥,加食盐、味精拌匀。把面粉与毛桃花加水揉成面团,制成面皮,与馅做成馄饨,在鸡汤中煮熟。

【用法】空腹食用。

【功效】利水,通便。适用于便秘、胀痛。

栝蒌饼

【组成】栝蒌瓤(去子)250 克,白糖 100 克,面粉 750 克。

【制法】栝蒌瓤入锅,加水及白糖,用小火熬,做成馅。面粉加水和成软面团,发酵,加碱,擀片,加馅做成饼,烙熟。

【用法】连续服食。

【功效】润肺,散结,滑肠。适用于肺燥、咳嗽、便秘。

螺汁菜烩面

【组成】螺蛳 250 克,青菜 100 克,面条 250 克,熟猪油、食盐、味精、黄酒各适量。

【制法】面条用沸水煮熟,沥干。螺蛳入水 5 小时,与姜片投入沸水中煮沸 5 分钟,取汁,加黄酒煮沸后放青菜,煮 3 分钟后加面条、食盐煮沸,浇上猪油,加味精。

【用法】早晚食用。

【功效】清热明目,利尿通便。适用于气滞便秘。

柏子炖猪心

【组成】猪心 1 个,柏子仁 15 克。

【制法】柏子仁放猪心内,隔水炖熟。

【用法】每周服食 2 次。

【功效】养心安神,顺气通便。适用于气滞便秘、血聚气惊。

十二、腹　泻

腹泻是一种常见症状,俗称"拉肚子",是指排便次数明显超过平日习惯的频率,粪质稀薄,水分增加,每日排便量超过 200 克,或含未消化食物或脓血、黏液。腹泻常伴有排便急迫感、肛门不适、失禁等症状。腹泻分急性和慢性两类。急性腹泻发病急剧,病程在 2～3 周之内。慢性腹泻指病程在 2 个月以上或间歇期在 2～4 周内的复发性腹泻。

桂花糖藕

【组成】鲜藕中段 750 克,糯米 300 克,白糖 75 克,糖桂花 50 克,碱 35 克。

【制法】把鲜藕洗净,从中间切成两段;糯米淘净,晒干,灌入藕孔。将藕段合上,用竹签固定,入锅,加水没过藕 3 厘米,加碱,用大火煮沸,再用小火焖 6 小时,藕黑色时即熟。刮掉藕皮,切成 0.6 厘米厚的片,排在碗中,撒上白糖、糖桂花,蒸 30 分钟即可。

【用法】随意食用。

【功效】健脾补虚。适用于久痢久泻。

大麦豆粉面片

【组成】大麦粉 100 克,豆粉 100 克,羊肉 100 克,苹果 1

个,生姜 3 片,食盐、味精、胡椒粉各适量。

【制法】把苹果、姜片用纱布包好,羊肉切片,与纱布袋同入锅,加水炖汤。把大麦粉、豆粉加水拌匀,做成面片。羊肉熟后,取出纱布包,下大麦豆粉面片煮熟,加食盐、味精、胡椒粉即可。

【用法】随意食用。

【功效】温中散寒,健脾养胃。适用于脘腹冷痛、腹泻便溏。

白术大枣饼

【组成】白术 500 克,大枣 500 克,白糖适量。

【制法】把白术烘干研成末。大枣煮熟去核,捣成枣泥,加入白术粉,拌匀制成小饼,烘干。

【用法】每日 2 次,每次吃 5 个。

【功效】清热,利湿,止泻。适用于脾胃气虚所致腹胀、纳呆、便溏泄泻。

猪肾陈皮馄饨

【组成】猪肾 2 个,陈皮 15 克,花椒、酱油各适量。

【制法】猪肾洗净,研烂,加入陈皮末、花椒、酱油,制成馄饨。

【用法】每日 2 次,空腹食用。

【功效】止渴,止痢。适用于白下痢。

薏苡仁芡实酒

【组成】薏苡仁 25 克,芡实 25 克,白酒 500 毫升。

【制法】前 2 味去杂质,淘洗干净,置容器中,加入白酒,密封,经常摇动几下,浸泡 15 日后即成。

【用法】每日 2 次,每次服 10～15 毫升。

【功效】健脾利湿,缓急。适用于脾虚腹泻等。

姜附酒

【组成】干姜 60 克,制附子 40 克,吴茱萸 30 克,白酒 400 毫升。

【制法】将前 3 味捣碎,置容器中,加入白酒,密封,浸泡 5～7 日后,过滤去渣即成;或隔水煮沸,浸泡一夜即可。

【用法】每次饭前温服 10～20 毫升,每日 3 次。

【功效】温中散寒,回阳通脉,温肺化饮。适用于心腹冷痛、呃逆、呕吐、痢疾、寒饮喘咳、肢冷汗出等。

鸡冠花酒

【组成】鸡冠花 50 克,黄酒 300 毫升。

【制法】鸡冠花用黄酒煎服。赤痢加红糖,白痢加白糖。

【用法】每日 1 剂,分 2 次服。

【功效】清热,利湿,止痢。适用于赤白痢、久痢。

生姜芍药酒

【组成】生姜 30 克,炒白芍 15 克,黄酒 70 毫升。

【制法】将前 2 味切碎,入砂锅,用黄酒煮沸 1 分钟,去渣。

【用法】每日 1 剂,1 次温服。

【功效】温通气血。适用于下痢不止、腹痛转筋难忍者等。

楂糖酒

【组成】山楂、红糖各 60 克,白酒 30 毫升。

【制法】将山楂捣碎,用小火炒至略焦,离火,加入白酒搅拌,再加水 200 毫升,煎 15 分钟,过滤去渣,加红糖拌匀即可。

【用法】每日 1 剂,分 2 次温服。

【功效】消滞,散寒,止痢。适用于急性细菌性痢疾。

白药酒

【组成】白茯苓 15 克,白术 15 克,天花粉 15 克,山药 15 克,芡实 15 克,牛膝 15 克,豆蔻 9 克,白酒 5000 毫升。

【制法】将前 7 味加工使碎,入布袋,置容器中,加入白酒,密封,隔日摇动一下,浸泡 14 日后去渣即成。

【用法】每日 2 次,每次服 15～20 毫升。

【功效】健脾燥湿。适用于脾虚食少、食后腹满、小便不利、大便溏薄等。

丁香煮酒

【组成】丁香 3 粒,黄酒 50 毫升。

【制法】将丁香洗净,倒入瓷杯中,加入黄酒,再把瓷杯放在有水的蒸锅中,加热蒸 10 分钟即成。

【用法】1 次饮服。

【功效】温中,暖肾,降逆。适用于感寒腹痛、腹胀、吐泻反胃、疝气、痃癖。

荔枝酒

【组成】鲜荔枝肉(连核)500 克,陈米酒 1000 毫升。

【制法】将鲜荔枝肉置容器中,加入陈米酒,放于阴凉处,浸泡 7 日后即成。

【用法】每日 2 次,每次服 20～30 毫升。忌多饮,小儿禁用。

【功效】益气健脾,养血益肝。适用于脾虚中气不足所致泄泻、食欲缺乏等。

生姜酒

【组成】生姜 120 克,黄酒 200 毫升。

【制法】将生姜捣碎,加入黄酒,煮沸 1 分钟即成。

【用法】温服,1 次服完。

【功效】温经通脉。适用于泄泻、腹痛等。

青龙衣酒

【组成】青龙衣(核桃未成熟的青皮)300 克,60 度白酒 500 毫升,白糖 200 克。

【制法】将青龙衣破碎,置容器中,加入白酒,密封,浸泡 30 日后去渣,加入白糖混匀即成。

【用法】每日 2 次,每次服 15 毫升。

【功效】和肠胃,止痛。适用于胃脘疼痛、泻痢不止等。

党参酒

【组成】党参 1 根,白酒 500 克。

【制法】将党参拍裂,置容器中,加入白酒,密封,浸泡 7 日后去渣即成。

【用法】口服,不拘时,随量。

【功效】补中益气,健脾止泻。适用于脾虚泄泻、四肢无力、食欲不佳等。

白术酒

【组成】白术 200 克,白酒 700 毫升。

【制法】将白术加工使碎,置砂锅中,加水 600 毫升,煮至 300 毫升,药汁置容器中,加入白酒,密封,浸泡 7 日后过滤即成。

【用法】每日服 3 次,随量。

【功效】健脾益气。适用于食欲缺乏、胸腹胀满、大便泄泻等。

苓术酒

【组成】白术 500 克,白茯苓 250 克,黄酒 2500 毫升。

【制法】前 2 味用黄酒浸泡 10 余日,去渣备用。

【用法】每日 3 次,每次服 30 毫升。

【功效】健脾和中,养胃燥湿,宁心安神。适用于泄泻、食少腹胀、消化不良。

丁香山楂酒

【组成】丁香 2 粒,山楂 6 克,黄酒 50 毫升。

【制法】先将黄酒放在瓷杯中,放入丁香、山楂,把瓷杯放入锅内,隔水蒸 10 分钟即成。

【用法】趁热 1 次饮服。

【功效】温中止痛。适用于感寒腹痛、腹胀、吐泻等。

地瓜藤酒

【组成】地瓜藤 500 克,白酒 1000 毫升。

【制法】将地瓜藤捣碎,置容器中,加白酒浸泡 7 日后去渣即成。

【用法】适量饮服。

【功效】行气清热,除湿,活血。适用于腹泻、痢疾、消化不良等。

附子酒

【组成】制附子 30 克,白酒 500 毫升。

【制法】先将制附子捣碎,置于干净瓶中,倒入白酒浸泡3～5 日后即成。

【用法】每日 2 次,每次服 15～20 毫升。

【功效】温中散寒,止痛。适用于四肢不温、冷汗淋漓、面色苍白、呕吐冷泻等。

十三、冠状动脉粥样硬化性心脏病

冠状动脉粥样硬化性心脏病简称冠心病,是因粥样硬化使冠状动脉壁狭窄甚至闭塞,影响了冠状动脉循环的一种心脏病。发病因素为脂质代谢失调和动脉壁损伤,易患因素包括高脂血症、原发性高血压、糖尿病、吸烟、酗酒、脑力劳动、情绪紧张并缺乏体力劳动和遗传因素等。

由于冠状动脉粥样硬化的部位、病变的程度不同,本病又可分为多个类型。1979 年,世界卫生组织将冠心病分为心绞痛、心肌梗死、心律失常、心力衰竭和心搏骤停 5 型。

冠心病是在中老年人群中发病率比较高的一种疾病。

除了平时适量运动,少进高脂、高糖、高盐的食物外,常用一些食疗菜谱有减少冠心病发作的作用。

冠心病属中医学"胸痹""心痛""心悸""怔忡"等范畴。

百合玉竹粥

【组成】百合 20 克,玉竹 20 克,大米 100 克。

【制法】将百合洗净,撕成瓣状;玉竹切成 1 厘米的段;大米淘洗干净。把百合、玉竹放入锅内,加入大米及适量水,先用大火烧沸,再用小火煮 45 分钟即成。

【用法】每日 1 次,当早餐食用。

【功效】滋阴润燥,生津止渴。适用于冠心病。

川贝雪梨粥

【组成】川贝 10 克,雪梨 1 个,大米 50 克。

【制法】把川贝洗净,去杂质;雪梨洗净,去皮和核,切成 1 厘米见方的小块;大米淘洗干净。把大米、川贝、梨放入锅内,加水 500 毫升;先用大火烧沸,再用小火煮 40 分钟即成。

【用法】每日 1 次,当早餐食用。

【功效】清热止渴,祛痰化瘀。适用于冠心病。

川芎红花粥

【组成】川芎 10 克,红花 6 克,大米 100 克,红糖适量。

【制法】将川芎、红花煎汁,去渣,加入淘净的大米和红糖共煮成粥。

【用法】每日2次，温热服。

【功效】行气活血，祛瘀止痛。适用于冠心病。

大麦糯米粥

【组成】大麦仁100克，糯米30克，红糖15克。

【制法】将大麦仁淘洗干净，用水泡2小时备用。将锅置火上，加适量水，下入大麦仁，用大火熬煮，待大麦仁开花，放入糯米，煮沸后转小火熬煮至米烂粥稠，分盛碗内，撒上红糖即成。

【用法】每日早晚分食。

【功效】健脾益气，活血生津。适用于冠心病伴有高脂血症者。

大蒜粥

【组成】紫皮大蒜30克，大米100克。

【制法】紫皮大蒜去皮，放入沸水中煮1分钟后捞出，将淘洗干净的大米放入煮蒜水中煮成稀粥，再将蒜重新放入粥内混匀即成。

【用法】早晚温服。

【功效】活血，化瘀，降脂。适用于冠心病伴有高脂血症者。

油菜嫩叶汤

【组成】油菜嫩叶 30 克,荷叶 20 克,艾叶 10 克。

【制法】水煎,过滤取汁。

【用法】每日服 2 剂。

【功效】祛寒宣痹通阳。适用于冠心病。

玉竹葛根瘦肉汤

【组成】猪瘦肉 600 克,玉竹 150 克,葛根 100 克,葱白、淡豆豉各 30 克,食盐、味精各适量。

【制法】将玉竹、葛根、淡豆豉洗净;猪瘦肉洗净,切成块;葱白洗净,切成葱花。将玉竹、葛根、猪瘦肉放入锅内,加适量的清水,用大火煮沸后改用小火煮 3 小时,放入豆豉、葱白后再煮 5 分钟。加入食盐和味精调味即成。

【用法】佐餐食用。

【功效】滋阴养心。适用于冠心病。

芝麻杞菊汤

【组成】黑芝麻 15 克,枸杞子 10 克,制何首乌 15 克,杭菊花 6 克。

【制法】将黑芝麻淘洗干净,与洗净的枸杞子、制何首乌、杭菊花一同放入砂锅内,加适量的水煎汤。

【用法】每日服 1 剂。

【功效】补肝肾,滋阴养血,强壮筋骨。适用于冠心病伴有高血压者。

猪心大枣汤

【组成】猪心 1 个,大枣 10 枚,调料各适量。

【制法】将猪心除去附着物,洗净后切片,大枣去核,与调料共放于锅中,加水适量,炖煮烧汤,约 30 分钟即可。

【用法】每日分 2 次佐餐,食猪心及大枣,饮汤。

【功效】补血,养心,安神。适用于冠心病。

紫菜木耳花鲢汤

【组成】花鲢鱼 250 克,紫菜 10 克,水发木耳 25 克,植物油、黄酒、葱、生姜、食盐各适量。

【制法】将紫菜、水发木耳分别用清水洗净。将花鲢鱼洗净,去杂,切成块,用烧热的植物油煸炒鱼块,加水发木耳、紫菜和适量清水,将鱼炖熟后,加黄酒、葱、生姜、食盐调味,再略煮片刻即可。

【用法】佐餐食用。

【功效】温肾益精,补脾暖胃,祛脂宁心。适用于冠心病。

蚕豆羹

【组成】蚕豆 60 克,薏苡仁 30 克,红糖 20 克。

【制法】将蚕豆、薏苡仁分别淘洗干净,晒干或烘干,研成细粉,与红糖拌和均匀,一分为二,分装在 2 个绵纸袋里,瓶装防潮,备用。

【用法】每日 2 次,每次 1 包,用沸水冲泡,调拌成羹糊食用。

【功效】补益脾胃,化痰利湿。适用于冠心病。

红花檀香茶

【组成】红花 5 克,白檀香 3 克。

【制法】将红花、白檀香放入杯中,用沸水冲泡。

【用法】代茶饮,一般可冲泡 3～5 次,宜当日饮完。

【功效】活血行气,化瘀宣痹。适用于冠心病。

菊花山楂茶

【组成】菊花 10 克,山楂 10 克,茶叶 3 克。

【制法】将菊花、山楂、茶叶放入茶杯中,用沸水冲泡,加盖稍闷即成。

【用法】饮用,每日 1 剂。

【功效】平肝活血,降压降脂,消食健胃。适用于冠心病伴有高脂血症、高血压者。

菊桑银楂茶

【组成】菊花 5 克,金银花 6 克,山楂 10 克,桑叶 5 克。

【制法】将菊花、金银花、山楂、桑叶放入大号茶杯中,加沸水冲泡,加盖闷 5 分钟即可。

【用法】代茶饮,每日 1 剂。

【功效】清肝活血,降血压。适用于冠心病伴有高血压者。

罗布麻山楂茶

【组成】罗布麻叶 6 克,山楂 15 克,五味子 5 克,冰糖适量。

【制法】将 4 味用沸水冲泡。

【用法】代茶饮,当日饮完。

【功效】清热平肝,活血化瘀,生津止渴,降脂降压。适用于冠心病伴有高血压、高脂血症者。

茉莉花茶

【组成】茉莉花 2 克,石菖蒲 3 克,绿茶 3 克。

【制法】将 3 味共研粗末,用沸水冲泡。

【用法】随意饮用,每日 1 剂。

【功效】理气化湿,通痹安神。适用于冠心病心绞痛等。

葡萄子茶

【组成】葡萄干 30 克,枸杞子 15 克。

【制法】将葡萄干、枸杞子分别去杂,洗净,同放入杯中,用沸水冲泡,加盖闷 5 分钟即成。

【用法】当茶频频饮用,一般可连续冲泡 3～5 次。

【功效】滋养肝肾,养血补血。适用于冠心病等。

强心茶

【组成】黄芪、附子、麦冬、益母草各 150 克,茶树根 200 克。

【制法】将 5 味共研为粗末,以纱布包,每包重 30 克,每次取 1 包置瓷杯中,用沸水冲泡,加盖闷 10 分钟即成。

【用法】每日 1 包,频饮。

【功效】温阳益气,活血强心,适用于冠心病。

灵芝丹参酒

【组成】灵芝 30 克,丹参 5 克,三七 5 克,白酒 500 毫升。

【制法】将 3 味药洗净,切片,一起放入瓶内,倒入白酒,加盖密封,每日摇晃 1 次,浸泡 15 日即可。

【用法】每日 2 次,每次饮 20～30 毫升。

【功效】补益心气,活血通络,安心宁神。适用于冠心病等。

杜仲丹参酒

【组成】杜仲、丹参各 60 克,川芎 30 克,黄酒 2000

毫升。

【制法】将 3 味药一起研为粗末，装入纱布袋，扎紧袋口，放入瓶中，倒入黄酒，封口，浸泡 2 周后即可。

【用法】每日 2 次，每次饮 10～15 毫升。也可在病情稳定时随时随量饮用，但勿过量。

【功效】补益肝肾，活血化瘀，行气止痛。适用于冠心病、高血压患者。

苏合香酒

【组成】苏合香丸 50 克（由白术、青木香、香附子、朱砂、白檀香、安息香、沉香、麝香、丁香、荜茇、龙脑、苏合香油等组成），米酒 1000 毫升。

【制法】将苏合香丸放入米酒中，用小火稍煮，使药丸完全熔化后即可。

【用法】每日 2 次，每次饮 10 毫升，连服数日。

【功效】活血化瘀通脉，温经散寒止痛。适用于冠心病等。

固精酒

【组成】枸杞子 120 克，当归 60 克，熟地黄 180 克，白酒 4000 毫升。

【制法】将 3 味药与白酒一起放入容器中，密封后放入锅中，隔水蒸 2 小时，再埋入土中 7 日，退火气后即可。

【用法】每日早晚各 1 次,每次饮 15～30 毫升,连服 5 日。

【功效】滋阴补肾,养血活血。适用于冠心病心绞痛患者。

参附酒

【组成】人参 50 克,熟附子 30 克,生姜 10 克,大枣 5 枚,桂枝 30 克,白酒 500 毫升。

【制法】将人参、附子、桂枝研为粗末,生姜切片,大枣去核,一起装入纱布袋,扎紧袋口,放入瓶中,倒入白酒浸泡,密封 15 日后开启,拣去药袋,过滤装瓶备用。

【用法】每日 1～2 次,每次饮 10～20 毫升。

【功效】大补元气,温肾散寒,回阳救逆。适用于冠心病心绞痛患者。

茶树根酒

【组成】老茶树根 30～60 克,糯米酒适量。

【制法】将老茶树根洗净、切片,放入砂锅中,用小火煎煮 20 分钟,取浓汁,倒入糯米酒稍煮即成。

【用法】每晚睡前顿服,连服 7 日。

【功效】清热泻火,强心利尿。适用于冠心病心绞痛、高血压患者。

冠心活络酒

【组成】三七 24 克，冬虫夏草 18 克，当归 18 克，西红花、橘络、人参、川芎、薤白各 15 克，白糖 150 克，白酒 500 毫升。

【制法】将前 8 味药一起研为粗末，放入白酒浸泡 15 日，每日摇动数次，过滤后加入白糖，使之溶化后备用。药渣可加白酒再浸泡 1 次。

【用法】每日饭后服 2～3 次，每次饮 5 毫升。

【功效】养心益气，活血通络。适用于冠心病心绞痛患者。

十四、贫　血

贫血是指血液中红细胞数量过少，血红蛋白不足。它不是一种独立的疾病，而可能是其他疾病的重要临床表现，一旦发现贫血，必须查明原因。贫血一般表现为身体软弱乏力、皮肤苍白、气急或呼吸困难，伴有头晕、头痛、耳鸣、眼花、注意力不集中、嗜睡等症状，甚至发生晕厥。

中医学将贫血分为心脾血虚和肝血虚两种。心脾血虚表现为面色不华、心慌多梦；肝血虚表现为面色不华、头晕目眩、肢体麻木、筋脉拘急等。对贫血进行食疗需要较长的时间。

大枣党参龙眼汤

【组成】大枣 20 枚,党参 15 克,龙眼肉 30 克。

【制法】将大枣用清水浸泡 1 小时,党参用布包好,同龙眼肉一起入锅,加水煮沸后再煮 30 分钟即成。

【用法】吃枣饮汤,每日分 2 次食完,连服 5～7 日为 1 个疗程。

【功效】补中益气,养血安神。适用于贫血。

补虚汤

【组成】兔肉 120 克,党参 15 克,怀山药 30 克,枸杞子 15 克,大枣 10 枚。

【制法】将兔肉切块;怀山药洗净切片,党参切片,一起用纱布包好。将兔肉、药包与枸杞子、大枣共入锅中,加水适量,煮至兔肉烂熟后调味即成。

【用法】弃药包,食兔肉、枸杞子、大枣,饮汤,每日 1 剂,连用 3～5 日为 1 个疗程。

【功效】益气养血安神。适用于贫血。

大枣木耳红糖汤

【组成】大枣 12 枚,木耳 15 克,红糖 60 克。

【制法】将木耳用温水泡发后洗净,同大枣共入锅中,加水适量煮沸,加红糖再煮至木耳、大枣熟时即成。

【用法】吃木耳、大枣,喝汤。

【功效】补中益气,养血安神。适用于缺铁性贫血。

猪肝菠菜汤

【组成】猪肝 100 克,菠菜 200 克,生姜片、食盐、味精各适量。

【制法】将猪肝洗净、切片,与生姜片共入锅中,加水适量,煮 30 分钟,再加入洗净的菠菜,稍煮后用食盐、味精调味即可。

【用法】经常佐餐食用,吃菠菜、猪肝,喝汤。

【功效】敛阴润燥,滋阴养血。适用于缺铁性贫血。

无花果叶汤

【组成】无花果叶 12 克。

【制法】将无花果叶洗净后入锅,加水 500 毫升,煮沸后再煎 5 分钟即成。

【用法】每日 1 次,饮汤。

【功效】清热生津,健脾开胃,解毒消肿。适用于溶血性贫血。

桑葚杞圆酒

【组成】桑葚 15 克,大枣 15 克,枸杞子 15 克,龙眼肉 15克,白酒 500 毫升。

【制法】将前 4 味加工使碎,置容器中,加入白酒,密封,每日振摇 1 次,浸泡 4 日后过滤即成。

【用法】每日 2 次,每次服 20 毫升。

【功效】滋阴补血。适用于贫血、头晕目眩、心悸气短、神经衰弱等。

龙眼补血酒

【组成】龙眼 125 克,何首乌 125 克,鸡血藤 125 克,白酒 1500 毫升。

【制法】将鸡血藤和何首乌切成小块,与龙眼、白酒一同置容器中,密封,浸泡 10 日后过滤即成。

【用法】每日 2 次,每次服 20 毫升。

【功效】补髓填精,养心宁神。适用于贫血、须发早白、神经衰弱等。

桃金娘酒

【组成】桃金娘 250 克,白酒 500 毫升。

【制法】将桃金娘置容器中,加入白酒,密封,每日振摇 1 次,浸泡 10 日即成。

【用法】每日 3 次,每次服 30 毫升。发热和便秘者忌服。

【功效】补血固精。适用于身体羸弱、贫血、遗精、早泄等。

鹌鹑蒸圆参

【组成】鹌鹑 2 只,党参 9 克,龙眼 9 克,食盐少许。

【制法】鹌鹑去毛及肠杂,党参和龙眼置鹌鹑腹中,将鹌鹑放入碗中,加入食盐,上屉隔水蒸 2 小时,离火。

【用法】去党参,吃鹌鹑、龙眼,饮汤。1 日内食完,连用 5～7 日为 1 个疗程。

【功效】养血益脾、补心安神。适用于贫血。

蒜片炒苋菜

【组成】苋菜 500 克,大蒜 15 克,色拉油、食盐、味精各适量。

【制法】将苋菜去筋及老叶后洗净备用;大蒜剥皮,切成蒜片。炒锅置旺火上,加色拉油烧至七成热时,下蒜片略煸,再倒入苋菜,翻炒至熟,加食盐、味精调味后即成。

【用法】佐餐食用,常食有效。

【功效】清热利湿、凉血止血。适用于贫血。

冬虫夏草炖胎盘

【组成】冬虫夏草 10～15 克,新鲜胎盘 1/2 个。

【制法】将胎盘洗净、切块,同冬虫夏草共置一大碗中,加水适量,入蒸锅中隔水蒸熟,调味后即可。

【用法】每日 1 剂,每周 2～3 次,连服 15～20 次。

【功效】养血安神。适用于贫血。

花生大枣炖猪蹄

【组成】花生仁 100 克,大枣 10 枚,猪蹄 2 个,食盐、味精各适量。

【制法】猪蹄去毛、洗净、切块,同花生仁、大枣共入锅中,加水适量,小火煮至猪蹄熟烂,调入食盐、味精即成。

【用法】佐餐食用,每日 1 剂。

【功效】补中益气,养血安神。适用于贫血。

豆腐煮鸡蛋

【组成】豆腐 250 克,新鲜鸡蛋 1 个,食盐、味精各适量。

【制法】豆腐切块,加水适量煮沸后,打入鸡蛋,再煮熟后用食盐、味精调味即可。

【用法】佐餐经常食用。

【功效】养血安神。适用于贫血。

当归党参乌鸡

【组成】乌鸡(约 1000 克)1 只,当归 15 克,党参 20 克,黄酒 1 匙,食盐少许。

【制法】将乌鸡活杀,去肠杂,洗净。当归和党参洗净、切片后塞满鸡腹,淋上黄酒,以线缝合,置瓷盆中,撒上食盐,上锅隔水蒸熟,离火。

【用法】佐餐服食,分 2～3 日食完。

【功效】补中益气,补血活血。适用于缺铁性贫血。

十五、失 眠

失眠是指无法入睡或无法保持睡眠状态,导致睡眠不足。失眠是一种常见病,往往会给患者带来极大的痛苦和心理负担,又会因为滥用失眠药物而损伤身体。临床以不易入睡、睡后易醒、醒后不能再寐、时寐时醒,或彻夜不寐为其主要特点,并常伴有日间精神不振、反应迟钝、体倦乏力甚则心烦懊恼,严重影响身心健康及工作、学习和生活。

中医学认为失眠以七情内伤为主要病因,其涉及的脏腑不外心、脾、肝、胆、肾,其病机总属营卫失和,阴阳失调为病之本,或阴虚不能纳阳,或阳盛不得入阴。食疗以针对虚证为主,用滋补心脾的食物治疗有较好的效果。

大枣小麦甘草汤

【组成】大枣 15 枚,小麦 60 克,甘草 30 克。

【制法】将大枣、小麦、甘草洗净后,加水适量煮成汤,去渣取汁即成。

【用法】每日 1 剂,连服 10 日为 1 个疗程。

【功效】补中益气,养血安神。适用于失眠。

龙眼酸枣仁茶

【组成】龙眼肉 15 克,炒酸枣仁 6 克。

【制法】龙眼肉和酸枣仁洗净,共入保温杯中,加沸水冲泡,加盖略闷即成。

【用法】每日 1 杯,代茶饮。

【功效】养血益脾、补心安神。适用于失眠。

花生叶赤豆汤

【组成】鲜花生叶 15 克,赤小豆 30 克,蜂蜜 2 汤匙。

【制法】将花生叶、赤小豆洗净,放入锅中,加适量水置火上煎汤,调入蜂蜜即成。

【用法】睡前饮汤,吃赤小豆及花生叶。

【功效】养心安神。经常食用对失眠患者有效。

猪心紫菜汤

【组成】紫菜 30 克,猪心 1 个,生姜、料酒、食盐、味精各适量。

【制法】猪心切片,同紫菜共入锅中,加生姜、料酒及适量水,煮沸后再煮 20 分钟,用食盐、味精调味即成。

【用法】佐餐食用。常食有效。

【功效】养心安神。适用于失眠。

瓜子红糖汤

【组成】冬瓜子 30 克,红糖 60 克。

【制法】将冬瓜子洗净,入锅中加水适量,煮沸后加红糖再煮片刻即可。

【用法】喝汤,每日 1 次,连用 7~10 日为 1 个疗程。

【功效】润肺,化痰,安神。适用于失眠。

龙眼猪髓鱼头汤

【组成】龙眼肉 10 克,猪脊髓 100 克,鱼头 1 个,葱段、生姜片、蒜片、黄酒、米醋、食盐、味精、紫苏叶、香菜各适量。

【制法】将猪脊髓、鱼头洗净,同放锅中加适量水,煮沸后,下龙眼肉及葱段、生姜片、蒜片、黄酒、米醋,小火炖至烂熟后,加食盐、味精调味,下紫苏叶、香菜,再煮沸即成。

【用法】佐餐食用。

【功效】养血健脑,宁心安神。适用于失眠患者。

苦菜蛋花汤

【组成】苦菜 150 克,鹌鹑蛋 6 枚,香油 10 毫升,食盐 1克,味精 1 克。

【制法】苦菜洗净,氽透,备用;鹌鹑蛋打入碗内,用筷子用力搅打 1 分钟。炒锅放入香油烧热后即放入苦菜翻炒几下,加水 500 毫升,煮沸 3 分钟,放入鹌鹑蛋汁,再煮片刻,待蛋熟即盛入汤盆内,放入食盐、味精调味即成。

【用法】佐餐食用。

【功效】清心安神,健脑益智。适用于失眠。

鲈鱼五味子汤

【组成】鲈鱼1条,五味子50克,黄酒、食盐、葱段、生姜片、胡椒粉、植物油各适量。

【制法】五味子浸泡、洗净。将鲈鱼去鳞、鳃、内脏后洗净,放入锅中,加黄酒、食盐、葱段、生姜片、植物油、清水,放入五味子煮至鱼肉熟烂,拣去葱、姜,用胡椒粉调味即成。

【用法】佐餐食用。

【功效】补心脾,益肝肾。适用于失眠。

人参核桃仁鸡肉汤

【组成】白参粉5克,核桃仁(压碎)100克,鸡肉300克,葱、生姜、黄酒、熟菜心、味精、食盐各适量。

【制法】将鸡肉洗净后放入锅中,先加清水、生姜、葱,烧沸后,撇去浮沫,再加黄酒,用小火上煮至鸡肉熟透,加核桃仁、食盐后再煮几分钟,取出鸡肉切成长条状,将熟菜心放碗内,鸡肉条放上面,白参粉、味精入汤中搅匀后煮几分钟,倒入碗内即成。

【用法】佐餐食用。

【功效】益气温阳,养心安神,健脑益智。适用于伴有心慌、乏力的失眠患者。

菠菜银耳汤

【组成】菠菜 150 克,银耳 9 克,食盐、香油各适量。

【制法】将银耳用水发透,去蒂,洗净,放锅中,加水煮烂;菠菜入沸水中烫过,捞出,放入凉水中浸一下,再捞出,切段,然后放入银耳锅中,煮沸后离火,加食盐、香油调味即成。

【用法】佐餐食用。

【功效】滋阴养胃,清热泻火,生津健脑。适用于失眠。

白糖牛奶

【组成】牛奶 250 毫升,白糖 30 克。

【制法】将牛奶煮沸后,加白糖再煮片刻即可。

【用法】每日睡前饮用,连用 10～15 日为 1 个疗程。

【功效】益气养心安神。适用于失眠。

龙眼酒

【组成】龙眼肉 250 克,白酒 1500 毫升。

【制法】将龙眼肉置容器中,加入白酒,密封,每日振摇数下,浸泡 30 日即成。

【用法】每日 2 次,每次服 25 毫升。

【功效】益心脾,补气血,安心神。适用于食欲缺乏、虚劳赢弱、惊悸失眠、怔忡健忘、脾胃虚弱等。

桑葚龙眼酒

【组成】桑葚 20 克,龙眼肉 20 克,白酒 500 毫升。

【制法】前 2 味置容器中,加入白酒,密封,浸泡 7 日即成。

【用法】每日 3 次,每次服 20 克。凡大便稀溏者忌服。

【功效】滋阴养血。适用于心悸失眠、体弱少力、耳聋目眩等。

养心安神酒

【组成】枸杞子 45 克,酸枣仁 30 克,五味子 25 克,香橼 20 克,何首乌 18 克,大枣 15 枚,白酒 1000 毫升。

【制法】前 6 味共捣碎,入布袋,置容器中,加入白酒,密封,浸泡 7 日后去药袋,过滤即成。

【用法】每晚睡前服 20～30 毫升。

【功效】养心和血,养肝安神。适用于失眠多梦、头晕目眩等。

补骨脂酒

【组成】补骨脂 60 克。

【制法】将补骨脂研为细末,备用。

【用法】每次取药末 6 克用白酒调服,每日 1 次。

【功效】温肾助阳,纳气止泻。适用于肝肾不足、失眠、虚劳羸瘦、腰膝酸软等。

黄精酒

【组成】黄精 20 克,白酒 500 毫升。

【制法】黄精切片,入布袋,置容器中,加入白酒,浸泡 30 日即成。

【用法】每日 3 次,每次服 10 毫升。

【功效】益脾祛湿,乌发,润血燥。适用于急躁少眠等。

补心酒

【组成】麦冬 30 克,生地黄 22 克,柏子仁 15 克,龙眼肉 15 克,当归 15 克,白茯苓 15 克,白酒 2500 毫升。

【制法】将前 6 味切碎,入布袋,置容器中,加入白酒,密封,浸泡 7 日后去药袋,过滤即成。

【用法】每日 2 次,每次服 10～15 毫升。

【功效】滋阴安神。适用于心悸失眠、精神疲倦等。

百益长寿酒

【组成】党参 4.5 克,生地黄 4.5 克,茯苓 4.5 克,白芍 3 克,白术 3 克,红曲 3 克,当归 3 克,川芎 1.5 克,木樨花 25 克,龙眼肉 12 克,白酒 750 毫升,冰糖 75 克。

【制法】将前 10 味研碎,入布袋,置容器中,加入白酒,密封,浸泡 5 日后过滤,加入冰糖即成。

【用法】不拘时,随量服用。

【功效】益气健脾,养心补血。适用于心脾两虚,气血不足之乏力少气、食少脘满、失眠、面色不华等。

合欢皮酒

【组成】合欢皮 100 克,黄酒 500 毫升。

【制法】将合欢皮研碎,置容器中,加入黄酒,密封,每日振摇 1 次,14 日后开封,过滤即成。

【用法】每日 2 次,每次服 20 毫升。

【功效】安神健脑,止肿消痛。适用于神经衰弱、失眠头痛、跌打损伤、伤口痛等。

橘饼芝麻核桃丸

【组成】橘饼 3 个,黑芝麻 50 克,核桃仁 50 克,桑叶 50 克。

【制法】将橘饼、黑芝麻、核桃仁、桑叶切碎后,共捣烂如泥,制成每粒重 9 克的药丸。

【用法】每次 1～2 丸,每日服 2 次。

【功效】健胃、补血、润肺、养神。适用于失眠。

莲子大枣炖兔肉

【组成】兔肉 125 克,莲子 15 克,大枣 10 枚,食盐适量。

【制法】兔肉切小块,同莲子、大枣共入锅中,加水适量炖熟,加食盐调味即成。

【用法】喝汤,吃兔肉,每日 1 剂,连用 7～10 日。

【功效】补中益气,养血安神。适用于失眠。

莲子百合炖鹅肉

【组成】鹅肉 250 克,莲子 30 克,百合 30 克,食盐、味精各适量。

【制法】莲子、百合洗净,同切成小块的鹅肉共入锅中,加水适量煮至鹅肉熟透,用食盐、味精调味即可。

【用法】吃肉喝汤,每日 1 剂,连用数日。

【功效】养血益脾、补心安神。适用于失眠。

五味子炖鲈鱼

【组成】鲈鱼 1 条,五味子 15 克,食盐、葱花、味精各适量。

【制法】鲈鱼洗净去肠杂,同五味子共入砂锅中,加水及食盐适量,大火煮沸后再煮片刻,加入葱花、味精即成。

【用法】佐餐食用,每日 1 次,连用 1 周。

【功效】敛肺,滋肾,生津,安神。适用于失眠。

人参当归炖猪心

【组成】人参 60 克,当归 60 克,猪心 10 个。

【制法】将人参、当归洗净,切片,装入猪心中,加适量清水煮 1 小时即成。

【用法】去药,猪心切片食用。

【功效】补血活血,补脾益肺,生津止渴,安神益智。适用于失眠伴心悸多汗。

黄芪白果蒸鸡

【组成】母鸡 1 只(约 1000 克),黄芪 30 克,白果 6 克,葱、生姜、食盐、胡椒粉、鲜汤、黄酒、味精各适量。

【制法】将母鸡宰杀,去毛及内脏,洗净后在沸水锅中烫片刻,取出用凉水洗净;葱切成段,生姜切成片,备用。将黄芪、白果洗净,用温水浸泡 30 分钟后,将黄芪、白果塞入鸡腹,然后将鸡放入盆中,加入鲜汤,放入葱段、生姜片、胡椒粉、黄酒,加盖盖严,上笼用大火蒸至鸡肉熟烂,拣出黄芪、葱段、生姜片,调入味精即成。

【用法】佐餐食用。

【功效】益气养血。适用于失眠。

茄酱茭白

【组成】茭白 500 克,番茄酱 50 克,食盐、黄酒、味精、白糖、鲜汤、植物油各适量。

【制法】将茭白去皮、洗净、拍松,切成长约 6 厘米的条。置锅于大火上,加油烧至七成热,放入茭白,炒至外皮收缩、呈淡黄色时捞出,沥干油,待用。锅留少许底油,加入番茄酱煸炒,再放入茭白煸炒,然后加入鲜汤、味精、食盐、黄酒搅匀,改用小火烧至卤汁稠浓时即成。

【用法】佐餐食用。

【功效】清热解毒,健脑益智。适用于失眠。

当归桃仁焖子鸡

【组成】当归 20 克,雄子鸡 1 只,核桃仁 10 克,桂枝 10 克,鸡血藤 20 克,生姜 10 克,葱白 10 克,黄酒 25 毫升,甜面酱 20 克,花椒 3 克,食盐、白糖、味精、鲜汤、湿淀粉各适量。

【制法】将鸡宰杀后洗净,放入清水浸泡 2 小时,捞出后切成 3 厘米见方的块,经油炸后放入罐中。将当归、核桃仁、桂枝、鸡血藤切碎,装入纱布袋,扎上口,投入罐中。将生姜、葱白、黄酒、甜面酱、花椒、食盐、白糖、味精放入,加入鲜汤及适量水,上笼蒸 1 小时左右,取出翻扣于盘中,拣出药袋及生姜、葱白,余汁倒入炒锅,用大火烧沸,兑入少量湿淀粉勾成薄芡,反复推匀,浇在鸡上即成。

【用法】佐餐食用。

【功效】补肾养血,健脑益智。适用于失眠。

人参爆鸡片

【组成】鲜白参 15 克,鸡胸脯肉 200 克,冬笋 25 克,黄瓜 25 克,鸡蛋清 1 个,食盐、黄酒、葱花、生姜、香菜梗、鸡汤、猪油、香油、味精、湿淀粉各适量。

【制法】鸡胸脯肉切成薄长片；白参洗净，切斜薄片；冬笋、黄瓜切片；葱、生姜切丝；香菜梗切长段；用食盐、味精、鸡汤、黄酒兑成汁水，再入蛋清、湿淀粉拌匀；将猪油加热至五成热，放入鸡肉片，用筷子划开，熟时捞出，控净油。将底油加热至六成热，下葱花、生姜丝、笋片、参片煸炒，再入黄瓜片、香菜梗、鸡肉片，烹上汁水，颠翻几下，淋上香油即成。

【用法】佐餐食用。

【功效】大补元气，安神增智。适用于失眠。

五味子烧鲈鱼

【组成】鲈鱼1条（约800克），五味子50克，食盐、黄酒、胡椒粉、葱段、生姜片、猪油各适量。

【制法】将五味子去杂，洗净。鲈鱼去鳞、鳃、内脏后洗净，放入油锅煎至金黄色，再放入黄酒、食盐、葱段、生姜片、五味子和适量水，大火烧沸后改用小火炖至鱼肉熟烂，再用大火收浓汤汁，拣去葱、姜，用胡椒粉调味即成。

【用法】佐餐食用。

【功效】健脑益智，补肝强肾。适用于失眠。

蒸枸杞葡萄干

【组成】葡萄干50克，枸杞子30克。

【制法】将葡萄干和枸杞子洗净，放在碗内，置于笼中蒸

30 分钟即成。

【用法】当零食食用。

【功效】补血滋阴。适用于失眠等。

杞叶炒猪心

【组成】枸杞叶 300 克，猪心 1 个，食盐、豆瓣酱、酱油、湿淀粉、黄酒、白糖、植物油各适量。

【制法】将猪心洗净后切片，枸杞叶洗净。炒锅上火，放植物油烧至八成热，投入猪心片，烹入黄酒煸炒，待猪心变色时倒入枸杞叶，加食盐、豆瓣酱、酱油、白糖，待枸杞叶软后用湿淀粉勾芡即成。

【用法】佐餐食用。

【功效】补益心脾，健脑益智。适用于失眠。

十六、功能性消化不良

功能性消化不良是指一种无特异性原因的消化道不适，患者经各种检查都没有特殊异常，也称为非溃疡性消化不良。

功能性消化不良的患者，通常会出现持续或反复发作的上腹部不适，并可能伴有腹胀、嗳气、早饱、厌食、恶心、呕吐、反酸、胃烧灼感、弥漫性上腹部疼痛等症状。胃镜检查仅为轻度浅表性胃炎，X 线钡餐检查或其他胃动力检查会发现胃排空延缓,部分患者基础胃酸排出量和最大胃酸排出量增高,幽门螺杆菌检查呈阳性。

引发功能性消化不良的原因有十二指肠黏膜慢性炎症、胃肠运动功能失调、内脏感觉异常、精神因素、幽门螺杆菌感染。其中,精神因素占了较大的比例。研究发现,女性比男性更容易出现功能性消化不良,尤其是处于更年期的女性,这可能与内分泌紊乱及女性对各种压力的承受能力比男性弱有关。

三仙陈皮茶

【组成】焦山楂、焦谷芽、焦麦芽各 10 克,陈皮 6 克。

【制法】将焦三仙与陈皮洗净,研为粗末,放入大杯中,用沸水冲泡,加盖闷 15 分钟即成。

【用法】当茶频饮,一般可冲泡 3～5 次。

【功效】消积化食行气。适用于消化不良。

白萝卜蒲公英蜜汁

【组成】白萝卜 200 克,鲜蒲公英 100 克,蜂蜜 20 克。

【制法】将白萝卜洗净,保留皮及根须(如有萝卜缨亦保留),切碎榨汁。鲜蒲公英除去败叶、杂质,洗净,放入温开水中浸泡片刻,捞出后捣烂取汁。将两汁混合,兑入蜂蜜即成。

【用法】早晚分服,当日服完。

【功效】清胃解毒,消积和中。适用于消化不良。

莲子茶

【组成】莲子肉 20 克,白糖适量。

【制法】莲子肉煎水,加白糖调味。

【用法】代茶饮。

【功效】理气和中。适用于消化不良。

炒扁米茶

【组成】白扁豆 30 克。

【制法】白扁豆炒至微黄,煎水。

【用法】代茶饮。

【功效】理气和中。适用于消化不良、脾虚纳差、便溏等。

两冬饮

【组成】麦冬、天冬各 10 克,蜂蜜适量。

【制法】将麦冬、天冬洗净,加适量清水,大火煮沸后改小火煮 30 分钟,加蜂蜜调味即可。

【用法】温热饮用,每日 3 次。

【功效】疏肝和胃。适用于属胃阴亏虚的消化不良。

桂楂茶

【组成】桂皮 6 克,山楂肉 6 克,红糖 30 克。

【制法】将桂皮切成 2 厘米见方的小块,与山楂肉一起放入锅内,加清水适量,大火煮沸后改小火煮 20 分钟,去渣取汁,加红糖调味即可。

【用法】代茶适量热饮。

【功效】理气和胃。适用于胃脘闷满作痛。

萼梅绿茶

【组成】绿茶、绿萼梅各 6 克。

【制法】沸水冲泡。

【用法】频饮。

【功效】理气和胃,消胀宽中。适用于肝胃气痛、两胁胀满等。

山药红茶

【组成】山药(干品)20 克,红茶 2 克。

【制法】将山药和红茶放入容器内,加水煎茶。

【用法】频饮。

【功效】理气和胃,消胀宽中。适用于脾胃虚弱所致的食欲缺乏等。

楂术乌龙茶

【组成】乌龙茶 2 克,白术 10 克,山楂 6 克。

【制法】将乌龙茶、白术及山楂同放入容器中,加清水煎茶。

【用法】频饮。

【功效】理气和胃,消胀宽中。适用于脾虚所致消化不良、泄泻。

神曲山楂粥

【组成】焦神曲、焦山楂各 30 克,粳米 60 克。

【制法】将焦神曲、焦山楂同入砂锅,加水适量,小火煎煮 30 分钟,去渣取汁。粳米淘净后,放入砂锅,加水用中火煨煮成粥,粥将成时加入神曲山楂浓煎汁,小火继续煨煮至沸即成。

【用法】早晚分服。

【功效】消食导滞,活血助运。适用于消化不良。

金橘粥

【组成】大米 30 克,鲜金橘 5 个,白糖适量。

【制法】大米加水如常法煮粥,粥将煮熟时把每个金橘剖成 4 瓣加入粥内,熟后调入白糖。

【用法】早餐顿食。

【功效】疏肝解郁,理气和胃,消胀宽中。适用于肝气犯胃、胃气不和引起的消化不良。

佛手粥

【组成】粳米 100 克,佛手 20 克,白糖 15 克。

【制法】将佛手洗净,放入砂锅中,加水适量,用小火煮至水剩一半时去渣取汁,加入粳米,再加水适量,继续用小火煮至粥稠,调入白糖即可。

【用法】早晚分食。

【功效】疏肝理气,和胃止呕。适用于肝气郁结型消化不良呕吐症。

曲米粥

【组成】粳米 60 克,神曲 10~15 克。

【制法】先将神曲捣碎,煎取药汁后去渣,入粳米煮为稀粥。

【用法】早晚分食。

【功效】消食导滞,促进食欲。适用于食滞胃脘型消化不良。

鸡内金粥

【组成】鸡内金 10 克,粳米 10 克。

【制法】将鸡内金用小火炒至黄褐色,研成细末备用。

将粳米淘净入锅,加水适量,用大火煮沸,改小火煮成稠粥,粥将成时兑入鸡内金粉,再煮 10 分钟即成。

【用法】早晚分食。

【功效】消食除滞,健脾开胃。适用于食滞胃脘型消化不良。

鸡橘粉粥

【组成】粳米 30 克,鸡内金 6 克,干橘皮 3 克,砂仁 1.5 克,白糖适量。

【制法】粳米淘洗干净;鸡内金、橘皮、砂仁一起研成细末,待用。粳米放入锅中,加鸡内金、橘皮、砂仁、白糖及适量水,搅匀。用大火烧沸后,转用小火煮至米烂粥成。

【用法】早餐顿服。

【功效】健脾理气,消食导滞。适用于食滞伤胃型消化不良。

山楂枳壳粥

【组成】粳米 100 克,山楂 20 克,枳壳、白糖各 10 克。

【制法】将枳壳用水洗净,晒干或烘干,研为细粉备用。山楂洗净后去核,切片,与淘净的粳米一同放入锅中,加适量水,大火煮沸后,加枳壳粉,改用中火煨 30 分钟,煮成稀粥,加白糖和匀即成。

【用法】吃粥,嚼食山楂,随意服用。

【功效】消积化滞,开胃健脾。适用于食滞内停型消化不良。

姜汁砂仁粥

【组成】粳米 100 克,砂仁 5 克,生姜汁适量。

【制法】先用粳米煮粥,后入砂仁末,调匀稍煮,粥成后盛于小碗中,每碗加生姜汁 10 毫升。

【用法】早晚分服。

【功效】消食理气,和胃止吐。适用于食滞伤胃型消化不良。

萝卜小茴香粥

【组成】萝卜 500 克,小茴香 250 克,粳米 100 克,食盐、味精、香油各适量。

【制法】将萝卜、小茴香、粳米一同放入锅内,倒入适量水,置大火上煮沸后改小火继续煮至米开花,放入食盐、味精、香油调味即成。

【用法】早晚分食。

【功效】疏肝和胃,开胃消胀。适用于肝胃不和型消化不良。

莲子粥

【组成】鲜莲子 30 克,粳米 100 克。

【制法】将鲜莲子洗净后去皮、除心,同粳米共入锅中,加水煮粥。

【用法】经常食用。

【功效】消食理气。适用于消化不良虚、实证。

菖蒲木瓜酒

【组成】鲜石菖蒲 20 克,鲜木瓜 20 克,九月菊 20 克,桑寄生 30 克,小茴香 10 克,白酒 1500 毫升。

【制法】前 5 味入布袋,置于干净容器中,以酒浸之,7 日后即成。

【用法】每日早晨温饮 10 毫升。

【功效】清心,柔肝,补肾。适用于阳虚恶风、消化不良、眩晕乏力等。

刺梨酒

【组成】刺梨 500 克,糯米酒 1000 毫升。

【制法】先将刺梨洗净晾干,捣烂后装入洁净的纱布中绞汁,再将刺梨汁放入容器中,冲入糯米酒,搅匀即成。

【用法】每日 2 次,每次服 20 毫升。

【功效】健胃消食,滋补身体。适用于消化不良、食积饱胀及病后体虚等。

山楂龙眼酒

【组成】山楂 250 克,龙眼肉 250 克,大枣 30 克,红糖 30

克,米酒 1000 毫升。

【制法】将山楂、龙眼肉、大枣洗净、去核、沥干,加工粗碎,置容器中,加入红糖和米酒,搅匀,密封浸泡 10 日后开封,过滤,澄清即可。

【用法】每日 2 次,每次服 20 毫升。

【功效】益脾胃,助消化。适用于肉食积滞、脾胃不和、脘腹胀满、消化不良等症。

红茅药酒

【组成】公丁香 6 克,白豆蔻 6 克,砂仁 10 克,高良姜 6 克,零陵香 6 克,红豆蔻 6 克,白芷 10 克,当归 30 克,木香 2 克,肉豆蔻 6 克,陈皮 20 克,枸杞子 10 克,檀香 2 克,草豆蔻 6 克,佛手 10 克,桂枝 6 克,沉香 4 克,肉桂 20 克,山药 6 克,红曲 162 克,白酒 5200 毫升,蜂蜜 560 毫升,冰糖 416 克。

【制法】前 20 味入布袋,浸于酒中,加热,煮数沸后再对入蜂蜜和冰糖,溶化即成。

【用法】烫热饮用,每次服适量。

【功效】理脾和胃,温中散寒。适用于寒湿中阻,症见不思饮食、消化不良等。

黄芪酒

【组成】黄芪 60 克,米酒 500 毫升。

【制法】将黄芪研碎,置容器中,加入黄酒,密封,浸泡 7

日,每日振摇数次即成。

【用法】每日 2 次,每次服 20 毫升。

【功效】补气健脾,固表止汗。适用于脾胃虚弱、食少纳呆、消化不良等。

柚皮粉

【组成】柚皮 200 克。

【制法】将柚皮放火上烤成焦黄后研粉,装入小瓷瓶中。

【用法】饭后用米汤冲服,每次 6 克,每日 3 次。

【功效】开胃健脾。适用于消化不良实证。

什锦丸子

【组成】藕 50 克,胡萝卜 1 根,牛瘦肉 50 克,香菜 10克,鸡蛋 1 个,葱、生姜、五香粉、淀粉、食盐、味精各适量。

【制法】把牛肉与葱、生姜一同剁成馅;藕、胡萝卜、香菜切成碎末。把以上各料混合,加入食盐、味精、鸡蛋液、淀粉搅匀,制成丸子。锅底放油烧至六成热时,放丸子煎熟,装盘。

【用法】每次吃 150 克。

【功效】宽中下气,健脾胃,助消化。适用于消化不良实证。

白胡椒炖猪肚

【组成】白胡椒 15 克,猪肚 1 个。

【制法】将胡椒拍碎，放入洗净的猪肚内，并加少许水，头尾用线扎紧，放砂锅内用小火炖至烂熟，调味即可。

【用法】隔2～3日服1次，连服3～5次。

【功效】消积化滞，开胃健脾。适用于消化不良虚、实证。

砂仁大蒜煮猪肚

【组成】大蒜10个，砂仁6克，猪肚1个，生姜、葱、食盐各5克，胡椒粉3克。

【制法】将猪肚洗净，大蒜去皮，砂仁打粉，生姜拍松，葱切段，全部放入猪肚内，用白棉线缝合，放入炖锅内，加水适量，用大火烧沸，再用小火炖至猪肚熟烂，加入食盐、胡椒粉拌匀即成。

【用法】当菜佐餐，随意食用。

【功效】温中和胃，散寒开胃，消炎止痛。适用于消化不良。

淡菜橘皮丸

【组成】淡菜150克，干橘皮100克，蜂蜜适量。

【制法】将淡菜和橘皮焙干，共研粉，加入蜂蜜做成每个3克重的小丸。

【用法】每次服6克，每日3次。

【功效】消积化滞，开胃健脾。适用于消化不良虚、实证。

十七、胃　炎

胃炎是胃黏膜炎症的统称，可分为急性胃炎和慢性胃炎两类。

急性胃炎也称为急性胃黏膜病变，是由各种原因引起的胃黏膜急性炎症。病变可出现在胃底、胃体、胃窦的任何部分，也可能整个胃呈弥漫性炎症。临床上按病因及病理变化的不同，可分为急性单纯性胃炎、急性糜烂性胃炎、急性腐蚀性胃炎、急性感染性胃炎。其中，临床上以急性单纯性胃炎最为常见，而由于抗生素的广泛应用，现在急性感染性胃炎已比较少见。

慢性胃炎是一种常见的消化道疾病，是由多种不同病因引起的胃黏膜慢性炎症。慢性胃炎通常又可分为浅表性胃炎、萎缩性胃炎、肥厚性胃炎、胆汁反流性胃炎、糜烂性胃炎、渗出性胃炎、隆起性胃炎等。

桂花心粥

【组成】桂花心2克，粳米50克，茯苓2克。

【制法】把粳米淘洗干净；桂花心、茯苓放入锅内，加水适量，用大火烧沸，转用中火煮20分钟，滤渣，留汁。把粳米、药汁放入锅内，加入适量水，煮至米烂粥成即可。

【用法】每日 1 次,早餐或晚餐服用。

【功效】健脾胃,止痛。适用于急性胃炎。

鲜藕粥

【组成】鲜藕 50 克,粳米 100 克,红糖 5 克。

【制法】把鲜藕洗净,切成薄片;粳米淘净。把粳米、藕片、红糖放入锅中,加入适量水,用大火烧沸后,转用中火煮至米烂粥成。

【用法】每日 2 次,早、晚餐食用。

【功效】健脾开胃,养心和血。适用于急性胃炎、胃出血。

橘皮粥

【组成】鲜橘皮 25 克,粳米 50 克。

【制法】把鲜橘皮洗净,切成块,与粳米同煮,待米熟后即可食用。

【用法】每日 1 次,早餐食用。

【功效】健脾胃,止痛。适用于急性胃炎。

高良姜粥

【组成】高良姜 25 克,粳米 100 克。

【制法】把高良姜研成细末,加入适量的水,煮后去渣取汁,把汁与粳米一同入锅,煮成粥即可。

【用法】每日 1 次。空腹食用。

【功效】散寒止痛。适用于急性胃炎。

神曲粥

【组成】神曲 15 克,粳米 100 克。

【制法】把神曲捣碎,放入锅中,加入适量的水,煎取其汁,加入粳米同煮成粥即可。

【用法】每日 1 次。

【功效】益气健胃。适用于急性胃炎突发胃痛、呕吐、嗳腐吞酸。

槟榔粥

【组成】槟榔片 15 克,粳米 100 克。

【制法】把槟榔片洗净,加水煎取其汁,加入粳米同煮成粥。

【用法】每日分 1～2 次服食,不宜久食。

【功效】消腹痛,通便。适用于急性胃炎、腹痛、反酸、大便不畅。

陈茶粥

【组成】陈茶叶(6 年以上)10 克,粳米 100 克。

【制法】茶叶加水,煮汁去渣,加入粳米同煮成粥。

【用法】每日 1 次。

【功效】通气消食,益肠胃。适用于急性胃炎。

梅花粥

【组成】白梅花5克,粳米100克。

【制法】把粳米依常法煮粥,待将熟时加入白梅花,同煮片刻即可。

【用法】每日1次。

【功效】健脾养胃。适用于慢性胃炎。

橘皮粥

【组成】干橘皮20克(鲜品30克),粳米100克。

【制法】把橘皮煎取其汁,加入粳米同煮成粥即可。

【用法】每日1次。

【功效】化气滞,消食。适用于慢性胃炎。

豆蔻粥

【组成】肉豆蔻10克,姜片、葱段各10克,粳米50克。

【制法】豆蔻研成末。粳米煮至将熟时,加入豆蔻末、姜片、葱段,同煮成粥即可。

【用法】每日1次。

【功效】温中开胃,消食止泻。适用于慢性胃炎脾胃虚寒、胃痛。

椒面粥

【组成】蜀椒 5 克,生姜 3 片,面粉 100 克。

【制法】把蜀椒研成细末,与面粉同煮成粥,将熟时加入姜片稍煮即可。

【用法】每日 1 次。

【功效】消寒湿,温中开胃。适用于慢性胃炎脾胃虚寒、胃部冷痛。

甘蔗粥

【组成】甘蔗适量,粳米 100 克。

【制法】把甘蔗榨汁,取 100 克甘蔗汁与粳米及适量水同煮成粥。

【用法】每日服用 2 次。

【功效】生津润燥,助脾健胃。适用于慢性胃炎口燥咽干、大便干燥、胃脘作痛。

葱白茱萸粥

【组成】葱白 30 克,粳米 50 克,吴茱萸 3 克。

【制法】把葱白与粳米同煮成粥,将熟时加入吴茱萸,煮熟即可。

【用法】每日 1 次。

【功效】健脾胃。适用于慢性胃炎脾胃虚弱。

猪肚粥

【组成】猪肚 500 克,粳米 150 克,清汤适量。

【制法】把猪肚洗净,加水煮至七成熟时捞出,切成细丝。粳米洗净,与猪肚丝一同放入锅中,加入清汤煮成粥即可。

【用法】每日 1 次。可经常食用。

【功效】补虚损,健脾胃。适用于慢性胃炎消化不良。

莲子红糖粥

【组成】莲子 50 克,糯米 50 克,红糖 5 克。

【制法】把莲子用沸水泡涨,去皮、心,放入锅中,加适量水,用小火煮 30 分钟,留莲子及汤备用。把糯米洗净后倒入锅内,加水,用大火煮 10 分钟,加入红糖、莲子及汤,用小火炖 30 分钟即可。

【用法】每日 1 次,可作为早餐或午后点心。

【功效】补中燥湿,健脾暖胃,止泻敛汗。适用于慢性胃炎胃寒怕冷、遇冷则泻。

沙参麦冬粥

【组成】沙参 15 克,麦冬 15 克,粳米 100 克,冰糖适量。

【制法】把麦冬、沙参放入砂锅中,加入适量的水,煎取其汁,与粳米同煮,待粥将成时加入冰糖,溶化即可。

【用法】每日 1 次。

【功效】止烦热,益脾胃。适用于慢性胃炎。

玉竹粥

【组成】玉竹 20 克,粳米 100 克,冰糖适量。

【制法】把玉竹放入锅中,加入适量的水,煎取其汁,与粳米同煮,待粥将熟时加入冰糖,溶化即可。

【用法】每日服 2 次。

【功效】温脾胃,止腹泻。适用于慢性胃炎。

党参粥

【组成】党参 25 克,粳米 50 克。

【制法】把党参洗净后切碎,放入铁锅中炒至微黄,加入粳米及适量水,煮成粥即可。

【用法】每日 1 次。

【功效】补脾益胃。适用于脾胃虚寒型慢性胃炎。

牛肚粥

【组成】牛肚 250 克,粳米 100 克,食盐适量。

【制法】把牛肚用少量食盐洗净,切成小丁,与粳米同煮成粥。

【用法】每日 1 剂,分次食用。

【功效】补益脾胃。适用于慢性胃炎消化不良。

鹌鹑粥

【组成】鹌鹑 3 只,粳米 100 克,食盐适量。

【制法】把鹌鹑去毛、内脏,洗净后切成小块,与粳米同入锅中,加入适量的水,煮成粥,加食盐调味即可。

【用法】每日 1 次。

【功效】益中气,补脾胃。适用于慢性胃炎食欲缺乏、腹部胀满。

枸杞藕粉汤

【组成】枸杞子 25 克,藕粉 50 克。

【制法】把藕粉加适量水,用小火煮沸后加入枸杞子,再次煮沸即可食用。

【用法】每日 2 次,每次服 100～150 克。

【功效】健脾益胃,养阴补血。适用于急性胃炎、胃出血。

凤爪猪尾花生汤

【组成】鸡爪 6 只,猪尾 1 条,花生仁 150 克,大枣 4 枚,调料各适量。

【制法】将鸡爪洗净;猪尾去毛,洗净,剁成段;大枣去核、洗净。把所有原料放入煲内,加入适量的水,煲 3 小时至花生仁熟烂,调味即可。

【用法】每日 1 次。

【功效】健胃益气,滋润补血。适用于急性胃炎、胃出血。

龙眼石斛汤

【组成】龙眼 5～10 个,石斛 10 克,白糖 3 克。

【制法】把龙眼去壳,与石斛一同放入锅中,加入适量的水及白糖,用小火烧沸 15 分钟即可。

【用法】每日 2 次。

【功效】补脾健胃,补心益智,除烦热。适用于慢性胃炎。

羊肉萝卜汤

【组成】羊肉 100 克,苹果 150 克,豌豆 100 克,萝卜 300 克,香菜 10 克,姜片、胡椒粉、食盐、醋各适量。

【制法】羊肉、萝卜均洗净,切成大小均匀的块;香菜洗净,切成段;苹果去核,切成块。把豌豆、苹果、羊肉、姜片放入锅内,加水适量,用大火烧沸,转用中火煮 1 小时,再放入萝卜块煮熟,加入食盐、香菜即成。

【用法】每日 1 次。蘸醋食用。

【功效】消食积,化积滞,开胃健脾。适用于慢性胃炎。

党参麦冬瘦肉汤

【组成】猪瘦肉 500 克,党参 100 克,生地黄、麦冬各 50

克,大枣(去核)10 枚,食用油、食盐各适量。

【制法】把党参、生地黄、麦冬、大枣均洗净;猪瘦肉洗净,切成块。把所有原料放入锅内,加入适量的水,用大火煮沸,转用中火煲 1 小时,加入食用油、食盐调味,稍煲即可。

【用法】每日服食 1 次。

【功效】养胃生津。适用于慢性胃炎。

参果瘦肉汤

【组成】太子参 50 克,无花果 100 克,猪瘦肉 250 克,蜜枣 5 枚,食盐适量。

【制法】太子参稍洗;无花果洗净,切成片;猪瘦肉洗净,切成块。把各种原料均放入锅中,加入适量的水,煲 3 小时左右,调入食盐即可。

【用法】每日服食 1 次。

【功效】滋阴润肺,养胃生津。适用于慢性胃炎。

黄豆排骨汤

【组成】黄豆 150 克,排骨 600 克,大头菜、姜片、食盐各适量。

【制法】把黄豆洗净,控干水分,放入锅中略炒;大头菜用水浸透,去咸味,洗净;排骨洗净,剁成段,放入沸水中煮 5 分钟,捞出。瓦煲内加入适量的水,用大火煲至水沸,放入黄豆、排骨、大头菜、姜片,待水再沸,转用中火煲至黄豆熟透,用食盐调味即可。

【用法】每日食用 1 次。

【功效】健脾开胃,去湿消肿。适用于慢性胃炎。

姜枣莲子羹

【组成】干姜 6 克,大枣 10 枚,莲子 50 克,甘草 3 克,党参、白术各 10 克。

【制法】把莲子去心,与大枣同泡 1 小时;干姜洗净后切碎,与甘草、白术、党参放入布袋中。把莲子、大枣及药袋一同放入砂锅中,加入适量的水,用大火煮沸,转用小火煨 40 分钟,待莲子烂熟时取出药袋即可。

【用法】每日服食 1 次。

【功效】温中止痛。适用于慢性胃炎寒虚、呕吐、恶心、食欲缺乏。

香藕山药茯苓羹

【组成】香藕 150 克,山药、茯苓各 50 克,红糖 30 克。

【制法】把山药、茯苓去杂、洗净,烘干后研成粉;香藕洗净,切成片。把香藕片放入锅中,加入适量的水,用大火煮沸,转用小火煨至藕酥烂时,加入山药茯苓粉,用小火煨成羹,调入红糖即可。

【用法】每日服食 1 次。

【功效】健脾益胃,消食。适用于慢性胃炎。

糖盐茶

【组成】白糖 10 克,食盐 4 克,红茶 5 克。

【制法】把白糖、食盐、红茶同放入锅中,加入适量水,煮至少量即可。

【用法】温服。

【功效】开胃除寒。适用于急性胃炎。

柚皮生姜茶

【组成】老柚子皮 9 克,茶叶 6 克,生姜 2 片。

【制法】把柚子皮、生姜均切碎,与茶叶一起放入杯中用沸水冲泡。

【用法】趁热饮用。

【功效】消食下气。适用于急性胃炎呕吐、胃痛、腹泻。

核桃山楂茶

【组成】核桃仁 150 克,白糖 100 克,山楂 50 克。

【制法】把核桃仁用水浸泡 30 分钟,洗净后加入少许清水,磨成浆,再加入适量的清水稀释调匀待用(约 200 毫升);山楂洗净后拍破,放入锅中,加入适量水,用中火煎熬成汁,去渣取汁约 1000 毫升。把山楂汁倒入锅中,加入白糖,搅匀,待糖溶化后把核桃浆缓缓倒入锅中,边倒边搅,烧至微沸时即可。

【用法】代茶饮。

【功效】健脾胃,促进消化。适用于慢性胃炎。

清热茶

【组成】醋柴胡、龙胆草各 2 克,菊花、细生地黄各 3 克。

【制法】把醋柴胡、龙胆草、菊花、细生地黄一同放入锅中,加入适量的水,煎取其汁。

【用法】代茶饮。

【功效】清热养胃。适用于慢性胃炎。

良姜香附茶

【组成】高良姜 100 克,香附 200 克,红糖适量。

【制法】把高良姜、香附洗净,烘干后研成末。每 10 克为 1 包,加入适量红糖,装入滤纸包中。

【用法】每次取 1 包用沸水冲泡,加盖闷 15 分钟后饮用。

【功效】温胃止痛。适用于慢性胃炎气滞胃痛。

佛手黄连茶

【组成】佛手片 10 克,黄连 3 克。

【制法】把佛手片、黄连洗净,放入杯中,用沸水冲泡,加盖闷 15 分钟即可。

【用法】代茶饮。

【功效】促进食欲,助消化。适用于慢性胃炎。

玫瑰桂花茶

【组成】玫瑰花 5 克,桂花子 3 克。

【制法】把桂花子研成末,与玫瑰花一同放入杯中,用沸水冲泡即可。

【用法】每日饮服 3 次。

【功效】暖胃平肝。适用于肝胃不和引起的胃痛。

丁香橘皮茶

【组成】丁香花蕾 3 克,橘皮 15 克。

【制法】把丁香花蕾、橘皮放入杯中,用沸水冲泡即可。

【用法】代茶饮。

【功效】理气止痛。适用于胃痛、呕吐、恶心。

无花果饮

【组成】干无花果 30 克,白糖适量。

【制法】把干无花果切成小粒,放入锅中,炒至半熟起锅。饮用时加入白糖,用沸水冲泡。

【用法】代茶饮。

【功效】健脾胃。适用于慢性胃炎脾胃虚弱、消化不良。

乌梅饮

【组成】乌梅 20 克,红糖适量。

【制法】把乌梅、红糖加入适量水中,煮至水剩 2/3 时除渣留汁即成。

【用法】代茶饮。

【功效】开胃,调中下气。适用于慢性胃炎胃酸偏少。

韭菜饮

【组成】韭菜叶适量。

【制法】把韭菜叶用沸水冲泡,取出捣烂,去渣取汁。

【用法】每日 80 克,分 3 次饮服。

【功效】补胃益气,宣痹止痛。适用于慢性胃炎嗳气、胃脘隐痛。

党参大枣饮

【组成】党参 30 克,大枣 10 枚。

【制法】取党参、大枣加水煎取其汁。

【用法】代茶饮。

【功效】补益脾胃。适用于慢性胃炎。

姜枣半夏饮

【组成】生姜 5 片,大枣 5 枚,半夏 3 克。

【制法】把生姜、大枣、半夏放入锅中,加入适量的水,煎取其汁。

【用法】每日饮服 1～2 次。

【功效】温胃止痛。适用于胃痛、恶心、呕吐。

姜橘土豆饮

【组成】鲜土豆 100 克,生姜 10 克,鲜橘汁 25 克。

【制法】把鲜土豆、生姜榨汁,与鲜橘汁混合调匀,放入沸水中烫温即可。

【用法】每日服 25 克。

【功效】暖胃除寒。适用于胃痛。

桃汁蜂蜜饮

【组成】鲜桃 1 个,蜂蜜 20 克。

【制法】把鲜桃去皮、核,压榨成汁,加入蜂蜜和适量温开水调匀即成。

【用法】每日 1～2 次,每次饮 100 毫升。

【功效】健脾胃,止痛。适用于急性胃炎。

糯米百合莲子粥

【组成】糯米 100 克,百合 40 克,莲子(去心)25 克,红糖适量。

【制法】把糯米、百合、莲子共煮成粥,加入红糖。

【用法】每日食用 1 次,连食 1～2 周。

【功效】养胃缓痛,补心安神。适用于慢性萎缩性胃炎脾胃虚弱所致胃脘痛、心阴不足、心烦失眠等症。

益中补血粥

【组成】黄芪 30 克,肉桂 8 克,丹参 15 克,乳香、没药各 8 克,大枣 4 枚,薏苡仁 100 克。

【制法】前 6 味加水煎汁,再与薏苡仁同煮成粥。

【用法】每日 1 剂,分 2 次服用。

【功效】利肠胃,补中益气。适用于慢性萎缩性胃炎。

山药玉竹鸽肉汤

【组成】山药 20 克,玉竹 15 克,净鸽 1 只,食盐及调料各适量。

【制法】把鸽肉洗净,切成块,放入砂锅中,加入玉竹、山药、食盐及调料,再加入适量的水,用中火炖 1 小时,待肉烂即可。

【用法】每日服用 1 次。

【功效】健脾益胃,滋阴止渴。适用于慢性萎缩性胃炎。

萝卜猪肚汤

【组成】猪肚 1 个,鸡腿肉 200 克,酸菜 50 克,白萝卜、400 克,胡萝卜 30 克,萝卜叶、葱段、姜末、花椒、食盐、醋、鸡精各适量。

【制法】把猪肚用醋、食盐清洗干净,切成小块沸水汆热,留汁备用;胡萝卜、白萝卜、鸡腿肉均切成小丁,用沸水汆后捞出;酸菜洗净,控干水分,切成丝;用鸡精和猪肚汁做成上汤。把猪肚、鸡丁、姜末、葱段和花椒放入锅内,加入上汤,用中火煮 30 分钟,再放入胡萝卜、白萝卜丁和酸菜丝,加盖用中火煮 15 分钟,撇去浮沫,调味后放入萝卜叶即可。

【用法】每日 1 剂,分 2 次服用。

【功效】健脾养胃。适用于慢性萎缩性胃炎。

姜枣猪肚汤

【组成】猪肚 150 克,生姜 15 克,大枣 20 克,食盐适量。

【制法】把猪肚洗净,与生姜、大枣一同放入碗中,加入食盐及适量的水,隔水炖熟。

【用法】每日 1 剂,分 2 次服用。

【功效】温中益气,健脾胃。适用于慢性萎缩性胃炎。

参须石斛滋胃汤

【组成】人参须 15 克,石斛 15 克,玉竹 12 克,山药 12 克,乌梅 3 枚,大枣 6 枚。

【制法】所有原料一同放入锅中,加入适量的水煎煮。

【用法】每日 1 剂,分 2 次服用。

【功效】滋阴健胃。适用于慢性萎缩性胃炎患者因气阴不足所致的胃脘不舒、食欲缺乏等症。

胡萝卜山药鸡内金汤

【组成】胡萝卜 250 克,山药 25 克,鸡内金 10 克,红糖适量。

【制法】把胡萝卜、山药洗净后切成块,与鸡内金同煮 30 分钟,加入适量的红糖。

【用法】每日食用 1 次。

【功效】健脾胃,助消化。适用于慢性萎缩性胃炎患者因脾胃气虚所致的纳差、消化不良等症。

党参生蚝瘦肉汤

【组成】党参 50 克,生蚝肉 250 克,猪瘦肉 150 克,姜片、调料各适量。

【制法】党参、姜片均洗净,生蚝肉洗净,放入沸水中略汆后捞出;猪瘦肉洗净,切成大块。把所有原料放入锅中,加入适量的水,用大火煮沸,转用中火煲 2 小时,调味即可。

【用法】每日食用 1 次。

【功效】滋阴补血,健脾胃。适用于慢性萎缩性胃炎。

威灵仙蛋汤

【组成】威灵仙 30 克,鸡蛋 2 个,红糖 5 克。

【制法】把威灵仙放入锅中,加入适量水,煎 30 分钟后去渣取汁。在威灵仙汁中打入鸡蛋液,调匀,加入红糖,共煮成蛋汤。

【用法】每日服 1 剂,连服 2 剂。

【功效】通络止痛,润燥除烦。适用于慢性萎缩性胃炎。

党参粟米茶

【组成】党参 25 克,粟米 100 克。

【制法】把党参碾碎,粟米炒熟,加水适量,煎剩一半时即可。

【用法】当茶饮。

【功效】健脾胃,止反胃。适用于慢性萎缩性胃炎所致脾胃虚弱、食欲缺乏等症。

沙参乌梅茶

【组成】北沙参 10 克,乌梅 10 克。

【制法】北沙参洗净,研成粒;乌梅洗净后去核。两者同放入杯中,加入沸水,加盖闷 15 分钟。

【用法】随意饮用。一剂可冲 3～5 次。

【功效】补益脾胃。适用于慢性萎缩性胃炎。

麦冬茶

【组成】党参、麦冬、玉竹、北沙参、天花粉各 10 克,乌梅、知母、甘草各 5 克。

【制法】所有原料放入锅中,加入适量的水煎煮。

【用法】代茶饮。

【功效】健脾开胃。适用于慢性萎缩性胃炎。

蒲公英茶

【组成】蒲公英 250 克,食盐适量。

【制法】在蒲公英开花前或刚开花时连根取出,洗净后捣取其汁。食盐中加入适量的水,调成淡盐水,与蒲公英汁混合均匀即可。

【用法】随意饮用。

【功效】温胃利湿。适用于老年萎缩性胃炎。

木香温胃茶

【组成】木香 6 克,麦冬 15 克,乌梅 10 克。

【制法】把木香、麦冬、乌梅放入锅中,加入适量的水,煎15 分钟左右即可。

【用法】随意饮用。

【功效】养胃生津,行气止痛。适合慢性萎缩性胃炎。

核刺酒

【组成】鲜核桃 250 克,刺梨根 130 克,白酒 1000 毫升。

【制法】将核桃捣碎,刺梨根切碎,用白酒浸泡 20 日后即成。

【用法】每日 3 次,每次服 10 毫升。

【功效】消炎止痛。适用于慢性胃肠炎。

胃痛药酒

【组成】地榆 64 克,青木香 64 克,白酒 1000 毫升。

【制法】前 2 味切碎,加白酒浸泡 30 日即成。

【用法】每日 2 次,每次服 10 毫升。

【功效】行气消胀缓痛。适用于慢性胃炎。

虫草香菇炖青鱼

【组成】冬虫夏草 10 克,香菇 20 克,冬笋 10 克,青鱼约 400 克,葱花、姜末、食用油、鲜汤、食盐、鸡精、五香粉、料酒各适量。

【制法】把冬虫夏草洗净,切成小段;香菇用温水泡发,去蒂,洗净,切成片;冬笋洗净,切成片;青鱼去杂,洗净,切成段。锅内注油烧热,下入料酒,加入葱花、姜末爆香,放入冬笋、鱼肉煸炒,再放入香菇、冬虫夏草、鲜汤,用中火煨至鱼肉酥烂,加入食盐、鸡精、五香粉,调匀即可。

【用法】佐餐食用。

【功效】益虚损,补脾胃。适用于慢性萎缩性胃炎。

枸杞当归焖甲鱼

【组成】枸杞子 30 克,当归 15 克,大枣 10 枚,甲鱼 1 只,葱花、姜片、食盐、鸡精、香油各适量。

【制法】把枸杞子、当归、大枣分别洗净;当归切碎,装入袋中;甲鱼清理干净。把甲鱼和当归药袋、枸杞子、大枣放入锅中,加入适量的水,用大火煮沸,转用小火煮 40 分钟。取出药袋,煨至甲鱼肉酥,加入葱花、姜片、食盐、鸡精,淋入香油即可。

【用法】佐餐食用。

【功效】滋阴补肾,益脾胃。适用于慢性萎缩性胃炎气血两虚。

虫草山药煨乌鸡

【组成】乌鸡 1 只,冬虫夏草 10 克,山药 150 克,葱段、姜末、料酒、食盐、鸡精、香油各适量。

【制法】乌鸡清理干净。冬虫夏草洗净,切成小段,与乌鸡一同放入锅中,加水淹没鸡身。用大火烧沸,加入葱段、姜末、料酒,转用小火煨 30 分钟,加入山药块,煨至山药、鸡肉烂熟,加入食盐、鸡精调味,淋入香油即可。

【用法】佐餐食用。

【功效】补血气,益胃肠。适用于萎缩性胃炎气阴两虚。

党参草菇煨鲫鱼

【组成】鲫鱼约 300 克,草菇 50 克,党参 20 克,葱段、姜末、食用油、料酒、鲜汤、食盐、鸡精、香油各适量。

【制法】鲫鱼清理干净,控干水分;草菇、党参均洗净,切成片。锅内注油烧热,下入葱段、姜末爆香,加入鲫鱼煸透,加入料酒、草菇、鲜汤,用大火烧沸,加入党参片,转用小火煨 20 分钟,调入食盐、鸡精,烧沸,淋入香油即可。

【用法】佐餐食用。

【功效】温胃散寒,补虚利水。适用于萎缩性胃炎气阴两虚。

山药百合炖鳝鱼

【组成】鳝鱼约 500 克,山药、百合各 30 克,葱段、姜片、食盐各适量。

【制法】把鳝鱼去肠杂,洗净,与山药、百合、葱段、姜片一起放入锅中蒸熟,加入适量食盐,调好口味即可。

【用法】佐餐食用。

【功效】健胃温脾。适用于慢性胃炎胃阴亏虚。

平菇炒肚尖

【组成】猪肚尖 400 克,平菇 200 克,冬笋片 50 克,鲜橘皮 15 克,砂仁 3 克,花椒、大蒜、葱花、姜片、食盐、鸡精、料酒、鲜汤、香油、湿淀粉各适量。

【制法】把平菇洗净,切成条,入沸水锅中焯后捞出,凉凉;橘皮洗净,切成片;砂仁洗净,烘干,研成末;猪肚尖洗净,入沸水锅中余后捞出,切成薄片装入碗中,加入姜片、葱花、花椒及水,泡 1 小时,捞出晾干。锅内注油烧热,下入葱花、姜片爆香,加入平菇、肚片翻炒,加入料酒、食盐、冬笋片、砂仁粉、鲜汤,待汤汁收浓时,加入鸡精、橘皮片,用湿淀粉勾芡,淋入香油。

【用法】佐餐食用。

【功效】温胃健脾。适用于慢性胃炎受寒胃痛。

红烧虾段

【组成】大虾 30 克,冬笋 40 克,冬菇 30 克,青菜 30 克,葱段、姜片、食用油、食盐、鸡精、白糖、料酒、酱油、高汤、湿淀粉各适量。

【制法】把大虾去腿、须和肠,洗净后切成段;冬笋、冬菇洗净后切片;青菜择洗干净,切成段。锅内注油烧热,下入虾段过油后捞出,沥油。锅留余油烧热,下入葱段、姜片爆香,拣出葱、姜,加入冬笋片、冬菇片、虾段、食盐、白糖、料酒、酱油和高汤,待汤烧沸后,转用小火烧至虾段入味,下入青菜、鸡精,用湿淀粉勾芡即可。

【用法】佐餐食用。

【功效】健脾胃。适用于慢性胃炎。

干煨香菇

【组成】香菇 200 克,鸡块、葱段、姜片、蚝油、食盐、鸡精、香油、料酒、骨汤各适量。

【制法】将香菇用水浸泡后洗净。将蚝油入锅烧热,下入葱段、姜片、料酒、鸡块略炒,再加入骨汤、香菇、食盐、鸡精、香油,用小火慢煨,待汤汁转浓时,关火闷片刻。将香菇取出,待冷却后切片装盘即可。

【用法】佐餐食用。

【功效】健脾和胃。适用于慢性胃炎。

番茄炒鸡蛋

【组成】番茄 150 克,鸡蛋 1 个,虾仁 30 克,食用油、食盐、黄酒、鸡精、鸡汤各适量。

【制法】把番茄用沸水烫一下,去皮,切成块;虾仁用温水泡后剁成末;鸡蛋打入碗中,加入少量的食盐、黄酒,搅匀。锅内注油烧热,下入鸡蛋液,翻炒后下入番茄块、虾仁末,调入适量的食盐、鸡汤,烧好后用鸡精调味即可。

【用法】佐餐食用。

【功效】益气生津,健胃消食。适用于慢性胃炎胃痛。

冬笋炒鸡丝

【组成】冬笋 150 克,鸡肉 250 克,蒜苗 100 克,鸡蛋 1 个,食用油、黄酒、清汤、食盐、鸡精、湿淀粉、香油各适量。

【制法】把鸡肉洗净,切成丝;冬笋洗净,切成丝。把鸡肉丝放入碗中,打入鸡蛋,加入黄酒、食盐、湿淀粉,搅匀。锅内注油烧热,下入鸡肉丝,翻炒后加入黄酒,炒后盛出。锅留底油,下入冬笋丝,稍炒后加入蒜苗、鸡丝,调入食盐、清汤,焖 2 分钟,加入鸡精,用湿淀粉勾芡,淋入香油即可。

【用法】佐餐食用。

【功效】开胃健脾,宽胸利膈。适用于慢性胃炎引起嗳气。

红烧茄子

【组成】茄子 500 克,葱末、姜末、食用油、酱油、白糖、食盐、大蒜、鸡精、香油各适量。

【制法】把茄子洗净,去蒂,用手撕成块状,泡入盐水中;大蒜拍开,切成粒状。锅内注油烧热,下入蒜粒、葱末、姜末爆香,倒入茄子翻炒至软熟,调入酱油、白糖、食盐,再翻炒至茄子熟透,加入鸡精、香油,用大火翻炒至汤汁浓稠即可。

【用法】佐餐食用。

【功效】健脾胃。适用于慢性胃炎。

五彩素虾

【组成】山药 200 克,番茄 100 克,香菇 100 克,茭白 40 克,胡萝卜 50 克,花生油、食盐、鸡精、鲜汤、白糖、湿淀粉、胡椒粉、香油、干淀粉各适量。

【制法】把山药去皮,洗净,蒸熟,取出后捣成泥状,用食盐、干淀粉拌匀,搓成长条,切成段,如虾状,放入装有干淀粉的盘中;番茄用沸水烫一下,去皮,切成丁;香菇用温水泡发,切成丁;茭白、胡萝卜均洗净,切成丁。锅内注油烧热,下入山药炸 1 分钟后捞出，沥油。锅留底油烧热，下入茭白丁、胡萝卜丁，翻炒后下入香菇丁，加入少量的水，稍煮后加入番茄丁，加入食盐、白糖、鲜汤，烧沸后调入鸡精，用湿淀粉勾芡，下入山药块，淋入香油，撒上胡椒粉即可。

【用法】佐餐食用。

【功效】益气养阴，健脾益胃。适用于慢性胃炎。

辣子鸡丁

【组成】鸡肉 300 克，干辣椒 30 克，食用油、黄酒、酱油、葱段、姜丝、白糖、鸡精、香油、清汤各适量。

【制法】把鸡肉洗净，切成丁，装入碗中，加入黄酒、酱油、葱段、姜丝，拌匀，腌渍 10 分钟；干辣椒去蒂、子，切成小段。锅内注油烧热，下入鸡丁，炒干水分，盛出。锅留底油，下入干辣椒爆香，加入鸡丁，调入黄酒、酱油、白糖、鸡精及少量的清汤，炒匀后淋入香油即可。

【用法】佐餐食用。

【功效】止痛，健脾胃。适用于慢性胃炎胃痛。

鸡丝拌黄瓜

【组成】鸡脯肉 150 克，黄瓜 100 克，泡发海米 15 克，香菜 30 克，调料各适量。

【制法】把鸡肉洗净，切成丝；黄瓜去皮，洗净，切成丝；香菜择洗干净，切成段。把鸡肉丝倒入沸水锅中，余透后捞出,控于水分;用调料调成料汁。黄瓜丝摆入盘中,加入鸡丝,撒上海米、香菜段,浇上料汁,拌匀即可。

【用法】佐餐食用。

【功效】止痛,益脾胃。适用于慢性胃炎胃痛。

糖醋大虾

【组成】大虾肉 350 克,鸡蛋 2 个,葱末、姜末、蒜末、食用油、白糖、酱油、醋、湿淀粉各适量。

【制法】把虾肉一切两半,除去虾筋,切成大片,用鸡蛋、湿淀粉抓匀;用白糖、醋、酱油、湿淀粉和适量水调成料汁备用。锅内注油烧热,下入虾片炸至呈金黄色时捞出沥油。锅留余油,下入葱末、姜末、蒜末爆香,倒入调料汁,加入虾片炒匀即可。

【用法】佐餐食用。

【功效】健胃补气。适用于慢性胃炎。

第三章

外科疾病药膳

一、甲状腺肿

甲状腺肿俗称"粗脖子""大脖子"或"瘿脖子",是以缺碘为主的代偿性甲状腺肿,青年女性多见,一般不伴有甲状腺功能异常,散发性甲状腺肿可由多种病因导致相似结果,即机体对甲状腺激素需求增加,或甲状腺激素生成障碍,人体处于相对或绝对的甲状腺激素不足状态,血清促甲状腺激素(TSH)分泌增加,只有甲状腺组织增生肥大。

紫菜淡菜汤

【组成】紫菜 15 克,淡菜 60 克。

【制法】紫菜用水洗净,淡菜用水浸透,入瓦锅内加水同煨至熟。

【用法】吃肉饮汤。

【功效】软坚散结。适用于甲状腺肿初起。

紫菜汤

【组成】紫菜 20 克,调料各适量。

【制法】紫菜加调料冲汤。

【用法】每日饮用 2 次,连续用 1 个月。

【功效】散结软坚。适用于甲状腺肿、淋巴结核及各种坚硬肿块。

紫白汤

【组成】紫菜 15 克,白萝卜 250 克,陈皮 5 克,食盐适量。

【制法】3 味切碎,加水共煎煮 30 分钟,临出锅前加食盐调味。

【用法】可吃可饮。每日 2 次。

【功效】理气调中,破积解滞。适用于甲状腺肿大及淋巴结肿。

红糖腌海带

【组成】海带、红糖各适量。

【制法】海带洗净、去砂,加水煮烂后切成细丝,盛入碗中以红糖腌拌 2 日。

【用法】可常吃。

【功效】软坚散结,清热利水。适用于甲状腺肿。

海藻汤

【组成】海藻、海带、紫菜、昆布、龙须菜各 20 克。

【制法】煎汤。

【用法】代茶饮用。

【功效】消坚散结。适用于甲状腺肿、淋巴结肿。

紫菜黄独酒

【组成】紫菜 100 克,黄药子(黄独)50 克,高粱酒(60 度以上)适量。

【制法】前两味用酒浸泡 10 日。

【用法】每日适量饮用。

【功效】软坚消瘀。适用于甲状腺肿。

荸荠煮猪臁肉

【组成】荸荠 500 克,猪臁肉(猪咽喉旁的臁肉)1 副。

【制法】共煮烂熟。

【用法】分 2 次食用。

【功效】软坚散结。适用于甲状腺肿。

蚝豉海带汤

【组成】牡蛎肉(蚝豉)100 克,海带 50 克。

【制法】加水共煮。

【用法】每日分 2 次服食。

【功效】软坚散结。适用于甲状腺肿。

青柿汁蜜膏

【组成】青柿子(未成熟者)1000 克,蜂蜜适量。

【制法】将柿子洗净,去柄,切碎,捣烂,用纱布挤压取汁。将柿汁放在锅中煮沸,改用小火煎熬成浓稠膏状,加入蜂蜜,搅匀,煎如蜜,停火待冷后装瓶备用。

【用法】每次 1 汤匙,以沸水冲溶饮用,每日 2 次。

【功效】清热,消肿。适用于地方性甲状腺肿和甲状腺功能亢进症(简称甲亢)。

绿豆海带粥

【组成】绿豆 60 克,海带 30 克,大米 30 克,陈皮 6 克,红糖 60 克。

【制法】将海带泡软,洗净,切丝。锅内加水,入大米、绿豆、海带、陈皮,煮至绿豆开花为度,放入红糖溶匀。

【用法】每日 1 次服食。

【功效】清凉解毒,消肿软坚。适用于瘿瘤及青春期甲亢。

海藻豉汤

【组成】海藻、海带各 15 克,牡蛎肉(蚝豉)60 克,调料各适量。

【制法】海藻、海带洗净、去砂,牡蛎肉用清水浸透,入锅加水煮汤加调料调味。

【用法】熟时调味,饮汤吃肉。

【功效】消肿散结,软坚消瘿,滋阴养荣。适用于青春期甲亢或缺碘性甲亢。

二、淋巴结核

淋巴结核,中医学称之为瘰疬,是体现于肌表的毒块组织,由肝肺两方面的痰毒热毒凝聚所成。

蝌蚪红糖水

【组成】蝌蚪 15 克,红糖适量。

【制法】将蝌蚪捣烂成泥,加入红糖及适量水煨。

【用法】初起者服 1 次,已溃者服 3～4 次可愈。

【功效】清热解毒。适用于淋巴结核。

蛤粉汤

【组成】蛤粉 20 克,海蒿子 25 克,牡蛎 25 克,夏枯草 30 克。

【制法】共煎汤。

【用法】每日早晚分服。

【功效】软坚散肿。适用于淋巴结核、甲状腺肿。

蜗牛炖猪肉

【组成】鲜蜗牛肉 100 克(干品减半),猪瘦肉 150 克,食盐、酱油各适量。

【制法】蜗牛肉洗净,同猪肉共炖至烂熟,加食盐、酱油调味即可。

【用法】饮汤食肉。

【功效】养阴清热,消肿解毒。适用于淋巴结核、慢性淋巴结炎。

蜈蚣蛋

【组成】大蜈蚣 1 条,鸡蛋 1 个。

【制法】将蜈蚣在瓦上焙干,研为细末。鸡蛋打一小孔,装入蜈蚣粉末,封闭小孔,放入有盖茶杯内蒸熟。

【用法】每晚食用 1 个。

【功效】清热解毒,定惊止痛。适用于颈淋巴结核。

鸡蛋疥蛤蟆

【组成】鸡蛋 1 个,蟾蜍(疥蛤蟆)1 只。

【制法】将鸡蛋打一小孔,把蟾蜍装入蛋内封好,蒸熟。

【用法】每次吃 1 个,连吃 2 个。

【功效】清热,解毒。适用于淋巴结核。

蝗虫干

【组成】蝗虫(蚱蜢)适量。

【制法】蝗虫去翅、足,焙干后研粉。

【用法】每次 5 克,以温开水送下,每日 2～3 次。

【功效】清热,散结。适用于小儿颈淋巴结核。

海带海蒿子汤

【组成】海带 30 克,海蒿子 15 克,夏枯草 30 克,白芥子 15 克。

【制法】加水共煎煮。

【用法】每日饮用 2 次。

【功效】软坚散结,清热利水。适用于颈淋巴结肿。

糯米二丑壁茧糊

【组成】糯米 500 克,牵牛子(二丑)30～60 克,壁茧(墙上蜘蛛在壁上的白色扁圆形卵茧,故称"壁茧")若干个。

【制法】糯米炒黄,壁茧、牵牛子在米烫时放入,待米凉后一同加工成粉。

【用法】每次用粉 13 克煮糊吃,每日 2 次,服完为 1 个疗程。

【功效】清热,利水,散结。适用于淋巴结核。

糯米槐花散

【组成】糯米 50 克,槐花(选未开放者)100 克。

【制法】共炒黄,研末。

【用法】每早空腹服用 15 克。

【功效】清热,凉血。适用于瘰疬。

海带汤

【组成】海带 1000 克。

【制法】水煮成汤。

【用法】饮汤,尽量服用。

【功效】消痰软坚。适用于瘰疬、瘿瘤。

油炸鱼鳔

【组成】鱼鳔 50 克,香油适量。

【制法】将鱼鳔切成丝,用香油炸焦。

【用法】趁热吃,每日 2～3 次。

【功效】消肿毒,化瘀积。适用于淋巴结核。

芋艿丸

【组成】生芋头（芋艿）1000 克,海蜇 100 克,荸荠
100 克。

【制法】芋头晒干,研细。海蜇、荸荠洗净,加水煮烂去

渣,和入芋头粉制成丸,如绿豆大。

【用法】以温开水送服,每次 5~10 克,每日 2~3 次。

【功效】清热,消肿。适用于淋巴结核。

三、结 石 症

结石症种类繁多,有肝外、肝内胆管结石,胆囊结石,肾结石,输尿管结石,膀胱结石,前列腺结石,尿道结石,胃肠道结石等,更特殊者有肺结石、眼结石、牙结石、肌肉结石等。肝胆结石多为胆固醇、胆红素、胆酸盐结石等,泌尿系结石一般为草酸盐、草酸钙等物质形成,胃肠道结石多为因各种因素致食物积存或化学反应后形成。

中医学认为,结石症是因某种因素所致体内阴阳失调,功能紊乱,排泄运化失常,杂质积聚、沉淀,日久硬化形成结石之坚硬之体而引起的一种疾病。

鸡内金粉

【组成】鸡内金 1 个。

【制法】将鸡内金晒干,捣碎,研末。

【用法】每日早晚 1 次,用温开水送服,可连续服用。

【功效】化石通淋。适用于尿路结石、胆结石,对小便淋沥、尿道刺痛亦有疗效。

鲜葫芦汁

【组成】鲜葫芦、蜂蜜各适量。

【制法】将葫芦捣烂后绞取汁,调以蜂蜜。

【用法】每次服半杯至 1 杯,每日 2 次。

【功效】利尿排石。适用于尿路结石。

黄鱼耳石汤

【组成】黄鱼耳石(即黄花鱼的鱼脑石)适量。

【制法】将鱼耳石研碎成末。

【用法】每次 5 克,用甘草煎汤送服,每日 3 次。

【功效】下石淋,利小水。适用于肾结石、膀胱结石、胆结石。

玉米须汤

【组成】玉米须 50 克。

【制法】加水煎汤。

【用法】可随时不拘量饮用。

【功效】利水,通淋,止血,促进胆汁分泌。适用于胆囊炎、胆结石。

核桃冰糖香油

【组成】核桃仁 120 克,冰糖 120 克,香油 120 毫升。

【制法】将核桃仁用香油炸酥,捞出,与冰糖共研细,再以香油调为糊状。

【用法】每日 1 剂,成人分早晚 2 次服完,儿童分 3 次服完。

【功效】溶解结石。适用于尿路结石及其他结石。

阳桃蜂蜜汤

【组成】鲜阳桃 5 个,蜂蜜适量。

【制法】阳桃切成块,加水 3 碗,煎至 1 碗,冲入蜂蜜。

【用法】分早晚 2 次饮用。

【功效】清热,解毒,利尿。适用于膀胱结石及膀胱炎。

四、血栓闭塞性脉管炎

血栓闭塞性脉管炎简称脉管炎,是发生于血管的变态反应性炎症,导致中小动脉节段性狭窄、闭塞,肢端失去营养,出现溃疡、坏死,是一种较顽固的血管疾病,属于血管壁本身的一种炎症表现,与细菌感染没有关系。

患脉管炎的高危人群是吸烟者(尤其是青壮年男性)、精神紧张者、营养不均衡者、寒冷潮湿地区居民、有家族遗传因素者。绝大多数发生于 20～40 岁的男性,女性很少见。

蟾蜍丸

【组成】蟾蜍、面粉各适量。

【制法】将蟾蜍去肠杂、洗净，入锅煮烂去骨，和面粉共做成丸药。

【用法】不拘量，可随时服用。

【功效】清热行湿，解毒杀虫。适用于血栓闭塞性脉管炎。

鹿角胶

【组成】鹿角胶 15 克，熟地黄 50 克，肉桂 5 克，麻黄 2 克，白芥子 10 克，姜炭 2 克，生甘草 5 克。

【制法】水煎。

【用法】每日服 1 剂。

【功效】补肾虚，强骨髓。适用于血栓闭塞性脉管炎、阴疽。

猪蹄毛冬青汤

【组成】猪蹄 1 只，毛冬青根 150 克，鸡血藤 50 克，丹参 50 克。

【制法】所有原料加水共煮至蹄烂，去药渣。

【用法】吃肉饮汤。

【功效】活血通脉。适用于血栓闭塞性脉管炎。

五、痈、疽、疮、疖

痈、疽、疮、疖所指范围很广，中医学根据发病部位不同又有不同的命名，是外科常见多发病。其病因虽多，不外乎是热毒所致。又因人的体质不同，若邪从寒化，又多寒湿为患，但总因素体阳虚所致。症见局部红、肿、热、痛，继而化脓溃破，或流黄稠脓，或流淡黄水或清稀脓液等。脓色黄稠者为阳，为痈；肿痛而不红不热，脓色淡黄或清稀者为阴，为疽，且又多相互转化，故痈证中也有虚寒，疽证中又有热毒，或本虚标实之证。

葱炖猪蹄

【组成】葱 100 克，猪蹄 4 只，食盐适量。

【制法】将猪蹄洗净，用刀划口。葱切段，加食盐与猪蹄同炖，烧沸后改小火，至肉烂可食。

【用法】每日分 2 次，食肉饮汤。

【功效】理虚消肿。适用于血虚之四肢疼痛、水肿，疮疡肿痛等。

清水菠菜汤

【组成】菠菜 100 克。

【制法】将水煮沸，放入洗净、切段的菠菜，煎煮 20 分钟即可。

【用法】饮用,每日 2 次。

【功效】凉血清热,利尿消炎。适用于皮肤红肿、瘙痒、化脓,反复不愈者。

牛肉大枣汤

【组成】牛肉 250 克,大枣 10 枚。

【制法】将牛肉切成小块,与大枣一起用小火炖。

【用法】饮汤,每日 2 次。

【功效】补中益气,助肌生长。促进伤口愈合,最适于手术后的患者饮用。

甜橙黄酒汁

【组成】橙子 1 个,黄酒 30 克。

【制法】橙子去皮、核,以纱布绞汁,加黄酒及适量温开水。

【用法】每日分 2 次服完,连用 3 日。

【功效】凉血,解毒,消肿。适用于乳腺红肿硬坚、疼痛等。

枸杞叶白糖

【组成】鲜枸杞叶 500 克,白糖适量。

【制法】鲜枸杞叶洗净,捣烂,取其汁液,加入白糖。

【用法】用沸水冲饮,每日服 2 次。

【功效】清血热,消肿,解毒。适用于未化脓的疮疖红肿,有消散化瘀之功效。

豆麦粥

【组成】绿豆 30 克,糯米 30 克,小麦 30 克。

【制法】三味炒熟,捣碎,研末,拌匀。

【用法】每次取 30 克,以沸水冲成粥食之。

【功效】清热、解毒。适用于疮疡肿毒,并能解酒食诸毒。

双豆汤

【组成】马料豆、赤小豆各 10 克。

【制法】水煎汤。

【用法】代茶饮用。

【功效】清热解毒。适用于小儿疮疖、脓疱疮。

仙鹤糯米粥

【组成】鲜仙鹤草根 250 克,糯米、白糖各适量。

【制法】将仙鹤草根洗净,同糯米加水共煮成粥,粥熟后拣去草根,加入白糖。

【用法】每日服 1 次,连服 3～5 日。

【功效】行血,消肿。适用于肿毒,对小儿头部肿疖疗效更佳。

烧酒冲枸杞汁

【组成】鲜枸杞子、白酒各适量。

【制法】将鲜枸杞子浸泡、洗净、捣烂,用纱布绞汁,把白酒烧热后冲入枸杞汁中。

【用法】趁热饮用,每日 2 次。

【功效】散热,排脓,生肌。适用于已化脓的疮疖。有清除脓毒,使疮口愈合更快的作用。

蜜糖银花露

【组成】蜜糖 50 克,金银花 50 克。

【制法】用砂锅加水煎金银花,煎至只剩两碗汁,放凉后去渣,加入蜂蜜,搅匀。

【用法】分次饮用。

【功效】清热解毒。适用于小儿夏天长暑疖、脓疱疮及痱子合并感染。

螃蟹壳酒

【组成】螃蟹壳 5 克,穿山甲 10 克,皂角刺 7 枚。

【制法】三味焙干,研末。

【用法】用黄酒冲服。

【功效】消肿解毒。适用于各种无名肿毒。

首乌酒

【组成】生何首乌、白酒各适量。

【制法】将何首乌研细,以白酒浸泡于瓶中,密封,隔水炖 3～5 小时。

【用法】随时适量饮用。

【功效】消肿解毒。适用于各种痈疽肿毒。

六、蛇 咬 伤

蛇分为毒蛇与无毒蛇两大类。毒蛇咬伤是由具有毒牙的毒蛇咬破人体皮肤,继而毒液侵入引起局部和全身中毒的一类急症。毒蛇咬伤后,若经及时急救治疗,可以避免或减轻中毒症状;如延误治疗,则可引起不同程度的中毒,严重者可危及生命。

蛇咬伤的局部表现为伤处疼痛或麻木、红肿、瘀血、水疱或血疱,伤口周围或患肢有淋巴管炎和淋巴结肿大、触痛。全身表现为头晕、胸闷、乏力、流涎、视物模糊、眼睑下垂、出血倾向、黄疸、贫血、语言不清、吞咽困难等。严重者出现肢体瘫痪、休克、昏迷、惊厥、呼吸麻痹和心力衰竭。

梨树叶汤

【组成】梨树叶(干鲜不拘)2 把。

【制法】将梨树叶洗净,加水煎汤。

【用法】饮服一大碗,使出汗,并以梨树叶水洗伤口。

【功效】清热解毒。适用于蛇咬伤。

旱烟油

【组成】旱烟油(膏)半粒。

【制法】将旱烟筒内的烟油取出约黄豆般大半粒。

【用法】每日 1 次,温开水送服。

【功效】解虫蛇毒。适用于毒蛇咬伤。

蕹菜汁

【组成】鲜蕹菜 150 克,黄酒 30 毫升。

【制法】将蕹菜洗净,捣烂取汁,同黄酒调和。

【用法】一次服下,每日 2 次。

【功效】清热,凉血,解毒。适用于毒蛇咬伤。

七、破 伤 风

破伤风是由破伤风梭菌侵入人体伤口后,在厌氧环境下生长繁殖,产生嗜神经外毒素而引起全身肌肉强直性痉挛为特点的急性传染病。重型患者可因喉痉挛或继发严重肺部感染而死亡,新生儿破伤风由脐带感染引起,病死率很高。虽然世界卫生组织积极推行了全球免疫计划,据估计全世界每年仍有近 100 万破伤风病例,数十万新生儿死于破伤风。

老葱白酒

【组成】老葱白(连须,去叶不去皮)500 克,黑扁豆 45 克,棉子 90 克,高粱酒 75 克。

【制法】棉子炒焦至酱紫色,碾碎,过筛去壳;葱白加水 4～5 碗,煎成汤;酒温热;黑扁豆放大铁勺内炒,先冒白烟,后冒青烟至 90% 炒焦时离火。把温酒倒入铁勺,过滤,留酱紫色酒液。把棉子粉与酒液混合,加葱汤搅如稀饭样。

【用法】每日 1 次,灌服,服后盖被发汗。连服 2 日。

【功效】发表,通阳,解毒。适用于破伤风。

大河蟹酒

【组成】大河蟹 1 个。

【制法】大河蟹去壳,捣烂。

【用法】用黄酒冲服,使出微汗。

【功效】清热、散风。适用于破伤风。

蟾蝎丸

【组成】蟾酥 6 克,干全蝎 15 克,天麻 15 克。

【制法】蟾酥化为糊。干蝎、天麻炒后研末,与蟾酥糊调为丸如绿豆大。

【用法】每次 1～2 丸,用白酒送下。

【功效】解毒,消肿,强心,止痛。适用于破伤风。

鱼鳔散

【组成】鱼鳔胶 10～15 克,黄酒 120 毫升。

【制法】将鱼鳔胶用线捆扎数周,用草燃烧,烧焦后放土地上晾干,研末。

【用法】用黄酒煎开冲服,见汗即愈。

【功效】祛风邪,消肿毒。适用于破伤风。

八、疝　气

疝气是指人体组织或器官的一部分离开了原来的部位,通过人体间隙、缺损或薄弱部位进入另一部位,有脐疝、腹股沟疝、切口疝、白线疝、股疝等。疝气多是因为咳嗽、喷嚏、用力过度、腹部过胖、用力排便、妇女妊娠、小儿过度啼哭、老年腹壁强度退行性变等原因引起。

中医学认为,疝的发病多与肝经有关。大凡肝郁气滞,或寒滞肝脉,皆可致疝。亦有先天脏气薄弱,不能收摄而致疝者。治疗应根据不同原因辨证施治。

草果麦仁汤

【组成】草果 5 个,羊肉 150 克,大麦仁 100 克,食盐适量。

【制法】羊肉切块,加草果煮熟,捞出羊肉。锅中汤滤渣,加入大麦仁煮熟,加羊肉、食盐即可。

【用法】佐餐食用。

【功效】理气,止痛。适用于疝气疼痛、腹胀、畏寒肢冷。

荔枝核粥

【组成】荔枝核 30 克,粳米 50 克。

【制法】煎荔枝核,滤渣取汁,与粳米同煮成粥。

【用法】随意食用。

【功效】理气,止痛。适用于疝气。

茴香红糖粥

【组成】小茴香 30 克,粳米 50 克,食盐 3 克,红糖适量。

【制法】小茴香炒黄,研末。粳米煮成稀粥,加入茴香粉、红糖,小火略煮,加食盐。

【用法】睡前温热食,每日 1 次,每次 20 克。

【功效】行气散结。适用于疝气、脘腹胀气。

青果石榴茶

【组成】青果 10 克,石榴皮 10 克。

【制法】青果切片,石榴皮撕碎,沸水冲泡。

【用法】代茶饮。

【功效】理气,止痛。适用于疝气。

茴香酒

【组成】八角茴香、白酒各适量。

【制法】茴香浸酒。

【用法】煮热饮之。

【功效】温经通脉。适用于突然肾气痛、偏坠牵引及心腹痛。

海藻酒

【组成】海藻 500 克,白酒 1500 毫升。

【制法】海藻洗净,置容器中,加入白酒,密封,浸泡 1 日后去渣即成。

【用法】每日 3 次,每次服 30 毫升。

【功效】消痰结,散瘿瘤。适用于瘿瘤、瘰疬、疝气等。

吴萸子酒

【组成】吴茱萸子 9 克,小茴香(炒)15 克,广木香 3 克,生姜 5 克,淡豆豉 30 克,黄酒 200 毫升。

【制法】前 5 味加黄酒煮至 100 毫升,去渣待温即成。

【用法】温服,1 剂分 2 次服完。

【功效】温经通脉。适用于寒疝频发、绞痛难忍。

金橘根酒

【组成】金橘根 60 克,枳壳 15 克,小茴香根 30 克,白酒 500 毫升。

【制法】前 3 味研碎,入布袋,置砂锅中,加入白酒,先用大火煮沸,再用小火炖,待酒煎至减半时去渣即成。

【用法】每日 1 剂,分 2 次温服。

【功效】行气散结,健脾养胃,舒筋活络。适用于阴囊疝气等。

九、冻　疮

冻疮是身体表面受到低温伤害后局部血液循环发生障碍而产生的病变,为冬天常见疾病,不具传染性。冻疮通常出现在手、足、鼻尖、耳边、耳垂和面颊部等部位。皮肤出现局限性瘙痒、水肿、红斑,严重者可能出现水疱、糜烂和溃疡。

中医学认为,冻疮多因寒盛阳虚,气血冰凝所致。治疗冻疮的药膳有温、补、通的作用。温可散寒,补可助阳,通可活脉。倘全身冻伤者,应令其血温气通,荣卫周流,刻不容缓,首先保温,以助阳气渐复生机。切忌直接火烘,或取暴热解冻之法,否则危险。

羊肉花椒归姜汤

【组成】羊肉 500 克，花椒 3 克，生姜 15 克，当归 30 克，食盐、味精各适量。

【制法】羊肉切块，当归切片，加生姜、花椒及适量水，大火烧沸，改用小火煮 30 分钟，加食盐、味精即可。

【用法】每日 1 剂，连服 7 日。

【功效】活血化瘀。适用于冻疮。

山楂归枣汤

【组成】山楂 30 克，当归 15 克，大枣 6 枚，红糖适量。

【制法】山楂、大枣去核，与当归同入砂锅，加水，大火煮沸，改用小火煮 40 分钟，滤渣取汁，加红糖即可。

【用法】每日 1 剂，连服 10 日。

【功效】活血化瘀，散寒止痛。适用于冻疮。

芝麻鸡蛋汤

【组成】黑芝麻 50 克，鸡蛋 2 个，胡椒粉 3 克，食盐、味精、香油各适量。

【制法】黑芝麻用小火炒黄，研末；鸡蛋打入碗中，调匀。锅中加水，大火煮沸，加鸡蛋液、黑芝麻末、胡椒粉，煮沸，加食盐、味精、香油即可。

【用法】每日 1 剂，连服 10 日。

【功效】散寒止痛。适用于冻疮。

乌龟茯苓汤

【组成】乌龟约 250 克,土茯苓 150 克,食盐适量。

【制法】将乌龟放入热水中排出尿液,宰杀去杂,切成小块,与土茯苓同入锅,加水煮烂,加食盐调味。

【用法】每日 1 剂,1 次服完,连服 5 日。

【功效】活血化瘀,散寒止痛。适用于冻疮。

花椒生姜煮羊肉

【组成】羊肉 500 克,生姜 15 克,花椒 3 克,调料各适量。

【制法】将羊肉洗净,切块备用;生姜切片,同花椒一起用纱布包紧。将羊肉与药包共入砂锅中,加水适量,大火煮沸后,改小火炖 1 小时,加入调料调味即成。

【用法】弃药包,吃羊肉、喝汤。立冬前经常食用。

【功效】活血化瘀。适用于冻疮。

龙眼炖乳鸽

【组成】乳鸽 2 只,龙眼肉 15 克,生姜适量。

【制法】将乳鸽宰杀、去肠杂,生姜切片,同龙眼肉共入砂锅中,加水适量及生姜片,小火煮 1 小时即可。

【用法】吃鸽肉、龙眼肉,喝汤。立冬前经常食用。

【功效】散寒止痛。适用于冻疮。

生姜红糖饮

【组成】生姜 50 克,红糖 50 克。

【制法】将生姜捣烂,同红糖一起入锅中,加水适量煎沸后即成。

【用法】每日服 1 次,连服 3 日。

【功效】活血化瘀,散寒止痛。适用于冻疮初起时局部红肿瘙痒者。

黄芪肉桂粥

【组成】黄芪 30 克,肉桂 10 克,粳米 100 克。

【制法】将黄芪、肉桂洗净,入锅中,加水适量煮 10 分钟,滤渣取汁备用。粳米洗净,入锅中加水适量,煮至烂熟,再加入黄芪肉桂汁即成。

【用法】每日 1 剂,分早晚 2 次服食,连用 3 周。

【功效】散寒止痛。适用于冻疮。

防治冻伤酒

【组成】红花、干姜各 15 克,附子 10 克,徐长卿 12.5 克,肉桂 7.5 克,白酒 1000 毫升。

【制法】前 5 味浸酒中,浸泡 6 日后服用。

【用法】每次服 8 毫升,每日 2～4 次。

【功效】活血化瘀。适用于预防冻疮。

十、烧 烫 伤

通常所指的烧烫伤是由高温造成的热烧伤,不包括电、化学物质引起的皮肤损伤。按其深度分为:一度烧伤,仅伤及表皮,有局部红肿和疼痛感;二度烧伤,深达真皮,局部出现水疱;三度烧伤,伤及皮肤全层,甚至可深达皮下、肌肉、骨骼等,皮肤坏死、脱水后可形成焦痂。

黄瓜蜂蜜汁

【组成】黄瓜 2 根,蜂蜜 40 毫升。

【制法】将黄瓜洗净后去皮,切成碎块,外包纱布搅成黄瓜汁 1 杯,冲入蜂蜜即可。

【用法】每日 1~2 次,随餐服。

【功效】清热,止痛。适用于烧烫伤,烧烫伤患者经常饮用有助于早日康复。

十一、痔

痔生于肛门内的为内痔,生于肛门外的为外痔,内外兼有的为混合痔。一般以内痔为多见。因痔核可出现肿痛、瘙痒、流水、出血等症,所以俗称痔疮。中医学一般将其分为两型。因痔核增大，引起大便困难、小便不利，并出现口渴等症状，属于湿热瘀滞型。因出血过多、痔核脱垂于肛门之外而不能回纳，引起气血亏损、面色萎黄、肛门坠胀、少言、少食、乏力、脉弱等症状，属于气虚下陷型。

桑葚粥

【组成】桑葚 20～30 克，糯米 100 克，冰糖 25 克。

【制法】将桑葚浸泡片刻，洗净后与糯米同入砂锅，煮成粥，入冰糖稍煮即成。

【用法】空腹食用，每日 2 次，5～7 日为 1 个疗程，也可经常服用。

【功效】止血消肿。适用于湿热瘀滞型痔。

黄花菜汤

【组成】鲜黄花菜 30 克，红糖适量。

【制法】鲜黄花菜洗净，切成段，加水适量煎熟后，去渣取汁，加入红糖即成。

【用法】早餐前 1 小时饮服。

【功效】补虚损，通血脉。适用于湿热瘀滞型痔。

柿饼木耳汤

【组成】柿饼 30 克，木耳 60 克。

【制法】柿饼洗净、切碎，木耳泡发、洗净，共入锅中，加水适量煮熟即可。

【用法】每日1剂,连用5日。

【功效】补虚损,通血脉。适用于湿热瘀滞型痔。

黄鳝藕节粥

【组成】黄鳝2条,藕节30克,粳米100克,料酒、食盐、葱末、姜末、味精各适量。

【制法】将黄鳝活杀,去内脏,洗净后切小段,加料酒、食盐拌匀,腌15分钟备用。藕节煎水一碗,同粳米和黄鳝用小火熬煮成粥,调入葱末、姜末、味精即成。

【用法】供早、晚餐服食。

【功效】止血消肿。适用于气虚下陷型痔。

阿胶粥

【组成】阿胶30克,糯米100克,红糖50克。

【制法】将糯米煮粥,将熟时入捣碎的阿胶和红糖,边煮边搅匀,稍煮沸即可。

【用法】每日服食1次,3~5日为1个疗程,也可间断服食。

【功效】补虚损,通血脉。适用于气虚下陷型痔。

槐花炖猪肉

【组成】猪瘦肉100克,槐花50克,葱段、姜片、食盐各适量。

【制法】猪肉切片,加槐花、葱段、姜片及适量水,入砂锅炖至肉烂,加食盐略煮即可。

【用法】佐餐食用。

【功效】止血消肿。适用于湿热瘀滞型痔。

升麻黄芪泥鳅汤

【组成】黄芪 30 克,升麻 10 克,泥鳅 100 克,调料各适量。

【制法】黄芪切片,升麻切碎,纱布外包备用。泥鳅洗净、去肠杂,加水 250 毫升煮沸后再加药包,大火煮 15 分钟,加调料调味后即可。

【用法】弃药包,吃泥鳅,喝汤。可佐餐常服。

【功效】补虚损,通血脉。适用于气虚下陷型痔。

牛脾汤

【组成】牛脾 1 个,生姜 3 片,料酒适量。

【制法】牛脾洗净后切成块,入锅,加水适量及姜片、料酒,煮熟后即可。

【用法】淡食(不加食盐、酱油等),每日 1 剂,经常食用。

【功效】止血消肿。适用于气虚下陷型痔。

马齿苋蒸大肠

【组成】马齿苋 120 克,猪大肠 1 段,葱末、姜末、面粉、食盐各适量。

【制法】马齿苋去根、切碎，加食盐腌几分钟，加面粉及葱、姜末拌馅；猪大肠洗净，一头用线扎紧。将馅装入大肠内，用线将另一头扎紧，隔水蒸熟后即成。

【用法】凉凉后切片食用。

【功效】活血止血。适用于湿热瘀滞型痔。

清蒸黄鳝

【组成】黄鳝约 250 克，植物油、食盐各适量。

【制法】将黄鳝去杂，切段，加植物油、食盐，蒸熟。

【用法】佐餐食用。

【功效】补虚损，通血脉。适用于痔。

荸荠红糖汤

【组成】鲜荸荠 500 克，红糖 90 克。

【制法】荸荠去皮、洗净、切片，加红糖及适量水烧沸后，改小火煮 1 小时即成。

【用法】喝汤，吃荸荠。

【功效】止血消肿。适用于湿热瘀滞型痔。

白糖炖鱼肚

【组成】鱼肚 50 克，白糖 50 克。

【制法】鱼肚和白糖同入锅，加水炖熟。

【用法】每日服食 1 剂。

【功效】止血消肿。适用于痔。

白及大蒜炖乌鲤鱼

【组成】鲤鱼约 250 克,白及 15 克,大蒜 3 头,食盐、味精各适量。

【制法】鲤鱼去杂,大蒜去皮。把鲤鱼、大蒜、白及同入锅,加水炖熟,加食盐、味精。

【用法】每日 1 剂,连服 8 日。

【功效】活血止血。适用于湿热型痔。

僵蚕莲藕汤

【组成】莲藕 500 克,僵蚕 7 个,红糖 120 克。

【制法】把莲藕切碎,与僵蚕同煮至莲藕熟烂,加红糖。

【用法】每日 1 剂,连服 8 日。

【功效】补虚损,通血脉。适用于血虚型痔。

猕猴桃酒

【组成】猕猴桃 250 克,白酒 1000 毫升。

【制法】猕猴桃去皮,置容器中,加入白酒,密封,每日振摇 1 次,浸泡 30 日即成。

【用法】每日 2 次,每次服 20 毫升。

【功效】清热养阴,利尿通淋。适用于热病烦渴、尿路结石、黄疸、痔等。

竹酒

【组成】嫩竹 120 克,白酒 1000 毫升。

【制法】将嫩竹粗碎,与白酒一同放容器中,密封 12 日即成,其间搅拌 2 次。

【用法】每日 2 次,每次服 20 毫升。

【功效】清热利窍。适用于原发性高血压、便秘、痔等。

苋根酒

【组成】苋根 30～90 克,白酒 500 毫升。

【制法】苋根洗净、切碎,置容器中,加入白酒,密封,浸泡 10 日后去渣即成。

【用法】每日 2 次,每次服 10 克。

【功效】舒筋活络,活血止血。适用于痔、跌打损伤、阴囊肿痛、牙痛等。

十二、跌打损伤

跌打损伤是经受直接外伤或间接外伤,以及长期劳损的组织出现了微循环障碍。由于毛细血管壁渗液或出血,造成了组织的血液沉积物的形成,发生无菌性炎症,致使组织肿胀疼痛。跌打损伤包括刀枪、跌仆、殴打、闪挫、刺伤、擦伤、运动损伤等,伤处多有疼痛、肿胀、出血,或骨折、脱臼等,也包括一些内脏损伤。

鸡蛋皮粉

【组成】鸡蛋皮适量。

【制法】将鸡蛋皮洗净,烘干后碾成粉。

【用法】每次服 15 克,每日 2 次。

【功效】制酸,止血,外用敛疮。适用于骨折迟缓愈合。

生螃蟹泥

【组成】生螃蟹约 250 克。

【制法】将生螃蟹洗净,捣烂。

【用法】用热黄酒冲服 150 克,所余 100 克蟹渣敷于患处。

【功效】散瘀血,通经络,续筋接骨。适用于骨折筋断。

焙全蟹

【组成】大螃蟹 2 只。

【制法】用瓦将螃蟹焙干后研末。

【用法】每次 20 克,以白酒送服。

【功效】散瘀血,通经络,续筋接骨。适用于跌打损伤。

甘露子干根粉

【组成】甘露子(宝塔菜)干根 10 克,杜衡根 3 克。

【制法】共研碎。

【用法】以黄酒送服,每日 1 次。

【功效】活血,散瘀,止痛,适用于跌打损伤。

丝瓜末

【组成】老丝瓜 1 个。

【制法】将老丝瓜切片、晒干,置铁锅内用小火焙炒成棕黄色,研末,入瓶备用。

【用法】凡胸腹部跌打损伤者,用白酒冲服,每次 3 克,每日 2 次,连用 3 日;四肢跌打损伤者,用丝瓜末加白酒调匀,敷于患处,每日换 1 次。

【功效】散瘀,消肿。适用于跌打损伤。

螃蟹壳黄瓜子末

【组成】螃蟹壳 1 个,黄瓜子 15 克。

【制法】将两味晒干,研末。

【用法】用黄酒冲服,每日 1 次。

【功效】破瘀,散血,止痛。适用于跌打损伤等。

狗骨汤

【组成】狗骨(以四肢骨最佳)、食盐各适量。

【制法】将狗骨砸碎,加水煮熬,食盐调味。

【用法】每日服用 1 次。

【功效】健骨活络,活血生肌。适用于跌打损伤、腰膝无力。

茄子干

【组成】茄子1个。

【制法】茄子焙干,研成细末。

【用法】用黄酒送服,每日2次,每次10克。

【功效】止血消肿。适用于跌打损伤之青肿。

玫瑰花根酒

【组成】玫瑰花根25克,黄酒适量。

【制法】将玫瑰花根洗净,用黄酒煎煮。

【用法】每日分早晚2次服用。

【功效】消肿止痛。适用于跌打损伤、呕血。

活血酒

【组成】当归、川芎各15克,白芷、桃仁、红花、牡丹皮、乳香、没药各9克,泽泻12克,苏木12克,白酒1500～2000毫升。

【制法】将前10味捣为粗末,置容器中,加入白酒,密封,浸泡7日后过滤去渣即成。

【用法】每次服10～15毫升,每日3次。

【功效】活血止痛,逐瘀消肿。适用于跌打损伤。

追风活络酒

【组成】红曲、紫草、独活、红花、天麻、补骨脂（盐制）、血竭、川芎、乳香、没药、秦艽各 20 克，当归、防风各 30 克，木瓜、杜仲（盐制）、牛膝、北刘寄奴、制草乌、土鳖虫、白芷各 10 克，麻黄 30 克，白糖 800 克，白酒 1500 毫升。

【制法】前 21 味中除红曲、紫草外，血竭、乳香、没药共研成细末，过筛混匀，余 16 味酌予碎断。各药与白酒、白糖同置罐内，于水浴中加热煮沸后再入缸中，密封，浸泡 30 日后滤取酒液，残渣压榨后回收残液中的酒液，合并酒液，贮瓶备用。

【用法】每次服 10～15 毫升，每日 3 次。

【功效】追风散寒，舒筋活络。适用于受风受寒、四肢麻木、关节疼痛、风湿麻痹、伤筋动骨等症。

跌打风湿药酒

【组成】五加皮 50 克，红花、生地黄、当归、怀牛膝、栀子、泽兰各 40 克，骨碎补、宽筋藤、千斤拔、枫荷桂、羊耳菊、海风藤各 80 克，细辛、桂枝、陈皮、苍术、木香各 30 克，莪术、甘草各 50 克，九里香、过江龙各 160 克，麻黄 20 克，白酒 16 000 毫升。

【制法】将前 23 味捣为粗末，置容器中，加入白酒，密封，浸泡 30 日后过滤去渣即成。

【用法】每次服 15 毫升,每日 2 次。亦可外用,涂擦患处。

【功效】祛风除湿,活血散瘀。适用于跌打损伤、风湿骨痛、风寒湿痹、积瘀肿痛等。

续筋接骨酒

【组成】透骨草、大黄、当归、赤芍、红花各 10 克,牡丹皮 6 克,生地黄 15 克,土狗(槌碎)10 个,土虱 30 个,白酒 350 毫升。

【制法】将前 9 味全部粗碎,用白酒煎至减半,去渣,分成 3 份,备用。

【用法】每日服用 1 份,并用自然铜末 1 克送服。

【功效】接骨续筋,止痛。适用于跌打损伤及骨折。

闪挫止痛酒

【组成】当归 6 克,川芎 3 克,红花 1.8 克,茜草、威灵仙各 1.5 克,白酒适量。

【制法】将 5 味药加适量白酒煎服。

【用法】以不醉为度,其渣外用敷伤处。

【功效】散瘀消肿。适用于闪挫伤。

生地酒

【组成】生地黄汁 500 毫升,白酒 500 毫升,桃仁(去皮尖,研膏)30 克。

【制法】将生地黄汁并酒煎,令沸,下桃仁膏再煎数沸,去渣,贮瓶备用。

【用法】每次温服 1 杯,不拘时候。孕妇忌服。

【功效】散瘀消肿。适用于倒仆跌损筋脉。

苏木行瘀酒

【组成】苏木 70 克,白酒 500 毫升。

【制法】将苏木捣碎,加白酒及 500 毫升水,煎取 500 克,分成 3 份。

【用法】每日早、午、晚上临睡前空腹各服 1 份。孕妇忌服。

【功效】散瘀消肿。适用于跌打损伤、肿痛。

跌打损伤药酒

【组成】当归、生地黄、五加皮各 30 克,补骨脂、紫荆皮、十大功劳、猴姜、薏苡仁、广木香、羌活、莪术、桃仁、川芎、杜仲各 24 克,狗骨(酥炙)36 克,白酒10 000毫升。

【制法】将 15 味药浸于酒中,密封,隔水加热约 1.5 小时,取出后静置数日,过滤后即可。

【用法】每次服 25～50 毫升。

【功效】活血散瘀。适用于跌打损伤。

第 四 章

妇科疾病药膳

一、痛　经

痛经又称"经行腹痛"，是月经前后或行经时以下腹及腰部疼痛为主的一种病症。导致本病的原因可有气滞、血瘀、寒凝、气虚等。经前下腹痛，痛连胁肋，或兼见乳胀者，多因气滞所致。经前或月经刚来时，少腹刺痛拒按，经色紫暗，或有瘀块者，多因血瘀所致。下腹冷痛或绞痛，热熨则痛减，经行不畅，色暗滞者，多因寒凝所致。行经过后腹部及腰部绵痛，喜按，月经量少，色淡而稀等，多因气虚所致。治疗原则以行气、活血、温经、益气为主。

▌乌鸡汤

【组成】雄乌鸡约 400 克，陈皮 3 克，高良姜 3 克，胡椒 6克，草果 2 枚，葱、醋各适量。

【制法】将鸡切块,与其余各味同煮,小火炖烂。

【用法】每日 2 次,吃肉,喝汤。

【功效】温中健胃,补益气血。适用于妇女痛经之属于气血双亏偏于虚寒者。

山楂葵子汤

【组成】山楂、葵花子仁各 50 克,红糖 100 克。

【制法】将 3 味加水适量,置火上炖为汤即成。

【用法】饮服,每日 2 次,于行经前 2～3 日服用效果更好。

【功效】健脾益气。适用于气血亏虚型痛经。

吴茱萸粥

【组成】吴茱萸 2 克,粳米 50 克,生姜 2 片,葱白 2 根。

【制法】将吴茱萸研为细末,同粳米先煮粥,待米熟后下吴茱萸及生姜、葱白,同焖为粥。

【用法】每日 2 次,早晚温热服。

【功效】健脾暖胃,温中散寒,止痛止吐。适用于虚寒型痛经及脘腹冷痛、呕逆吐酸。

当归粥

【组成】当归 10 克,粳米 50 克,红糖适量。

【制法】先将当归煎汁去渣,然后加入粳米、红糖共煮成粥。经前 3～5 日开始服用。

【用法】每日 1～2 次,温热服。

【功效】行气养血,活血止痛。适用于气血虚弱型痛经、经血量少、色淡质稀。

姜艾薏苡仁粥

【组成】干姜、艾叶各 10 克,薏苡仁 30 克。

【制法】先将干姜、艾叶煎水取汁,然后加入洗净的薏苡仁煮粥。

【用法】每日 2 次,温热食。

【功效】温经化瘀,散寒除湿。适用于寒湿凝滞型痛经。

桂浆粥

【组成】肉桂 2～3 克,粳米 50～100 克,红糖适量。

【制法】将肉桂煎取浓汁去渣。粳米加水适量,煮沸后调入桂汁及红糖,同煮为粥。

【用法】每日 2 次,3～5 日为 1 个疗程。

【功效】温中补阳,散寒止痛。适用于虚寒性痛经。

玉簪花粥

【组成】玉簪花 12～15 克,红花 6～12 克,粳米 50～100 克,红糖适量。

【制法】将玉簪花、红花煎取浓汁去渣。粳米加水适量,煮沸后调入药汁及红糖,同煮为粥。

【用法】经前 3～5 日开始服用,每日 1～2 次,温热服。

【功效】活血行瘀,养血育阴。适用于气血瘀阻之痛经、月经不调。

益母草茶

【组成】益母草(干品)15 克,绿茶 1 克。

【制法】将益母草、绿茶放入茶杯中,用沸水冲泡,加盖闷 5 分钟即可。

【用法】痛经时饮用。

【功效】活血调经,降压利水,兴奋神经。适用于原发性痛经。

痛经茶

【组成】香附、乌药、延胡索各 10 克,肉桂 3 克。

【制法】各药共研碎末后,以沸水冲泡。

【用法】每日 1 剂,连服 3～5 日。

【功效】温经理气,止痛。适用于青年女性月经前或经行时少腹隐痛。

生姜红糖饮

【组成】生姜 3 片,红糖 100 克。

【制法】生姜加水适量略煮,再加红糖即成。

【用法】代茶饮。

【功效】除风散寒。适用于寒湿凝滞型痛经。

当归生姜羊肉汤

【组成】羊肉 250 克,生姜 60 克,当归 15 克,植物油、料酒、葱白、食盐各适量。

【制法】将羊肉切片,用植物油炒,加水 1000 毫升,再加当归、生姜、料酒、葱白和食盐,炖至羊肉熟烂即成。

【用法】吃肉喝汤。食后避风。

【功效】调经止痛,润肠通便。适用于肝肾亏虚型痛经。

橘饼木耳胡椒汤

【组成】橘饼 3 个,木耳 15 克,白胡椒 1 克。

【制法】将橘饼、木耳、白胡椒共入锅中,加水适量煎至水沸,再煎 2 分钟即成。

【用法】每日 1 剂,连用 7～10 日。

【功效】活血抗凝。适用于肝郁气滞型痛经。

山楂鲜姜红糖汤

【组成】焦山楂 15 克,生姜 15 克,红糖 15 克。

【制法】将焦山楂洗净、切片,同生姜共入锅中,加水适量共煎汤后,加入红糖即可。

【用法】每日服 1 次,连用 7～10 日。

【功效】活血化瘀。适用于寒湿凝滞型痛经。

玫瑰月季茶

【组成】玫瑰花 5 克,月季花 5 克。

【制法】将玫瑰花和月季花共入保温杯中,加入沸水冲泡即成。

【用法】代茶饮,经常饮用。

【功效】活血散淤,调经止痛。适用于肝郁气滞型痛经。

黑豆煮鸡蛋

【组成】黑豆 60 克,鸡蛋 2 个。

【制法】将黑豆、鸡蛋洗净后放锅中,加适量水,用小火煮至鸡蛋熟后取出去壳,放入锅中再煮一会儿即成。

【用法】每日分 2 次吃蛋,喝汤,服时加米酒 60 毫升。

【功效】补肝益肾。适用于肝肾亏虚型痛经。

姜枣花椒汤

【组成】生姜 24 克,大枣 30 克,花椒 9 克。

【制法】将生姜、大枣洗净,生姜切薄片,同花椒一起置锅内,加适量水,以小火煎成 1 碗汤汁即成。

【用法】热服,每日 2 次。

【功效】除风散寒,养血安神。适用于寒湿凝滞型痛经。

槟榔橘皮莱菔子汤

【组成】槟榔 10 克,炒莱菔子 10 克,橘皮 1 块,白糖适量。

【制法】槟榔打碎,莱菔子用纱布包好,同橘皮共入锅中,加水煮沸去渣,加入白糖。

【用法】温时代茶饮。

【功效】消食除胀,降气化痰。适用于肝郁气滞型痛经。

当归元胡酒

【组成】当归、延胡索、制没药、红花各 15 克,白酒 1000 毫升。

【制法】将 4 味药共捣碎,布包,用酒浸泡于净器中,1 周后即可取用。

【用法】每日早、晚各空腹温饮 1 杯。

【功效】补血活血,调经止痛。适用于月经欲来、腹中胀痛。

山楂酒

【组成】干山楂片 500 克,60 度白酒 300 毫升。

【制法】把干山楂片洗净、去核,放入瓶内加白酒浸泡,密封瓶口,每日振摇 1 次,1 周后可取用,每次取用后添加白酒。

【用法】每次饮 10～20 毫升。

【功效】活血,舒筋。适用于劳力过度身痛疲倦和妇女痛经等症。

调经酒

【组成】当归、川芎、吴茱萸各 120 克,炒白芍、白茯苓、陈皮、延胡索、牡丹皮各 90 克,熟地黄、醋香附各 180 克,小茴香、砂仁各 60 克,白酒 15 升,黄酒 10 升。

【制法】将各味药装入绢袋,浸入酒中,密封,隔水加热 1.5 小时后放凉,再浸数日即可。

【用法】适量饮用,每日 2 次。

【功效】调经止痛。适用于气滞血瘀、夹有寒邪所致的经行腹胀疼痛、经血量少、色暗有块,以及月经不调等症。

牛膝参归酒

【组成】牛膝 30 克,党参、当归、香附各 15 克,红花、肉桂各 9 克,白酒 500 毫升。

【制法】将各药切碎,浸入酒中,容器密封 7 日即成。

【用法】早、晚各服 1 次,早 5～10 毫升,晚 10～20 毫升,服至月经来潮为止。如果身体强壮,能够耐受,也可增饮 20～30 毫升,有利于缩短疗程。

【功效】调经止痛。适用于妇女痛经。

红花酒

【组成】红花 60 克,白酒 1000 毫升,红糖适量。

【制法】将红花洗净,晾干表面水分,与红糖一同装入洁净的纱布袋内,封好袋口,放入酒坛中,加入白酒,密封,浸泡 7 日即成。

【用法】每日 1～2 次,每次服 20～30 毫升。

【功效】养血活血,散瘀止痛,通经。适用于妇女血瘀性痛经等。

毛鸡药酒

【组成】干毛鸡约 160 克(或鲜毛鸡约 320 克,均除去毛和内脏),当归 160 克,川芎 160 克,白芷 160 克,红花 160 克,赤芍 15 克,桃仁 15 克,千年健 160 克,茯苓 20 克,白酒 17 升。

【制法】将毛鸡蒸 15 分钟,放冷,用白酒浸泡 25 日后与当归等 8 味同置容器中,加白酒密封浸泡 45～55 日,过滤即成。

【用法】每日 3 次,每次服 15～30 毫升。

【功效】温经祛风,活血化瘀。适用于产后眩晕、痛经、四肢酸痛无力等。

地血香酒

【组成】地血香根 100 克,歪叶子兰 50 克,胡椒 3 克,白酒 500 毫升。

【制法】前 3 味洗净、切碎,入布袋,置容器中,加入白酒,密封,浸泡 7 日后去药袋即成。

【用法】每日 3 次,每次温服 10 毫升。

【功效】行气活血,散瘀止痛。适用于痛经。

香附子酒

【组成】香附子 30 克,白酒 500 毫升。

【制法】香附子置容器中,加入白酒,密封,隔日摇动 1 次,浸泡 10 日即成。

【用法】每日 3 次,每次服 20 毫升。

【功效】疏肝理气,调经止痛,宽中和胃。适用于肝郁胁痛、经期腹痛、脘腹胀痛等。

凤仙酒

【组成】白凤仙花 120 克,黑豆 60 克,白酒 500 毫升。

【制法】前 2 味置容器中,加入白酒,密封,浸泡 7 日后即成。

【用法】月经来潮前 7 日,每日早、晚服 20 毫升。

【功效】和血调经。适用于痛经、月经不调等。

调经酒

【组成】当归、吴茱萸、川芎各 24 克,炒白芍、白茯苓、陈皮、延胡索、牡丹皮各 18 克,香附(醋炒)、熟地黄各 36 克,小茴香(盐炒)、砂仁各 12 克,白酒 2500 毫升。

【制法】将各药捣碎，装入绢布袋，与白酒同置入容器中，密封后放进锅内隔水煮 2 小时，静置 24 小时便可服用。

【用法】早晚各 1 次，每次饮服 20 毫升。

【功效】活血调经，开郁行气。适用于月经不调，腹内疼痛或小腹内有结块，伴有胀、满、痛等症。

玫瑰山楂酒

【组成】玫瑰花 15 克，山楂 60 克，黄酒 500 毫升，红糖 20 克，冰糖 10 克。

【制法】山楂切片，同玫瑰花、红糖、冰糖共入黄酒瓶中，加盖密封，浸泡 7 日后即成。

【用法】行经前 3 日起，每晚临睡前服 15 毫升。

【功效】活血化瘀。适用于肝郁气滞型痛经。

二、闭　经

凡年过 18 岁仍未行经者，称为原发性闭经；在月经初潮之后至正常绝经之前的任何时间内（除外妊娠及哺乳期），出现月经闭止并超过 3 个月者，称为继发性闭经。中医学将闭经称为"不月"。对妇女身无他病而月经又不按月来潮者，如 2 个月 1 次月经者，称"并月"；3 个月 1 次者，称"居经"或"季经"；1 年 1 次者，称"避年"；甚者有终身不行经，或每月届期仅有腰酸感觉而能受孕者，称为"暗经"。以上均不能与闭经同样对待。闭经的主要原因为血虚和血滞两大类。

鳖甲炖鸽肉

【组成】鳖甲 30 克,鸽子 1 只,米酒、植物油、食盐、味精各适量。

【制法】将鸽子宰杀,去毛及内脏。把鳖甲打碎后放入鸽子腹腔内,加米酒及适量水,隔水炖熟,加植物油、食盐、味精调味即可。

【用法】吃鸽肉喝汤。

【功效】滋肾益气,散结通经。适用于因身体虚弱引起的闭经。

牛膝炖猪蹄

【组成】川牛膝 15 克,猪蹄 1～2 只,黄酒 50～100 毫升。

【制法】将猪蹄刮净毛,切成数小块,与牛膝一起放入大炖盅内,加水 500 毫升,隔水炖至猪蹄熟烂,去牛膝,加黄酒。

【用法】吃肉喝汤。

【功效】活血通经。适用于妇女气滞血瘀型闭经。

川芎煮鸡蛋

【组成】川芎 8 个,鸡蛋 2 个,红糖适量。

【制法】将川芎、鸡蛋加水同煮,鸡蛋熟后去壳,再煮片刻,去渣,加红糖调味即成。

【用法】吃蛋饮汤。每日分 2 次服,每月连服 5～7 剂。

【功效】活血行气。适用于气血瘀滞型闭经。

姜丝炒墨鱼

【组成】生姜 50～100 克,墨鱼(去骨)约 400 克,食用油、食盐各适量。

【制法】将生姜切细丝,墨鱼洗净、切片,放食用油、食盐同炒。

【用法】每日 2 次,佐膳食用。

【功效】补血通经,益脾胃,散风寒。适用于血虚闭经。

天香炉煲猪肉

【组成】天香炉 30 克,猪瘦肉 100 克,食盐适量。

【制法】将猪瘦肉切成块,与天香炉一起加水适量煲汤,用食盐调味即成。

【用法】每日 1 次,佐膳食用。

【功效】祛风化湿,止血消瘀。适用于血虚闭经。

黑豆益母草汤

【组成】黑豆 50 克,益母草 30 克,红糖 30～50 克,米酒2 汤匙。

【制法】将益母草洗净,切成寸段,入瓦煲,加水500～800毫升,煎沸30分钟以上,去渣留汤。黑豆淘洗干净,倒入益母草汁中,继续煎煮至黑豆熟烂,调入红糖和米酒即可。

【用法】食黑豆饮汤。

【功效】活血,祛瘀,调经。适用于闭经。

墨鱼羹

【组成】墨鱼(乌贼)约300克,桃仁10枚,食盐、食用油各适量。

【制法】将墨鱼放入盆内,倒入适量水,浸泡3～4小时,去其骨和内脏,洗净;将桃仁去杂质,洗净,放入锅内,再将墨鱼放入,加适量水,大火煮沸,改用小火煮至熟烂时放食盐、食用油即可。

【用法】佐餐食用。

【功效】养血滋阴。适用于血虚经闭,崩漏带下。

兰花粥

【组成】泽兰30克,粳米50克。

【制法】煎泽兰,去渣取汁,入粳米煮成粥。

【用法】空腹食用,每日2次。

【功效】活血,行水,解郁。适用于妇女经闭、产后瘀滞腹痛、身面水肿、小便不利。

糯米鸡内金粥

【组成】鸡内金 15 克,山药 45 克,糯米 50 克。

【制法】用小火煮鸡内金 1 小时,加糯米及山药再煮成粥即可。

【用法】每日分 2 次服。

【功效】活血通经,健胃消食。适用于气滞血瘀所致的闭经。

桃花蜂蜜糯米粥

【组成】桃花 50 克,蜂蜜、白糖各 25 克,糯米 100 克。

【制法】糯米洗净、下锅,加水 1000 毫升煮粥,粥将熟时入桃花、蜂蜜及白糖,稍煮即成。

【用法】每日 1 剂,分 2 次服。

【功效】活血,利水,通便。适用于闭经。

丹参糖茶

【组成】丹参、红糖各 60 克。

【制法】将丹参和红糖放入锅中以水煎,取汁。

【用法】代茶饮用,每日早晚各 1 次。

【功效】活血祛瘀,养血调经。适用于因阴血不足、血脉空虚所致的闭经。

大枣木耳老母鸡

【组成】老母鸡 1 只,大枣 10 枚,木耳 30 克。

【制法】老母鸡洗净、切块,同大枣、木耳共入砂锅中,炖至烂熟。

【用法】吃肉喝汤,每日 1 次,连用 5～7 日。

【功效】适用于虚证闭经。

鸭血豆腐汤

【组成】鸭血块 2 块,嫩豆腐 200 克,生姜、料酒、葱花、香油各适量。

【制法】鸭血块和嫩豆腐先入沸水锅中煮 1 分钟,取出后切成小块,再放入砂锅中,加生姜、料酒,小火炖 40 分钟,加葱花、香油即成。

【用法】佐餐服食。

【功效】补血清热解毒。适用于虚证闭经。

丝瓜内金乌鸡

【组成】乌鸡肉 150 克,丝瓜 30 克,鸡内金 9 克,调料各适量。

【制法】丝瓜切块,同鸡肉、鸡内金共入锅中煮汤,调味即可。

【用法】每日 1 剂,连用 7～10 日。

【功效】通经络，行血脉。适用于虚证闭经。

大枣木瓜猪肝汤

【组成】木瓜 1 个，大枣 20 枚，猪肝 30 克。

【制法】将木瓜去皮、核，同大枣、猪肝共入锅中加水煮熟。

【用法】晚餐时服，每日 1 次，连用 5～7 日。

【功效】补中益气，养血安神。适用于虚证闭经。

茯苓益母草粥

【组成】茯苓 20 克，益母草 30 克，粳米 100 克。

【制法】将茯苓研细粉备用。益母草洗净，放入锅中，加水适量煎 20 分钟，滤渣取汁一大碗，再同粳米和茯苓粉共入锅中，加水适量，小火熬粥即成。

【用法】早晚分 2 次服，连用 7～10 日为 1 个疗程。

【功效】利水渗湿，健脾安神。适用于实证闭经。

鸡血藤煮鸡蛋

【组成】鸡血藤 30 克，鸡蛋 2 个。

【制法】鸡血藤和鸡蛋入锅中，加水适量同煮，蛋熟去壳后再煮片刻，去药渣，取蛋及汤汁即成。

【用法】吃蛋喝汤，每日 1 次，连服 10～15 日为 1 个疗程。

【功效】活血舒筋、养血调经。适用于闭经。

黑豆红花汤

【组成】黑豆 30 克,红花 6 克,红糖适量。

【制法】红花用纱布包好,与黑豆共入锅中,加水适量煮至黑豆酥烂,去红花加糖即可。

【用法】每日 1 剂,连用 5～7 日。

【功效】活血通经,祛瘀止痛。适用于虚证闭经。

生姜大枣红糖汤

【组成】大枣 100 克,生姜 15 克,红糖 100 克。

【制法】大枣洗净后加水适量,煮至大枣酥烂,加入洗净、切片的生姜,再加入红糖即成。

【用法】吃大枣喝汤。连用 7～10 日为 1 个疗程。

【功效】补中益气,养血安神。适用于虚证闭经。

黄芪炖猪肝

【组成】猪肝 500 克,黄芪 60 克,葱段、姜片、花椒、食盐各适量。

【制法】猪肝洗净、切片,加水烧沸,放入用纱布包好的黄芪及葱段、姜片、花椒、食盐,煮至肝熟即成。

【用法】吃肝喝汤,佐餐服食。

【功效】补气、养血、益中。适用于虚证闭经。

山楂红花益母草汤

【组成】山楂 15 克,红花 6 克,益母草 6 克,红糖 30 克。

【制法】将山楂洗净,同红花、益母草共入锅中,加水适量,煮沸后加红糖,再煮片刻即成。

【用法】每日 1 剂,分早晚服用。

【功效】活血通经,祛瘀止痛。适用于实证闭经。

蚕沙酒

【组成】蚕沙 120 克,黄酒 600 毫升。

【制法】将蚕沙炒至半黄,与黄酒共入坛中,密封,隔水煮 1 小时即成。

【用法】每日 1 次,每次服 30～60 毫升。

【功效】活血通经,祛风除湿。适用于妇女月经久闭。

牛膝参归酒

【组成】牛膝 60 克,党参 60 克,当归 30 克,香附 30 克,红花 18 克,肉桂 18 克,白酒 1000 毫升。

【制法】前 6 味切碎,置容器中,加入白酒,密封,浸泡 7 日即成。

【用法】每日 2 次,每次服 10 毫升。

【功效】疏肝理气,温经活血。适用于妇女闭经,出现小腹胀痛或冷痛、面色暗、腰酸痛等症。凡心脏病患者及白带过多者慎用。

女贞根酒

【组成】女贞根 250 克,女儿茶根 120 克,红藤 120 克,白酒 500 毫升。

【制法】前 3 味置容器中,加入白酒,密封,浸泡 20 日即成。

【用法】每日 2 次,每次服 10 毫升。

【功效】理气止痛。适用于妇女闭经、咳嗽等。

五龙根酒

【组成】五龙根 250 克,白酒 500 毫升。

【制法】将五龙根置容器中,加入白酒,密封,浸泡 20 日后去渣即成。

【用法】每日 1 次,每次服 10 毫升。

【功效】祛风湿,壮筋骨,祛瘀消肿。适用于风湿痹痛、跌打损伤、妇人经闭、带下、乳少等。

当归桃仁酒

【组成】当归 100 克,桃仁 100 克,黄酒 1000 毫升。

【制法】将当归切碎,桃仁去皮、捣烂,置容器中,密封,蒸 15 分钟,倒出晒干后装入布袋,置黄酒中浸泡 7 日即成。

【用法】每日 2 次,每次服 30 毫升。

【功效】适用于经闭癥瘕、瘀血肿痛、血燥便秘、跌打损伤等。

三、月经不调

月经是女性的一种生理现象,它是卵巢功能的外部表现,也是具有生育功能的标志之一。少女在月经初潮后 2 年之内,月经大都不规律,经量时多时少,周期时长时短,这是卵巢发育尚不成熟所导致的,并不是真正的紊乱。但在形成了有规律的月经周期后,出现月经变化,则可视为月经不调。

月经不调是指月经周期、量、色、质发生异常,以及伴随月经失调出现的全身性病变,是女性的一种多发病。

中医学认为,本病是由于机体正气不足,抗病能力下降,肾气亏损,六淫侵袭,七情太过,饮食不节,营养不良,房劳多产,胖瘦失度,跌仆损伤,机械刺激及全身性疾病等诸多因素,使卵巢、体内激素调节功能紊乱,导致冲任空虚,血海不能按期满溢,行经规律失常而成病。

芹菜益母汤

【组成】芹菜 250 克,益母草 50 克,鸡蛋 2 个,食用油、食盐各适量。

【制法】前 3 味加水适量同煮汤,加食用油、食盐调味。

【用法】每日分 2 次食蛋,饮汤。

【功效】补血调经。适用于月经不调。

荠菜汤

【组成】新鲜带根荠菜 500 克。

【制法】将荠菜洗净、切碎,放入砂锅内,加水适量(不必加调料),用中火煮沸即可。

【用法】每日 1 次饮服。

【功效】利水,止血,明目。适用于月经过多、产后流血、流产出血等。

当归延胡汤

【组成】当归 9 克,延胡索 5 克,生姜 2 片。

【制法】将 3 味一同水煎。

【用法】每日 1 剂,连服 3 日。

【功效】活血散寒调经。适用于月经后期,闭经。

党参黄芪羊肉汤

【组成】黄芪、党参、当归各 25 克,羊肉 500 克,生姜 50克,调料各适量。

【制法】将生姜、羊肉洗净、切块,3 味药用布包好,同放砂锅内,加水适量,大火煮沸后改小火炖 2 小时,去药包,调味服食。

【用法】月经后,每日服食 1 次,连服 3～5 日。

【功效】补益气血。适用于血虚型月经延后、量少色淡、小腹疼痛、面色苍白等。

补中升阳粥

【组成】黄芪 30 克,人参 5～10 克,柴胡、升麻各 3 克,粳米 30 克,红糖适量。

【制法】前 4 味药水煎,去渣取药汁,和粳米共煮粥,加红糖调味。

【用法】分 2 次温热服。

【功效】益气补血。适用于气血不足所致的月经先期、量多色淡、质地清稀。

两地槐花粥

【组成】生地黄、地骨皮、槐花各 30 克,粳米 30～60 克。

【制法】前 3 味药洗净,水煎,去渣取汁,与粳米共煮为粥。

【用法】每日 1 次,可连服 3～5 日。

【功效】清热固经。适用于月经过多、经色深红或紫红。

四炭止血茶

【组成】 乌梅炭、棕榈炭、地榆炭各 500 克,干姜炭 750 克。

【制法】将前 3 味共研为粗粉,过 60 目筛。干姜炭加水煎沸 30 分钟,过滤,再加水煎沸 20 分钟,再过滤,并将药渣压榨取汁与两次滤液合并,浓缩成姜液,加适量黏合剂,拌和上药粉,压制成块状,晒干或烘干备用。每块重 9 克,相当于生药 14 克。

【用法】每日 2 块,每次 1 块,沸水冲泡 2～3 次,代茶饮用。

【功效】凉血止血,温中下气。适用于月经过多、崩漏不止。

木耳大枣茶

【组成】木耳 50 克,大枣 20 枚。

【制法】2 味共煎煮汤服。

【用法】每日 1 次,连服之。

【功效】补中益气,养血止血。适用于身体虚弱、贫血、月经过多、痔疮出血等。

青蒿丹皮茶

【组成】青蒿、牡丹皮各 6 克,茶叶 3 克,冰糖 15 克。

【制法】将前 2 味洗净,置茶杯中,加茶叶,用沸水浸泡 15～20 分钟,加入冰糖溶化即可。

【用法】不拘量饮用。

【功效】清热凉血,止血。适用于月经先期或 1 个月 2

次、量多、色紫、质地黏稠。

白鸡冠花汤

【组成】白鸡冠花 20 克,鸡蛋 2 个,食盐适量。

【制法】将鸡冠花、鸡蛋洗净,加水同炖,蛋熟后去壳再煮 20 分钟,加食盐调味。

【用法】吃蛋喝汤。每日 1 剂,连服 5～7 剂。

【功效】养阴清热,凉血止血。适用于血热型月经过多等。

芹菜卷柏鸡蛋汤

【组成】鲜芹菜、鲜卷柏各 30 克,鸡蛋 2 个,食盐适量。

【制法】将芹菜、卷柏、鸡蛋洗净,加水同炖,蛋熟后去壳再煮 20 分钟,拣出芹菜、卷柏,加入食盐。

【用法】吃蛋喝汤。每日 1 剂,连服 2～3 剂。

【功效】调经止血。适用于月经过多,功能性子宫出血等。

粳米木耳红糖粥

【组成】粳米 100 克,木耳 30 克,红糖 20 克,大枣 20 枚。

【制法】将木耳泡发,去杂,洗净,撕成小片,与洗净的大枣、粳米一同加水煮粥,熟后调入红糖即成。

【用法】每日食用 1 剂。

【功效】补中益气,凉血养血。适用于气虚所致的月经过多。

莲子冰糖茶

【组成】莲子 30 克,冰糖 20 克,茶叶 5 克。

【制法】将茶叶用沸水冲泡后取汁备用。莲子用温水浸软,与冰糖共捣烂,倒入茶汁调匀即可。

【用法】每日食用 1 剂。

【功效】健脾益肾。适用于月经过多、崩漏不止、带下等。

大米天冬粥

【组成】大米 100 克,天冬(连皮)15～30 克,白糖适量。

【制法】将天冬水煎去渣,入洗净的大米煮成稀粥,加入白糖即成。

【用法】每日食用 1 剂。

【功效】养阴清热,润燥生津。适用于月经过多。

牡蛎鸡汤

【组成】牡蛎 250 克,鸡汤 500 毫升,调料各适量。

【制法】牡蛎与鸡汤共煮,加调料。

【用法】每日 1 剂,分 2 次服。5 日为 1 个疗程。

【功效】滋阴,养血。适用于月经过多。

鲜藕粥

【组成】鲜藕 50 克,大米 100 克,红糖 5 克。

【制法】鲜藕洗净,切成薄片;大米淘净。把大米、藕片、红糖放入锅中,加入适量水,用大火烧沸后,转用中火煮至米烂粥成。

【用法】每日 2 次,早、晚餐食用。

【功效】健脾开胃,养心和血。适用于月经过多。

海参猪蹄煲

【组成】水发海参 250 克,猪前蹄 2 个,食盐、鸡精、料酒各适量。

【制法】将海参洗净,切条;猪蹄去毛、蹄甲,洗净后切大块。两者一起放入锅内,加水用大火煮沸后,改用小火慢炖3～3.5 小时,加食盐、鸡精、料酒调味即可。

【用法】每日食用 1 剂。

【功效】补益气血。适用于血虚型月经过多。

芍药黄芪酒

【组成】白芍、黄芪、生地黄各 100 克,艾叶(炒)30 克,白酒 1000 毫升。

【制法】将 4 味药粗捣碎如麻豆大,装入白布袋,用酒浸于净器中，封口，一夜即可。

【用法】食前随量温饮。

【功效】补气、养血、益中。适用于妇女月经过多，兼赤白带下。

地榆酒

【组成】地榆 62 克，甜酒适量。

【制法】将地榆研成细末，用甜酒煎服。

【用法】每日 2 次，每次服 10～30 毫升。

【功效】清热凉血。适用于月经过多或过期不止，经色深红、质稠有块，腰腹胀痛等。

十全大补酒

【组成】党参 80 克，白术（炒）80 克，茯苓 80 克，甘草（蜜炙）40 克，当归 120 克，川芎 40 克，白芍（炒）80 克，熟地黄 120 克，黄芪（蜜炙）80 克，肉桂 20 克，白酒 1720 毫升，蔗糖 172 克。

【制法】前 10 味粉碎成粗粉，用白酒浸渍 48 小时，缓缓渗漉，加入蔗糖，搅匀，静置，过滤即成。

【用法】每日 2 次，每次服 15～30 毫升。

【功效】温补气血。适用于气血两虚，面色苍白、气短心悸、头晕自汗、月经量多等。凡外感风寒、风热，阴虚阳亢者不宜服用。

牡蛎炖猪肉

【组成】牡蛎 250 克,猪瘦肉 100 克,淀粉、食盐各适量。

【制法】将牡蛎、猪肉洗净,切片,拌上淀粉,放入沸水锅中煮沸,再改用小火慢炖,至肉熟烂时加食盐调味即成。

【用法】每日 1 剂,分 2 次服。

【功效】滋阴健脾,益气补血。适用于月经过多等。

艾叶炖母鸡

【组成】艾叶 25 克,老母鸡 1 只,白酒 125 毫升。

【制法】将鸡去肠杂,切块,与艾叶、白酒一起入锅,加适量水,烧沸后改用小火煨熟。

【用法】食肉饮汤,每日服 2 次。

【功效】补中益气,温经散寒,镇痛止血。适用于月经来时点滴不断。

黄酒红糖烧猪皮

【组成】猪皮 1000 克,红糖 250 克,黄酒 250 毫升。

【制法】将猪皮去毛,洗净,切成小块,加水炖至肉皮烂透,待汤汁稠黏时加入黄酒、红糖,调匀后即可离火,倒入盆中,候凉,冷藏备用。

【用法】随意食用。

【功效】滋阴,养血。适用于血虚型月经过多。

黄酒煮鲤鱼

【组成】鲤鱼约 500 克，黄酒 250 毫升。

【制法】将鲤鱼去杂，洗净，将鱼肉切片，放入锅内，加入黄酒煮熟。鱼骨焙干，研成细末。

【用法】吃鱼肉喝汤，鱼骨末用黄酒冲服。

【功效】温中理气。适用于经血过多且 10 日以上不净。

荠菜红烧肉

【组成】猪五花肉 200 克，荠菜 200 克，姜末、葱花、食盐、白糖、酱油、料酒、植物油各适量。

【制法】五花肉洗净，切成方丁，放入沸水中烫一下，捞出后用水洗净。荠菜去根及老叶，洗净，备用。锅置旺火上，放入植物油，用姜末、葱花爆香，下入肉丁爆炒，加料酒、食盐、酱油，煸炒使肉入味。注入适量水，放入白糖，用中火煮成红烧肉，放入荠菜，再炖约 50 分钟即成。

【用法】每日食用 1 剂。

【功效】凉血止血，利尿降压。适用于月经出血过多。

四、赤白带下

赤白带下指妇女带下，其色赤白相杂、味臭者。中医学认为，本病多因肝郁犯脾，湿热下注冲任、带脉所致。

石榴皮粥

【组成】石榴皮 30 克,粳米 100 克,白糖适量。

【制法】将石榴皮洗净,放入砂锅,加水适量煎煮,去渣取汁,再入粳米煮粥,待粥将熟时加入白糖稍煮即可。

【用法】空腹温热服。

【功效】温肾止带。适用于脾肾虚弱、带下绵绵、腰酸腹痛。

白果莲肉粥

【组成】白果 6 克,莲子肉 15 克,粳米 50 克。

【制法】将白果、莲子肉研末,与粳米一起入锅,加适量水,用小火煮熟。

【用法】每日服 2 次。

【功效】补肝肾,止带浊。适用于下元虚惫、赤白带下。

山茱萸粥

【组成】山茱萸 15～20 克,粳米 100 克,白糖适量。

【制法】将山茱萸洗净,再与粳米同入砂锅煮粥,待粥将熟时加入白糖稍煮即可。

【用法】每日服 1～2 次,3～5 日为 1 个疗程。

【功效】补益肝肾,涩精敛汗。适用于肝肾不足、带下、遗尿、小便频数等。

白果通淋茶

【组成】白果 50 克,冬瓜子 25 克,莲子 20 克,胡椒粉 15 克,白糖适量。

【制法】将白果去皮、心,冬瓜子去皮,莲子去心,一同放入砂锅中加水煎煮 40 分钟。过滤取汁,加入胡椒粉和白糖,搅匀即成。

【用法】代茶饮用。

【功效】健脾补肾,通淋止带。适用于白带、淋浊等。

扁豆山药茶

【组成】白扁豆、山药各 20 克,白糖适量。

【制法】先将白扁豆炒至黄色,捣碎;山药切片。两者同煎,取汤汁加糖溶化即可。

【用法】代茶频饮。

【功效】健脾燥湿。适用于脾虚之带下(赤白带)。

鳖甲酒

【组成】鳖甲 9 克。

【制法】将鳖甲焙黄后研末,备用。

【用法】每日 1 次,每次取 9 克药末,用酒送服。

【功效】补肾滋阴。适用于肾虚带下,带下量多、淋漓不断、腰胀。

龟胶酒

【组成】龟甲胶 10 克,黄酒 50 毫升。

【制法】将龟甲胶用黄酒煮化即成。

【用法】每日早晨空腹服 1 剂,连服 5～17 日为 1 个疗程。

【功效】滋阴补血,止血止带。适用于妇女赤白带下、淋漓不止等。凡脾胃虚寒、腹胀便溏者忌服。

芍药黄芪酒

【组成】白芍 100 克,黄芪 100 克,生地黄 100 克,艾叶 30 克,白酒 1000 毫升。

【制法】前 4 味共捣粗碎,入布袋,置容器中,加入白酒 1000 毫升浸泡。

【用法】每日饭前随意饮服。

【功效】调经止带。适用于赤白带下、月经过多等。

地骨皮杜仲酒

【组成】地骨皮 90 克,萆薢(炙)50 克,杜仲(炙)50 克,白酒 1000 毫升。

【制法】前 3 味捣细,置容器中,加入白酒,密封,隔水煮 1 小时,取出候冷即成。

【用法】不拘时饮用,常令微醉。

【功效】利湿祛风,补肝益肾。适用于妇女带下、风湿腰痛、小便频数浑浊等。

翻白草根酒

【组成】翻白草根 15～30 克,白酒 500 毫升。

【制法】翻白草根洗净、切碎,置容器中,加入白酒,密封,浸泡 10 日即成。

【用法】每日 2 次,每次服 10 毫升。

【功效】清热解毒,止血消肿。适用于流产、下血、崩漏、赤白带下等。

冬瓜子酒

【组成】冬瓜子 200 克,黄酒 500 毫升。

【制法】冬瓜子炒黄、压碎,浸于酒中,泡 10 日。

【用法】每日 2 次,每次饮服 15～20 毫升。

【功效】祛湿利尿,解毒消炎,滋阴补肾。适用于妇女白带、肾虚尿浊。

五、子宫脱垂

子宫从正常位置沿阴道下降,宫颈外口达坐骨棘水平以下,甚至子宫全部脱出于阴道口以外,称为子宫脱垂。子宫脱垂常合并有阴道前壁和后壁膨出。患者白带增多,并有时呈脓样或带血,有的发生月经紊乱,经血过多。

枸杞叶粳米羊肉粥

【组成】枸杞叶 250 克,粳米 150 克,羊肉 100 克,羊肾 1 个,葱白 2 根,食盐适量。

【制法】将羊肉洗净,切块;羊肾剖开,去筋膜,洗净,切块;葱白洗净,切碎;粳米淘洗干净;枸杞叶洗净。锅内加水适量,先将枸杞叶煎煮去渣,再入羊肾、羊肉、葱白、粳米煮为稀粥,加食盐调味。

【用法】每日 1 剂,分 2 次服。

【功效】补肾养血,温肾益气。适用于子宫脱垂。

粳米黄芪粥

【组成】粳米 100 克,黄芪 30 克,白术、柴胡各 15 克。

【制法】粳米加水煮成粥,后 3 味水煎取汁,加入粳米粥内即成。

【用法】每日 1 剂,分 2 次服。

【功效】补中益气,升阳举陷。适用于子宫脱垂。

鸡肉炖何首乌

【组成】母鸡肉 300 克,何首乌 30 克,食盐、姜丝、高粱酒各适量。

【制法】将何首乌用水浸泡半日,再入洗净、切块的鸡肉块,上笼蒸熟,调入食盐、姜丝、高粱酒。

【用法】每日 1 剂,分 2 次吃肉喝汤。

【功效】养血益肾,补中益气。适用于子宫脱垂、脱肛。

金樱子炖母鸡

【组成】金樱子、蓖麻根各 50 克,益母草、棉花根、炙黄芪各 30 克,母鸡 1 只,调料各适量。

【制法】母鸡宰杀、去毛及内脏,洗净。将各药用纱布包好,与母鸡同炖至鸡烂熟后去渣,调味即可。

【用法】分次吃鸡喝汤,隔日 1 次,连用 7～10 日。

【功效】补中益气。适用于子宫脱垂。

猪肉炖党参黄芪

【组成】猪瘦肉 100 克,党参、黄芪各 20 克,升麻 10 克,调料各适量。

【制法】将猪肉洗净、切块,与党参、黄芪、升麻一同入锅,加水炖 1 小时,调味即可。

【用法】每日 1 剂,分 2 次吃肉喝汤。

【功效】补中益气。适用于子宫脱垂。

黄芪枳壳煮鲫鱼

【组成】黄芪 20 克,炒枳壳 9 克,鲫鱼(约 300 克)1 条,食盐适量。

【制法】将鲫鱼宰杀,去鳞及内脏,洗净,备用。黄芪、枳壳水煎去渣,再入鲫鱼煎煮至熟,加食盐调味。

【用法】每日服食 1 剂。

【功效】补中益气。适用于子宫脱垂。

猪大肠蒸巴戟天

【组成】猪大肠 200 克,巴戟天 20 克,食盐适量。

【制法】将猪大肠洗净,纳入巴戟天,加水适量,上笼蒸熟,加食盐调味。

【用法】每日 1 剂,连服 4～5 剂。

【功效】补益下焦,补肾壮阳。适用于子宫脱垂。

升麻蒸鸡蛋

【组成】升麻 4 克,鸡蛋 1 个。

【制法】将升麻研末。鸡蛋开 1 个小孔,放入升麻搅匀,外用湿棉纸封严,蒸熟食用。

【用法】每日 2 剂,连服 10 日为 1 个疗程。

【功效】益气举陷。适用于子宫脱垂。

荔枝陈米酒

【组成】鲜荔枝 1000 克,陈米酒 1000 毫升。

【制法】将荔枝去壳,浸入酒内,7 日后即可饮用。

【用法】每次服 1～2 汤匙,早晚各 1 次。

【功效】益气壮阳,活血补血。适用于子宫脱垂。

炖鳝鱼

【组成】鳝鱼约 300 克,调料各适量。

【制法】将鳝鱼宰杀,去内脏,洗净,切段,与调料一同入锅,加水炖食。

【用法】每日食用 1 剂。

【功效】补中益气。适用于子宫脱垂。

粳米金樱子粥

【组成】粳米 100 克,金樱子 20 克。

【制法】将金樱子水煎去渣,再入粳米煮粥。

【用法】每日 1 剂,分 2 次服。

【功效】固精涩肠。适用于子宫脱垂。

粳米枸杞子人参粥

【组成】粳米 100 克,枸杞子 20 克,人参 3 克。

【制法】共煮粥。

【用法】每日 1 剂,分 2 次服。

【功效】补气益肾。适用于子宫脱垂。

山药大枣粥

【组成】大米 100 克,薏苡仁 75 克,山药(干)50 克,荸荠

(干)25 克,大枣 10 克,白糖适量。

【制法】大米、薏苡仁分别淘洗干净,用凉水浸泡 3 小时,捞出,沥干水分;荸荠、山药去皮,洗净,分别捣成粉末;大枣去核,洗净,备用。将薏苡仁、大米下入锅内,加入适量凉水,置大火上煮至米粒开花,将大枣下入锅内,转小火熬煮成粥。待大米软烂时,边搅拌边将山药粉撒入锅内,约煮 20 分钟,将荸荠粉和白糖入锅搅匀即可。

【用法】每日服食 1 剂。

【功效】健脾益肾,气血双补。适用于子宫脱垂。

黄鳝小米粥

【组成】黄鳝 1 条,粟米(小米)100 克,食盐适量。

【制法】将黄鳝去内脏,洗净,切成细丝,加食盐与粟米同煮成粥。

【用法】每日 1 剂。

【功效】益气补虚。适用于子宫脱垂。

山药鳝糊

【组成】黄鳝约 250 克,山药(干品)15 克,淀粉 10 克,葱花、姜末、鸡精、白糖、胡椒粉、酱油、料酒、香油、植物油各适量。

【制法】将黄鳝去头、内脏和骨,切成鳝丝;山药磨成粉。锅内注油烧热,倒入鳝丝炒透后,加入姜末、酱油、料酒、白糖、鸡精翻炒。将山药粉和淀粉一起加适量水调匀倒入勾芡,炒匀后装盘,在中间拨出一个凹洞,放入葱花,淋入香油,撒上胡椒粉即可。

【用法】每日食用1剂。

【功效】健脾开胃,养血固脱。适用于子宫脱垂。

二麻猪肠汤

【组成】猪大肠300克,升麻10克,胡麻仁100克,食盐、鸡精各适量。

【制法】将猪大肠洗净。升麻用布袋包好,与胡麻仁、猪大肠同放入锅中,加适量水炖至肠熟后,去药袋,加入食盐、鸡精调味即成。

【用法】饮汤食肠。隔日1次,连续3周。

【功效】益气升提。适用于子宫脱垂。

鳊鱼黄芪汤

【组成】鳊鱼1条,黄芪20克,枳壳10克,食盐、鸡精、料酒各适量。

【制法】将鳊鱼去鳞杂、洗净,与黄芪、枳壳加水同煮沸后,再煮30分钟,去渣取汁,加食盐、鸡精、料酒调味即可。

【用法】每次喝200毫升,每日2次。

【功效】益气升提。适用于子宫脱垂。

黄芪甲鱼汤

【组成】甲鱼约 1000 克,黄芪 30 克,枳壳 15 克,杜仲 10 克,葱花、姜末、食盐、鸡精、料酒各适量。

【制法】将甲鱼去甲壳、肠杂,洗净,切块;黄芪、枳壳、杜仲一同放入布袋中,封口。将甲鱼块、药袋加适量水同炖,至甲鱼熟后去药袋,加入葱花、姜末、食盐、料酒、鸡精调味即成。

【用法】每 2 日食用 1 次。

【功效】滋补肾阴,益气固脱。适用于子宫脱垂。

首乌炖母鸡

【组成】何首乌 30 克,嫩母鸡 1 只,姜丝、食盐、料酒、香油各适量。

【制法】将鸡宰杀,去毛、内脏和爪,放入大炖盅内。何首乌洗净,切成碎粒,用纱布包好,扎口,放入鸡腹内。加适量水,隔水炖至鸡肉离骨时去何首乌,加入香油、食盐、姜丝、料酒拌匀,再炖 10～20 分钟即可。

【用法】每 2 日 1 剂。

【功效】益肾养血。适用于子宫脱垂、脱肛等。

黄芪炖带鱼

【组成】带鱼约 1000 克,炒枳壳 15 克,黄芪 50 克,姜片、葱段、食盐、鸡精、料酒、植物油各适量。

【制法】把黄芪、炒枳壳洗净，切碎，装入纱布。带鱼去杂，洗净，切段，在油锅中略煎一下，再放入药包、葱段、姜片、料酒、食盐及适量水，炖到汁快干时加鸡精即成。

【用法】每2日1剂。

【功效】温养脾胃，补气止血。适用于子宫脱垂。

杜仲爆羊肾

【组成】羊肾500克，五味子15克，杜仲6克，葱段、姜片、食盐、鸡精、料酒、酱油、淀粉、植物油各适量。

【制法】将杜仲、五味子置于锅中，加水3杯，煎煮40分钟，滤取药汁，再用小火将药汁煎至半杯；将羊肾洗净，一剖为二，剔尽筋膜、臊腺，漂洗干净，切成小块腰花，沥干水分，加料酒、淀粉拌匀备用。锅置火上，注油烧至七分热时，加入葱段、姜片、腰花爆炒，到嫩熟时即调入药汁和食盐、鸡精、酱油，略翻炒即成。

【用法】每2日1剂。

【功效】补肾固宫。适用于子宫脱垂。

芪蒸鹌鹑

【组成】鹌鹑约500克，黄芪10克，清汤250毫升，食盐、胡椒粉各适量。

【制法】将鹌鹑宰杀，去毛、内脏及爪，洗净，入沸水中余约 1 分钟捞出待用;黄芪洗净,切成薄片,装入鹌鹑腹中。把鹌鹑放在蒸碗内,注入清汤,用湿绵纸封口,上笼蒸约 30 分钟。取出鹌鹑,揭去纸,滗出汁,加食盐、胡椒粉调味,再将鹌鹑放入汤碗内,灌入原汁即成。

【用法】每 2 日 1 剂。

【功效】补脾调肺,益气行水。适用于子宫脱垂。

六、子宫肌瘤

子宫肌瘤是女性生殖器官最常见的良性肿瘤,又称子宫平滑肌瘤,多见于 30~50 岁妇女,20 岁以下少见。绝大多数子宫肌瘤是良性的。但由于子宫肌瘤倾向于多发,因此在育龄女性,随着年龄增长,肌瘤可能逐渐增大增多,肌瘤剔除手术后亦有可能复发。子宫肌瘤的恶变(即肉瘤变)率很低,为 0.4%~0.8%,但仍需警惕恶变风险。子宫肌瘤通常可分为浆膜下肌瘤、肌壁间肌瘤、黏膜下肌瘤、宫颈肌瘤、阔韧带肌瘤等,不同类型的子宫肌瘤可表现出月经过多、下腹部包块,或排尿、排便困难等临床表现。在 35 岁以上的妇女中,约有 20% 的人患有子宫肌瘤,但由于该肿瘤发展缓慢而无临床症状,故许多患者终身未被发现,也无需治疗。

桃树根猪肉汤

【组成】桃树根、猪瘦肉各 150 克,食盐适量。

【制法】将桃树根洗净、切段,猪肉洗净、切块,共入砂锅内,加水炖至肉烂,用食盐调味。

【用法】吃肉喝汤。每晚睡前 1 剂。

【功效】活血化瘀,消肿散结。适用于子宫肌瘤。

银耳藕粉羹

【组成】银耳 25 克,藕粉 10 克,冰糖适量。

【制法】将银耳水发后用冰糖炖烂,再加入藕粉。

【用法】每日食用 1 次。

【功效】补养气血。适用于子宫肌瘤。

莴笋炝炒鱼丝

【组成】莴笋 500 克,鱼丝 125 克,菜油、调料各适量。

【制法】莴笋切丝,与鱼丝一起用菜油炝炒,加调料调味。

【用法】每日食用 1 次。

【功效】滋补强壮,抑制肿瘤。适用于子宫肌瘤。

鲜藕茅根茶

【组成】鲜藕 120 克、鲜茅根 120 克。

【制法】藕切片,茅根切碎,用水煮汁。

【用法】代茶饮。

【功效】补养气血。适用于子宫肌瘤。

莪术蚯蚓煮鸡蛋

【组成】鸡蛋 2 个,莪术 9 克,蚯蚓 5 条。

【制法】3 味加水 500 毫升共煮,蛋熟后剥皮再煮,弃药食蛋。

【用法】每晚服食 1 次。

【功效】补养气血。适用于子宫肌瘤。

蛇肉炖青鱼

【组成】蛇肉 250 克,青鱼约 250 克,调料各适量。

【制法】前两味洗净,加水 1000 毫升共煮,加调料调味。

【用法】食肉喝汤,每日 1 次。

【功效】活血化瘀,消肿散结。适用于子宫肌瘤。

猪肝炒黄豆芽

【组成】猪肝 300 克,鲜黄豆芽 250 克,植物油、调料各适量。

【制法】猪肝切片,与黄豆芽一起加植物油、调料炒熟。

【用法】每晚服食 1 次。

【功效】消肿散结。适用于子宫肌瘤。

薏苡仁大枣粥

【组成】薏苡仁 250 克,大枣 20 个,粳米 50 克。

【制法】将薏苡仁、粳米洗净，大枣去核，一同煮粥。

【用法】每日服用 2 次，宜长期用。

【功效】健脾养血。适用于子宫肌瘤伴月经失调。

荔枝香附酒

【组成】荔枝核 30 克，香附 30 克。

【制法】2 味研成细末，混合后以瓷瓶密封保存。

【用法】每次取 3 克，用适量黄酒冲服，每日 2～3 次。

【功效】行气活血，散结止痛。适用于子宫肌瘤。

七、宫 颈 炎

宫颈炎为常见的妇科疾病，有急性和慢性两种，但以慢性宫颈炎多见。急性宫颈炎常与急性子宫内膜炎或急性阴道炎同时存在。宫颈炎多发生于生育年龄的妇女，老年人也有随阴道炎而发病的。本病主要表现为白带增多，呈黏稠的黏液或脓性黏液，有时可伴有血丝或夹有血丝，常伴有腰酸及下腹部不适。长期慢性机械性刺激是导致宫颈炎的主要诱因。

蘑菇薏苡仁粥

【组成】鲜蘑菇 60 克，薏苡仁 50 克，食盐、味精各适量。

【制法】取薏苡仁按常法煮粥。将蘑菇洗净、切块，加入将熟的薏苡仁粥内,再煮 3～5 分钟,加食盐、味精调味。

【用法】每日食用 1 剂。

【功效】健脾化湿。适用于慢性宫颈炎及宫颈糜烂。

薏苡仁粥

【组成】薏苡仁 60 克,红糖 30 克。

【制法】2 味按常法煮粥。

【用法】每日食用 1 剂。

【功效】健脾利湿,清热排脓。适用于慢性宫颈炎及宫颈糜烂。

白鸡豆蔻汤

【组成】白鸡(不拘雌雄)1 只、豆蔻 50 克。

【制法】将白鸡去毛及肠杂,洗净。豆蔻捶破,与鸡共煮至肉烂。用汤下面代晚餐。

【用法】服后取汗,每剂分 3 次服。

【功效】补虚益气,悦脾化湿。适用于宫颈炎。

薏苡仁芡实粥

【组成】薏苡仁 100 克,芡实 100 克,大米适量。

【制法】所有原料淘净后加水煮成粥。

【用法】经常食用。

【功效】健脾祛湿。适用于宫颈炎及宫颈糜烂。

白果蒸鸡蛋

【组成】鸡蛋 1 个,白果 2 枚。

【制法】将鸡蛋的一端开孔,白果去壳,纳入鸡蛋内,用纸粘封小孔并朝上放碟中,隔水蒸熟即成。

【用法】食鸡蛋,每日 1 次。

【功效】敛肺气,止带浊。适用于宫颈炎及宫颈糜烂。

山药黄柏粥

【组成】鲜山药 100 克(或干山药 30 克),芡实 15 克,车前子 15 克,黄柏 10 克,白果仁 10 克,粳米 100 克,红糖适量。

【制法】山药、黄柏、芡实、车前子加水适量煎煮,去渣取汁,加入粳米、白果仁煮成粥,调入红糖即成。

【用法】每日 2 次,空腹热服。

【功效】健脾固冲,清热利湿。适用于宫颈炎。

山药羊肉汤

【组成】羊肉 500 克,淮山药 30 克,调料各适量。

【制法】羊肉先用沸水烫去膻味,再用凉水洗净。淮山药用水浸透后,与羊肉一起放入锅中,加入适量的水,放入调料,煲 3 小时至肉熟,捞出凉凉后切片。

【用法】吃羊肉喝汤,经常食用。

【功效】补脾益肾。适用于宫颈炎及宫颈糜烂。

山药猪肾汤

【组成】猪肾 4 个,淮山药 100 克,枸杞子 15 克,芡实 50 克,生姜 4 片。

【制法】取猪肾剖开,切去白膜,用水反复冲洗,入沸水氽去臊味。将全部材料放入煲内,加适量水,大火煲沸后,改小火煲 2 小时,汤成即可。

【用法】饮汤,吃肉。

【功效】补肾止带。适用于宫颈炎。

海螵蛸乌鸡

【组成】乌鸡 250 克,海螵蛸 50 克,茯苓 20 克,调料各适量。

【制法】将海螵蛸打碎,与茯苓共用纱布包好。乌鸡切块,与药包一起放入砂锅内,煎炖 30 分钟,去药包,加入调料。

【用法】饮汤食鸡肉。

【功效】补肾养血止带。适用于宫颈炎。

芡实糯米鸡

【组成】芡实 50 克,莲子 50 克,乌鸡(约 500 克)1 只,糯米 100 克,调料各适量。

【制法】将乌鸡去毛及内脏后洗净,加莲子、芡实、糯米于鸡腹中,用线缝合,放在砂锅内,加水适量,用小火炖烂熟,加入调料。

【用法】分次酌量食用。连服 10～15 日。

【功效】健脾补肾,除湿止带。适用于宫颈炎及宫颈糜烂。

韭菜炒羊肝

【组成】韭菜 150 克,羊肝 200 克,菜油、葱段、姜片、食盐、味精各适量。

【制法】将韭菜洗净,切成 2.5 厘米长的段;羊肝洗净,切片。将锅烧热,下菜油烧沸,放入羊肝翻炒,待羊肝变色时下韭菜、葱段、姜片、食盐,再翻炒片刻,下味精即成。

【用法】佐餐食用。

【功效】补阳温肾。适用于宫颈炎及宫颈糜烂。

韭菜炒鲜虾

【组成】韭菜 250 克,鲜虾(去壳)400 克,菜油、食盐、葱段、姜末、绍酒各适量。

【制法】将韭菜洗净,切成 3 厘米长的段,鲜虾去壳,洗净。将锅烧热,倒入菜油,入葱爆锅,倒入虾仁和韭菜,再入姜末、绍酒,连续翻炒至熟即成。

【用法】佐餐食用,常食。

【功效】温肾助阳。适用于宫颈炎及宫颈糜烂。

八、功能性子宫出血

功能性子宫出血是指由于卵巢功能失调而引起的子宫出血,简称功血。本病常表现为月经周期失去正常规律,经量过多,经期延长,甚至不规则阴道流血等。机体内外任何因素影响了下丘脑-垂体-卵巢轴任何部位的调节功能,均可导致月经失调。一般分为无排卵型和排卵型两大类。无排卵型多见,占功血的 80%～90%,常发生在青春期及绝经期。排卵型功血常发生在生育年龄,出血有周期性,有排卵但黄体功能不足,或萎缩过程延长,出现月经周期缩短、经期延长、经血量多或经期前后淋漓出血,常发生在产后、流产后,与内分泌功能尚未完全恢复有关。

生地黄粳米粥

【组成】粳米 60 克,生地黄 25 克。

【制法】将生地黄水煎取汁,备用。粳米洗净,加水煮为稀粥,兑入药汁,再稍煮即成。

【用法】每日服食 1 剂。

【功效】调经止血。适用于功血。

黄芪粳米粥

【组成】粳米 100 克,黄芪 60 克。

【制法】将黄芪水煎去渣,再入粳米煮粥。

【用法】每日 1 剂,分 2 次服。

【功效】补中益气。适用于脾虚型功血。

猪皮大枣汤

【组成】猪皮 300 克,大枣 150 克,冰糖 30 克。

【制法】将猪皮去毛、洗净,加水煮烂,待汤黏稠时将煮烂的大枣连汤(汤不宜多)同冰糖一起加入汤内,煮沸即成。

【用法】每剂分 3 日食完,每日食 2 次。

【功效】补中益气,凉血止血。适用于功血。

豆腐陈醋汤

【组成】豆腐 250 克,陈醋 120 克,红糖适量。

【制法】豆腐切碎,红糖用陈醋溶化后煮豆腐,小火煮 30 分钟即成。

【用法】每日 2 次,饭前食用。

【功效】活血止血。适用于功血。

人参粳米粥

【组成】粳米 100 克,冰糖 10 克,人参 3 克。

【制法】取粳米按常法煮粥。将人参研为细末,与冰糖一起加入粳米粥内,稍煮即成。

【用法】每日 1 剂,早晚分食。

【功效】健脾益气,养血生津。适用于脾虚型功血。

麦麸百草霜饼

【组成】麦麸 1000 克,百草霜 60 克,红糖 250 克。

【制法】3 味加白开水和在一起,做成每个 100 克重的饼蒸熟。

【用法】每日早晚空腹各服 1 个。

【功效】止血。适用于功血。

白茅根老丝瓜粥

【组成】粳米 60 克,白茅根 15 克,老丝瓜 9 克。

【制法】将白茅根、老丝瓜水煎去渣,再入粳米煮粥。

【用法】每日食用 1 剂。

【功效】清热除烦,凉血止血。适用于肝郁血热型功血。

益母草香附鸡蛋汤

【组成】益母草 50 克,香附 15 克,鸡蛋 2 个。

【制法】3 味加水同煮,待蛋熟后去壳再煮片刻,去渣。

【用法】吃蛋喝汤。每日 1 次,连服 4～5 日。

【功效】凉血止血。适用于功血。

柿饼酒

【组成】柿饼 60 克。

【制法】柿饼用砂锅焙干(不要焙焦),研末。

【用法】以黄酒为引冲服。

【功效】清热止血。适用于功能性子宫出血、血淋、痔出血。

山药粳米粥

【组成】粳米 120 克,干山药片 60 克。

【制法】2 味按常法煮粥。

【用法】每日 1 剂,分 2 次食。

【功效】补中益气,固摄冲任。适用于脾虚型功血。

黄芪粥

【组成】黄芪 30 克,大米 100 克。

【制法】黄芪洗净,加水煎煮,去渣取汁,与大米一同煮粥。

【用法】每日 1 剂,空腹食用。

【功效】补虚益气,固摄冲任。适用于气虚型功血。

阿胶糯米粥

【组成】阿胶 20～30 克,糯米 100 克,红糖 15 克。

【制法】糯米洗净,入锅加水煮成粥,再加入捣碎的阿胶粒,边煮边搅均匀,加红糖。

【用法】每日 1 剂,连服 3～4 日。

【功效】滋阴补虚,养血止血。适用于阴虚血少型功血。

木耳大枣粥

【组成】木耳 5 克,大枣 5 枚,大米 100 克,冰糖适量。

【制法】木耳放温水中泡发后去蒂及杂质,撕碎。把淘净的大米、大枣与木耳一同放入锅中,加适量水,先用大火煮沸,再改用小火煮烂成粥,加入冰糖溶化即成。

【用法】每日服食 1 剂。

【功效】滋阴润肺,补脾和胃。适用于脾虚型无排卵型功血。

荠菜汤

【组成】荠菜 150 克,食盐、香油各适量。

【制法】荠菜洗净,切段。锅内加水 300 毫升,烧沸后下入荠菜,煮熟,加食盐,淋入香油即成。

【用法】每日 1 剂,连服 3～5 日。

【功效】清热,凉血,止血。适用于功血、产后子宫出血等。

乌鸡丝瓜汤

【组成】乌鸡半只,丝瓜 1 个,姜片、食盐、料酒各适量。

【制法】乌鸡去内脏后洗净,切块;丝瓜洗净,切块。所有材料加水共煮,大火煮沸后改小火慢煲至熟烂。

【用法】每日 1 剂,宜常服。

【功效】补益气血。适用于体虚血弱型无排卵型功血。

大枣莲藕羹

【组成】大枣 10 枚,鲜莲藕半节,大米 200 克,红糖适量。

【制法】将鲜莲藕洗净后去皮,切粒;大枣去核;大米淘洗干净。砂锅中放入适量水,入大枣、大米、莲藕粒,先以大火煮沸,再以小火熬煮至米烂枣软,加红糖调味即可。

【用法】每日 1 剂,宜常食。

【功效】养血调经。适用于青春期无排卵型功血。

荔枝干炖莲子

【组成】荔枝干 20 粒,莲子 60 克。

【制法】将荔枝干去壳、核,莲子去心,洗净后放在陶瓷罐内加水 500 毫升,上蒸笼用中火蒸熟即可。

【用法】每日服用 1 剂。

【功效】补血健脾,补健固涩。适用于脾虚型功血。

冰糖莲子羹

【组成】莲子 500 克,冰糖 300 克。

【制法】将莲子洗净,放至蒸碗内,倒入过滤的冰糖汁,上笼用大火蒸 10 分钟即可。

【用法】每日 1 剂,宜常服。

【功效】补脾养血,调经。适用于无排卵型功血。

乌梅红糖饮

【组成】乌梅 9 克,红糖适量。

【制法】将乌梅、红糖洗净,加水 2000 毫升,煎至 500 毫升,去渣取汁。

【用法】每日 2 次,温热饮服。

【功效】收敛,止血。适用于无排卵型功血。

荷花茶

【组成】干荷花 10 克,绿茶 3 克。

【制法】将荷花、绿茶用沸水 300 毫升浸泡 15 分钟即可。

【用法】饮用。

【功效】清热解毒,凉血止血。适用于功血。

玉米须炖瘦肉

【组成】玉米须 30 克,猪瘦肉 120 克,食盐、鸡精各适量。

【制法】将猪肉切块,与玉米须一起放入陶罐内,加水 500 毫升,上蒸笼加盖蒸至肉熟,加食盐、鸡精。

【用法】趁热佐餐食用。

【功效】凉血止血,滋阴润肺,补血。适用于功血。

饴糖鸡

【组成】母鸡 1 只,饴糖 100 克,生地黄 30 克,姜片、葱段、食盐各适量。

【制法】将母鸡去毛及内脏,洗净。把生地黄、姜片、葱段、食盐放入鸡腹,再灌入饴糖,用线缝口,鸡脯朝上放入锅内,加水适量。将锅置大火上烧沸后转至小火炖至肉熟即成。

【用法】佐餐食用。

【功效】养阴清热,调经止血。适用于功血。

香菇蒸蚌肉

【组成】香菇 20 个,蚌 3 个,葱 2 根,生姜 15 克,食盐、米酒、淀粉各适量。

【制法】香菇剪去蒂,用水泡发,洗净,切丝;蚌洗净,取肉;生姜去皮,洗净,榨汁;葱去须,洗净,切成末。用姜汁、食盐、淀粉、米酒拌蚌肉后,加入香菇丝、葱末,小火隔水蒸熟即可。

【用法】佐餐食用。

【功效】滋阴清热,调经止血。适用于功血。

鸭心荠菜

【组成】鸭心 150 克,荠菜 150 克,葱花、蒜末、食盐、鸡精、料酒、酱油、色拉油各适量。

【制法】鸭心洗净,切成片;荠菜洗净,切成小段,在沸水中焯一下,捞出放入盘中。将锅置火上,倒入色拉油烧热,下入葱花、蒜末炒出香味,加入鸭心片,烹入料酒、酱油炒熟,再放入荠菜、鸡精稍炒即成。

【用法】佐餐食用。

【功效】凉血止血,清热利尿。适用于血热型功血。

双菇菠菜

【组成】菠菜 300 克,水发香菇 50 克,鲜蘑菇 50 克,食盐、鸡精、白糖、料酒、植物油各适量。

【制法】菠菜择洗干净,从中间拦腰切成两段,再把根部纵向剖开;香菇、蘑菇洗净,切成均匀的片状。锅置大火上,注油烧至七成热,把菠菜根、香菇和蘑菇入锅略炒,加入菠菜叶,放入食盐、白糖、鸡精,快速煸炒至断生,淋入料酒,出锅装盘即可。

【用法】佐餐食用。

【功效】养血补气,开胃助食。适用于功血、食欲缺乏、贫血等。

木耳卷心菜

【组成】卷心菜 150 克,水发木耳 25 克,食盐、鸡精、酱油、醋、白糖、香油、湿淀粉、花生油各适量。

【制法】木耳去掉杂质后洗净,挤干水分,撕成小片;卷心菜去掉老叶后洗净,撕成小片,控干水分。锅内注油,烧至七成热,放入木耳、卷心菜煸炒,加入酱油、食盐、鸡精、白糖,待炒熟后加入湿淀粉勾芡,加入醋,淋上香油后出锅装盘。

【用法】佐餐食用。

【功效】凉血止血,润肺益胃。适用于功血。

九、盆 腔 炎

盆腔炎指女性上生殖道及其周围组织的炎症,主要包括子宫内膜炎、输卵管炎、输卵管卵巢炎、盆腔腹膜炎。炎症可局限于一个部位,也可同时累及几个部位,最常见的是输卵管炎、输卵管卵巢炎。按其发病过程、临床表现可分为急性与慢性两种。本病多发生在性活跃期、有月经的妇女。初潮前、绝经后或未婚者很少发生盆腔炎,若有发生往往是邻近器官炎症的扩散。

冬瓜子槐花粥

【组成】冬瓜子 20 克,槐花 10 克,大米 150 克,白糖、薏苡仁各 30 克。

【制法】将槐花水煎去渣,再入薏苡仁、冬瓜子、大米煮为稀粥,加入白糖。

【用法】每日 1 剂,分 2 次服。

【功效】清热利湿,消肿解毒。适用于急、慢性盆腔炎。

蒲公英粥

【组成】蒲公英 30 克,滑石(布包)20～30 克,瞿麦 10 克,粳米 60 克。

【制法】取粳米按常法煮粥。将前 3 味水煎取汁,加入粳米粥内即成。

【用法】每日 1 剂,分 2 次服。

【功效】清热利湿,消肿散结。适用于慢性盆腔炎。

丹参牡丹皮粥

【组成】丹参 12 克,牡丹皮 10 克,茴香 15 克,粳米 60 克。

【制法】取粳米按常法煮粥。将前 3 味水煎取汁,加入粳米粥中即成。

【用法】每日 1 剂,分 2 次服。

【功效】清热凉血,散寒止痛。适用于慢性盆腔炎。

肉桂粳米粥

【组成】肉桂 3 克,粳米 100 克,红糖适量。

【制法】取粳米按常法煮粥。将肉桂水煎取汁,与红糖一起加入粳米粥内,稍煮即成。

【用法】每日服食 1 剂。

【功效】温经散寒,利水消肿。适用于慢性盆腔炎。

核桃莲子粥

【组成】核桃仁 20 克,芡实、莲子各 18 克,大米 60 克,

【制法】大米洗净,加适量水,与其他原料一并放入锅中,煮成粥即可。

【用法】每日服食 1 次。

【功效】补中益气、养心安神。适用于盆腔炎白带量多者。

槐花瓜仁粥

【组成】槐花 9 克,薏苡仁 30 克,冬瓜子仁 20 克,大米 60 克。

【制法】把槐花、冬瓜子仁加水煎汤,去渣后放入薏苡仁、大米同煮成粥。

【用法】每日服食 1 次。

【功效】健脾补肾。适用于盆腔炎。

苦菜萝卜汤

【组成】苦菜 100 克,青萝卜 200 克,金银花 20 克,蒲公英 25 克。

【制法】将苦菜、金银花、蒲公英洗净;萝卜洗净,切片。

4 味加水共煎煮,然后将苦菜、金银花、蒲公英拣出。

【用法】吃萝卜喝汤。每日 1 次。

【功效】清热解毒。适用于湿热瘀毒型盆腔炎。

荔枝核蜜饮

【组成】荔枝核 30 克,蜂蜜 20 克。

【制法】荔枝核敲碎后放入砂锅,加水浸泡片刻,煎煮 30 分钟,去渣取汁,趁温热调入蜂蜜,搅拌均匀即可。

【用法】每日 1 剂,早晚 2 次分服。

【功效】理气利湿,止痛。适用于慢性盆腔炎。

青皮红花茶

【组成】青皮 10 克,红花 10 克。

【制法】青皮晾干后切成丝,与红花同入砂锅,加水浸泡 30 分钟,煎煮 30 分钟,用洁净纱布过滤,去渣取汁即成。

【用法】代茶饮。

【功效】理气活血。适用于气滞血瘀型盆腔炎。

桃仁饼

【组成】桃仁 20 克,面粉 200 克,香油 30 克。

【制法】桃仁研成极细粉,与面粉充分拌匀,加沸水 100 毫升揉透后冷却,擀成长方形薄皮子,涂上香油,卷成圆筒形,用刀切成剂子,擀成圆饼,在平底锅上烤熟即可。

【用法】每日食用1次。

【功效】理气活血,散瘀止痛。适用于气滞血瘀型盆腔炎。

菊花草鱼

【组成】草鱼(约500克)1条,白菊花20克,冬笋、火腿、菜心、葱段、姜丝、食盐、鸡精、料酒、植物油各适量。

【制法】将草鱼收拾干净,鱼身两面划上直刀纹,入沸水中烫一下去掉血污,捞起控干;冬笋洗净,切成片;火腿切成片;菜心洗净。将草鱼放入汤碗中,加入一半白菊花,再加入葱段、姜片、食盐、料酒及少许水,上笼蒸约15分钟。将鱼取出,去掉葱、姜、白菊花,把汤汁倒入锅中烧沸,加入笋片、火腿片、菜心,烧沸后撒入鸡精,把汤汁浇到鱼身上,撒上另一半白菊花即可。

【用法】佐餐食用。

【功效】补气益神,解毒清热。适用于盆腔炎。

豆豉青鱼

【组成】青鱼750克,豆豉50克,葱丝、姜丝、食盐、鸡精、酱油、白糖、胡椒粉、醋、辣椒油、湿淀粉、料酒、植物油各适量。

【制法】青鱼收拾干净,在鱼身两面划上直刀纹,抹上酱油。炒锅置火上,注油烧热,将青鱼两面煎黄后捞出。原锅留余油,投入葱丝、姜丝、豆豉煸炒,出香味后烹入料酒,加入食盐、白糖、鸡精、胡椒粉和 500 毫升水,煮沸后下入青鱼,约炖 25 分钟。待汤汁变稠时用湿淀粉勾芡,加入醋、辣椒油即可。

【用法】佐餐食用。

【功效】滋阴生津,醒脾和胃,润肺止咳,化湿利水。适用于湿热型盆腔炎。

滑熘鱼片

【组成】青鱼肉 300 克,冬笋 50 克,水发香菇 25 克,鸡蛋清 1 个,葱花、香菜、食盐、鸡精、白糖、料酒、鲜汤、湿淀粉、熟猪油各适量。

【制法】将鱼肉切成薄片,盛入碗内,加入蛋清、食盐、湿淀粉拌匀备用;香菇、冬笋分别洗净,切片,待用。炒锅置火上,倒入熟猪油烧至六成热时,逐一将鱼片轻放入锅中,炸至八成熟时捞起沥油。将冬笋、香菇下入锅中,稍炸片刻后捞起待用。锅内留少许底油,放入葱花爆香,再放入炸好的冬笋、香菇煸炒几下,然后将鱼片下入锅中,加入食盐、白糖、料酒、鲜汤,煮沸后加入鸡精,用湿淀粉勾芡,撒入葱花,翻炒均匀即可盛盘。

【用法】佐餐食用。

【功效】补气养胃,祛风除烦。适用于盆腔炎。

荠菜炒鸡蛋

【组成】鸡蛋 4 个,鲜嫩荠菜 300 克,葱、食盐、花生油各适量。

【制法】荠菜择去根和老叶,洗净,切成小段;葱洗净,切成末;鸡蛋打入碗内,放入食盐、葱末、荠菜段,打散搅匀成蛋糊。将锅置火上,放入花生油,烧热后倒入鸡蛋糊,摊匀成饼,用小火煎至两面金黄,盛盘即成。

【用法】佐餐食用。

【功效】清热利尿,凉血止血。适用于盆腔炎。

阿胶烫鸽蛋

【组成】鸽蛋 5 个,阿胶 30 克。

【制法】将阿胶置碗中,加入适量水,置于无烟火上烤化,趁热打入鸽蛋和匀即成。

【用法】分早晚 2 次佐餐食用,可连续服用至病愈。

【功效】健脾补肾,解毒祛湿。适用于盆腔炎白带量多、色黄黏稠腥臭者。

白果豆腐

【组成】豆腐 400 克,白果 12 粒,鸡蛋 1 个,鲜汤、食盐、鸡精、淀粉、植物油各适量。

【制法】把豆腐捣成泥,打入鸡蛋,加入食盐、鸡精、淀粉,拌成馅。取 2 个小杯子,杯子内壁涂植物油,放入豆腐馅,把白果插在中间,上屉蒸 10 分钟。炒锅注油烧热,加鲜汤、鸡精、食盐,用湿淀粉勾芡,浇在豆腐上。

【用法】佐餐食用。

【功效】清热解毒,固精止带。适用于慢性盆腔炎、月经不调、白带过多、更年期综合征。

粉蒸萝卜

【组成】萝卜 500 克,大米 100 克,葱花、姜末、食盐、鸡精、香油、豆瓣酱、酱油、花椒面各适量。

【制法】萝卜洗净,切成粗丝,加入食盐拌匀,5 分钟后挤干水分;大米用微火炒黄后凉凉,压碎成米粉。将萝卜丝放在盆中,加入米粉掺和均匀,加入酱油、豆瓣酱、鸡精、姜末拌匀,装盘上屉蒸熟,淋入香油,撒上花椒面和葱花即可。

【用法】佐餐食用。

【功效】解毒散瘀,利尿消食。适用于盆腔炎。

蒜蓉空心菜

【组成】空心菜 300 克,红辣椒 1 个,蒜蓉、食盐、鸡精、色拉油各适量。

【制法】空心菜择洗干净,用手掐成段;红辣椒洗净,去蒂、子,斜切成片。锅内注油烧热,放入蒜蓉爆香,加入空心菜、红辣椒、食盐煸炒至断生,加入鸡精炒匀后出锅装盘即可。

【用法】佐餐食用。

【功效】清热解毒,凉血止血。适用于盆腔炎。

▐ 核桃仁炒丝瓜

【组成】丝瓜 300 克,鲜核桃仁 100 克,植物油 500 毫升,高汤 120 毫升,食盐、鸡精、料酒、湿淀粉、鸡油各适量。

【制法】丝瓜刮去外皮后洗净,切成滚刀块。锅置大火上,注油烧至六成热,把丝瓜下到锅里略炸后下入核桃仁滑透,捞出丝瓜、核桃仁倒入漏勺中,沥油。锅里加入高汤、食盐、鸡精、料酒,放入丝瓜、核桃仁,用大火烧沸,用湿淀粉勾芡,淋入鸡油,出锅装盘即可。

【用法】佐餐食用。

【功效】清热解毒,凉血利尿。适用于盆腔炎。

十、阴 道 炎

阴道炎是阴道黏膜及黏膜下结缔组织的炎症,是常见的妇科疾病。正常健康妇女,由于解剖学及生物化学特点,阴道对病原体的侵入有自然防御功能。当阴道的自然防御功能遭到破坏,则病原体易于侵入,导致阴道炎症。幼女及绝经后妇女由于雌激素缺乏,阴道上皮菲薄,细胞内糖原含量减少,阴道 pH 值高达 7 左右,阴道抵抗力低下,比青春期及育龄妇女易受感染。

萝卜炖猪肉

【组成】白萝卜 1000 克，昆布 150 克，猪肚皮肉 50 克，花椒 20 粒，食盐适量。

【制法】所有原料加水炖汤。

【用法】每日 1 剂，分 2 次服。连服 3 日为 1 个疗程。

【功效】温中，利尿。适用于滴虫性阴道炎。

栗子粥

【组成】栗子 100 克，大米 100 克。

【制法】将栗子剥皮，洗净，与大米共煮成粥。

【用法】上、下午分服。

【功效】健脾和胃。适用于滴虫性阴道炎。

苦瓜焖鸡翅

【组成】苦瓜 250 克，鸡翅 4 个，豆豉 30 克，葱段、蒜末、食盐、姜汁、料酒、白糖、淀粉、植物油各适量。

【制法】苦瓜去子，洗净，切段；鸡翅剁块后置碗中，淋入姜汁、料酒，加适量白糖、食盐、淀粉拌匀。锅置火上，注油烧热，下蒜末、豆豉炒香，放入鸡翅、苦瓜、葱段翻炒，加入半碗水，用小火焖 30 分钟，出锅即可。

【用法】佐餐食用。

【功效】清热利湿,益气补虚。适用于滴虫性阴道炎。

木耳炒猪肾

【组成】猪肾 350 克,水发木耳 100 克,葱末、姜末、蒜蓉、酱油、醋、料酒、胡椒粉、湿淀粉、食用油各适量。

【制法】猪肾一剖两半,撕去外皮,剔除腰臊,洗净,用刀切成麦穗状的腰花,放入盐水中泡去臊味,捞出控干水分,用湿淀粉拌匀;水发木耳择洗干净,撕成小朵。锅置大火上,注油烧至八成热时,下入腰花略炸后捞出沥油。锅留余油烧热,下入葱末、姜末、蒜蓉爆香,放入腰花、木耳煸炒,加入料酒、酱油和醋炒匀,用湿淀粉勾芡,撒入少量胡椒粉炒匀即可。

【用法】佐餐食用。

【功效】温中,利尿。适用于滴虫性阴道炎。

木耳炒山药

【组成】山药 300 克,水发木耳 50 克,葱花、食盐、鸡精、酱油、醋、花生油各适量。

【制法】山药去皮,洗净后切片;木耳择洗干净后切成小片。锅内注油烧热,下入葱花爆锅,加入山药片和木耳翻炒,再加入食盐、醋、酱油、鸡精炒匀即可。

【用法】佐餐食用。

【功效】祛寒散热,补中益气。适用于真菌性阴道炎。

薏苡仁山药莲子羹

【组成】薏苡仁 50 克，山药 30 克，莲子 30 克，藕粉 20 克。

【制法】将薏苡仁、山药、莲子洗净，同入锅中，加适量水用大火煮沸，改用小火煎煮至薏苡仁、莲子熟烂，趁热调入藕粉，搅匀即成。

【用法】上、下午分服。

【功效】健脾益气，利湿止带。适用于真菌性阴道炎。

石斛玉米须茶

【组成】石斛 10 克，芦根 15 克，玉米须 20 克。

【制法】将 3 味加水煎煮。

【用法】代茶饮。

【功效】养阴，清热，利尿。适用于真菌性阴道炎。

凉拌马齿苋

【组成】鲜马齿苋 500 克，食盐、酱油、醋、香油各适量。

【制法】将马齿苋去根、茎，洗净，入沸水锅里焯透捞出，用水反复洗净黏液，切成段，放入盘中，加入食盐、酱油、醋和香油，拌匀即可。

【用法】佐餐食用。

【功效】清热解毒，除湿。适用于真菌性阴道炎赤白带下者。

淡菜煲芹菜

【组成】淡菜 15 克，芹菜 60 克，食盐、鸡精、料酒各适量。

【制法】将淡菜加少量水先煮熟，然后加入芹菜共煮，熟后加入食盐、鸡精、料酒调味即可。

【用法】佐餐食用。

【功效】养阴平肝，清热利水。适用于真菌性阴道炎。

冬瓜炖鲤鱼

【组成】鲤鱼 500 克，冬瓜 400 克，葱段、姜片、食盐、鸡精、胡椒粉、料酒、香油、花生油各适量。

【制法】鲤鱼洗干净后晾干；冬瓜去皮、子，洗净后切成厚片。锅内倒入花生油，烧至六成热时下入鲤鱼，煎至鱼身呈金黄色，加入葱段、姜片及适量水，再加入冬瓜、食盐、料酒，炖熟后拣出葱、姜，撒入鸡精、胡椒粉，浇上香油即可。

【用法】佐餐食用。

【功效】益气补虚，健脾利水。适用于真菌性阴道炎。

山药汤圆

【组成】糯米粉 250 克，豆沙泥 50 克，人参 3 克，茯苓 10 克，山药 10 克，白糖、猪油各适量。

【制法】将人参、茯苓、山药分别晒干或烘干,粉碎成细粉,与豆沙泥、糖、猪油混合后拌匀,制成馅泥,备用。将糯米粉用沸水搅拌揉软,做成糯米粉团,将馅泥包在里面,做成汤圆,投入沸水锅中煮熟即成。

【用法】每日 2 次,每次吃 10 个汤圆。

【功效】健脾益气,利湿止带。适用于真菌性阴道炎。

薏苡仁绿豆汤

【组成】薏苡仁 30 克,绿豆 30 克,白糖适量。

【制法】将薏苡仁与绿豆洗净后放锅中加水同煮,至绿豆烂时加入白糖。

【用法】每日 1 剂,分 2 次服完。

【功效】清热解毒。适用于真菌性阴道炎。

豆腐烧扁豆

【组成】豆腐 500 克,扁豆 200 克,葱花、姜末、食盐、鸡精、湿淀粉、香油、黄豆芽汤各适量。

【制法】扁豆摘去老筋,洗净后切片,放在沸水锅中焯透捞出,投入凉水中过凉,捞出控干水分;豆腐洗净,切成小块。锅内注香油烧热,下豆腐块煎至两面呈金黄色时出锅。锅内留少量底油,下葱花、姜末爆香,放入黄豆芽汤、食盐、豆腐块、扁豆片一起烧至入味,加入鸡精,用湿淀粉勾芡,淋入香油即成。

【用法】佐餐食用。

【功效】健脾,化湿,止泻。适用于真菌性阴道炎。

十一、乳 腺 炎

乳腺炎是指乳腺的急性化脓性感染,是产褥期的常见病,也是引起产后发热的原因之一,最常见于哺乳妇女,尤其是初产妇。本病初起时乳房肿胀、疼痛,肿块压痛,表面红肿、发热;如继续发展,则症状加重,乳房搏动性疼痛。严重者伴有高热、寒战,乳房肿痛明显,局部皮肤红肿,有硬结、压痛,患侧腋下淋巴结肿大,有压痛。炎症在数日内软化,形成乳房脓肿,有波动感,脓肿深者皮肤发红及波动感不明显。发病前常有乳头皲裂、乳头畸形、乳房受挤压、乳汁淤积等诱因。病情轻者不能给婴儿正常喂奶,重者则要手术治疗。如能及早预防或发现后及时治疗,可避免或减轻病症。

豆腐大飞扬草汤

【组成】豆腐 250 克,大飞扬草 15～30 克(鲜品 30～60克),食盐适量。

【制法】将大飞扬草洗净,豆腐切块,共入砂锅内,加水煮汤,去大飞扬草,加食盐调味。

【用法】每日服食 1 剂。

【功效】清热解毒。适用于急性化脓性乳腺炎初期。

蒲公英鹿角霜酒

【组成】蒲公英 60 克,鹿角霜 9 克,黄酒 15 毫升。

【制法】将前 2 味水煎 2 次,取汁混匀,兑入黄酒。

【用法】每日 1 剂,分 2 次饮服。

【功效】清热解毒。适用于急性乳腺炎初期。

金针菜猪蹄汤

【组成】金针菜 15 克,猪蹄 1 只,调料各适量。

【制法】所有原料按常法煮汤。

【用法】每日 1 剂,连续食用 3～5 日。

【功效】清热消肿,通经下乳。适用于乳腺炎、乳汁不下。

牛蒡子茶

【组成】鲜牛蒡子叶 32 克。

【制法】将牛蒡子叶洗净,水煎数沸,取汁。

【用法】代茶饮用。每日 1 剂。

【功效】清热解毒,疏散风热。适用于急性乳腺炎未化脓时。

野菊花茶

【组成】野菊花 15 克。

【制法】将野菊花放入杯内,用沸水冲泡。

【用法】代茶饮用。每日 1 剂。

【功效】清热解毒,消肿。适用于乳痈初起,红肿明显。

油菜粥

【组成】油菜叶 200 克,大米 50 克。

【制法】将油菜叶洗净,切细,置锅中,加水 500 毫升,再加大米,大火煮沸 3 分钟,改小火煮 30 分钟至粥成。

【用法】趁热食用。

【功效】清热解毒,托里透脓。适用于热毒酿脓型急性乳腺炎。

茭白肉丝面

【组成】面条 500 克,猪瘦肉 200 克,茭白 100 克,香菇 25 克,葱段、姜片、食盐、鸡精、料酒、酱油各适量。

【制法】香菇用水泡发,择洗干净,切细丝;茭白剥皮,去老根,入沸水锅中煮熟,捞出,切成细丝;猪肉洗净,放入煮茭白的沸水锅中,加入料酒、葱段、姜片、食盐,用大火煮沸后,改用中火煮至断生,捞出凉凉,切成约 3 厘米长的细丝,捞出汤锅中的葱段、姜片,放入香菇丝,煮沸后关火,加入酱油、鸡精,备用。将面条放入沸水锅中煮熟后捞起,分别盛入几个碗内,每碗内加入适量肉丝、茭白丝,再浇入香菇鲜汤即可。

【用法】每日食用 1 剂。

【功效】解热毒,防烦渴。适用于急性乳腺炎。

鸡爪黄蛋花汤

【组成】鸡爪 50 克,黄花菜 20 克,鸡蛋 2 个,食盐、鸡精、料酒各适量。

【制法】鸡爪洗净;黄花菜洗净,切碎;鸡蛋打散。鸡爪置锅中煮熟,加黄花菜,淋入鸡蛋液,待熟后加料酒、食盐、鸡精调味。

【用法】每日食用 1 剂。

【功效】补益气血。适用于溃后正虚型急性乳腺炎。

猪蹄炖香菇豆腐

【组成】豆腐、丝瓜各 200 克,香菇 50 克,猪前蹄 1 个,葱段、姜丝、食盐、鸡精各适量。

【制法】猪蹄去毛,洗净,切成小块待用;豆腐在盐水中浸泡 10～15 分钟,洗净后切成小块;丝瓜去皮,洗净,切成薄片;香菇去蒂,用水泡发后洗净。猪蹄置于锅中,加水 2500 毫升,大火煮至肉烂时放入香菇、豆腐及丝瓜,并加入食盐、葱段、姜丝、鸡精,稍煮后即成。

【用法】分数次食用。

【功效】益气生血,止痛下乳,清热解毒。适用于急性乳腺炎。

蒲公英虾肉汤

【组成】虾肉 25 克,蒲公英、白芍各 15 克。

【制法】将白芍、蒲公英洗净,与虾肉同放入锅中,加水适量煮汤即成。

【用法】食虾肉,饮汤。每日 1 剂,分 2 次服食,连用 5 日。

【功效】调补气血,兼清余热。适用于破溃期气血亏虚型急性乳腺炎。

苍耳子炒鸡蛋

【组成】鸡蛋 3 个,苍耳子仁 10 克,食盐、花生油各适量。

【制法】鸡蛋打散、拌匀,苍耳子仁研成细末,两者合在一起搅拌均匀。锅置火上,注油烧至八成热时,倒入蛋液煎熟,加食盐和少量水,煮沸即可。

【用法】每日 1 剂,分 2 次服食。

【功效】疏散风邪,化结消肿。适用于急性乳腺炎。

仙人掌拌马齿苋

【组成】马齿苋 500 克,仙人掌 60 克,白糖、醋、香油各适量。

【制法】将马齿苋洗净,切成段;仙人掌去刺、皮,切成丝。2 味放入沸水中焯过,捞出控水,加入白糖、醋、香油拌匀即可。

【用法】每日食用 1 剂。

【功效】清热解毒,消肿止痛。适用于急性乳腺炎、丹毒等。

素炒三丝

【组成】苦瓜 150 克,绿豆芽 100 克,胡萝卜 100 克,葱丝、姜丝、食盐、白糖、植物油各适量。

【制法】苦瓜去两端、瓤子,洗净,切成细丝;胡萝卜洗净,切丝;绿豆芽洗净。锅置火上,注油烧热,下葱、姜丝炝锅,放入苦瓜丝、胡萝卜丝、绿豆芽,再放入食盐、白糖,翻炒至熟。

【用法】佐餐食用。

【功效】清热、解毒、消肿。适用于急性乳腺炎。

豆芽黄花菜

【组成】干黄花菜 50 克,鸡蛋 6 个,绿豆芽 50 克,葱、姜、食盐、鸡精、淀粉、面粉、香油、花生油、熟豆油各适量。

【制法】将鸡蛋的蛋清和蛋黄分开;葱、姜洗净,切末;黄花菜泡软后择洗干净;绿豆芽洗净。在蛋黄中加入食盐、鸡精、熟豆油及适量水,用筷子打匀后上笼蒸熟成蛋羹,扣在盆中。将蛋清打匀,加入面粉和淀粉,调成蛋泡糊,然后分成 8 份,每份都放入黄花菜,做成芭蕉叶形。锅置火上,注油烧至五成热,将黏满蛋泡糊的黄花菜放进锅里油炸,并不断用炒勺盛热油淋浇,待黄花菜炸透后捞出,沥油后装盘。锅内留少许底油,放入葱、姜末略炸后捞出,加入绿豆芽、鸡精、食盐和炸好的黄花菜略煨,用湿淀粉勾芡,淋上香油装盘,把黄花菜摆放在蛋羹周围即可。

【用法】佐餐食用。

【功效】清热凉血、解毒消肿。适用于急性乳腺炎。

香菇烩丝瓜

【组成】香菇 25 克,丝瓜 250 克,虾皮 30 克,葱花、姜末、食盐、鸡精、湿淀粉、清汤、植物油各适量。

【制法】香菇水发后洗净捞出,去根、蒂,切成小片;丝瓜洗净后切片,放入沸水中略焯后捞出,置凉水中过凉。锅置火上,注油烧热,放入葱花、姜末炝锅,下香菇片、食盐、丝瓜片、虾皮,炒熟后放入鸡精,加入清汤,淋入湿淀粉勾芡,炒匀即可。

【用法】佐餐食用。

【功效】清热、化瘀、解毒。适用于急性乳腺炎急性期。

三鲜白菜

【组成】大白菜帮 250 克,水发香菇 50 克,火腿 100 克,食盐、鸡精、香油、鲜汤各适量。

【制法】将大白菜帮洗净,横切成 2 厘米的小块;火腿切成长为 4 厘米、宽和厚各为 2 厘米的片;水发香菇每个一切为二。将白菜块、火腿片和香菇交叉夹排,侧面向下排列在碗底,然后把多余的白菜放在上面,再加入食盐和鲜汤,上笼蒸熟。把碗中汤汁沥到另一碗中,将白菜块、火腿片和香菇翻扣在大汤碗里,在汤汁碗里加入鸡精,淋入香油,浇在白菜上即可。

【用法】佐餐食用。

【功效】润肠排毒,除烦解渴。适用于急性乳腺炎。

玉兰片烩二冬

【组成】玉兰片 50 克,冬菇 50 克,冬瓜 200 克,葱段、姜片、食盐、鸡精、酱油、植物油各适量。

【制法】玉兰片切成小片;冬菇用水泡发,切成粗条;冬瓜去皮、子,切成小片。锅置火上,注油烧热,下葱段、姜片爆香,放入玉兰片、冬菇、冬瓜、食盐,烹入酱油,翻炒至熟,撒入鸡精,拌匀即可。

【用法】佐餐食用。

【功效】化瘀消胀,清热解毒。适用于急性乳腺炎。

油焖茭白

【组成】茭白 300 克,食盐、鸡精、白糖、酱油、香油、植物油各适量。

【制法】将茭白去皮,洗净,切成长条。锅置火上,注油烧至六成热,放入茭白炸 1 分钟,捞出沥油。锅留底油,烧热后放入茭白,加入酱油、食盐、鸡精、白糖和少许水,烧 1～2 分钟,淋上香油,装盘即可。

【用法】佐餐食用。

【功效】清热,除烦。适用于急性乳腺炎。

柠檬汁冲米酒

【组成】柠檬汁 300 毫升,米酒 20 毫升。

【制法】将米酒冲入柠檬汁内即可。

【用法】每日 2 次饮服。

【功效】行气,止痛。适用于急性乳腺炎早期硬结、疼痛等症。

丝瓜汁饮

【组成】鲜丝瓜 200 克。

【制法】鲜丝瓜洗净,去皮、子,切碎后挤汁。

【用法】饮汁。

【功效】清热、解毒、通乳。适用于急性乳腺炎。

十二、乳腺增生

乳腺增生是女性最常见的乳房疾病。近些年来该病发病率呈逐年上升的趋势,发病年龄也越来越低龄化。乳腺增生是正常乳腺小叶生理性增生与复旧不全,乳腺正常结构出现紊乱,属于病理性增生,它是既非炎症又非肿瘤的一类疾病。本病多发于 30～50 岁女性,发病高峰为 35～40 岁。

海带佛手饮

【组成】豆浆 200 克,海带 30 克,佛手 10 克。

【制法】将海带、佛手加水适量,煎煮 30 分钟,倒入豆浆再煮 30 分钟即成。

【用法】每日 1 次饮服,连服 5 日。

【功效】行气解郁,散结通乳。适用于乳腺增生。

金橘叶茶

【组成】金橘叶(干品)30 克。

【制法】将金橘叶洗净,晾干后切碎,放入砂锅,加水浸泡片刻,煎煮 15 分钟,用洁净纱布过滤,取汁放入容器中即成。

【用法】代茶饮。

【功效】疏肝理气,解郁散结。适用于肝郁气滞型乳腺增生。

玫瑰蚕豆花茶

【组成】玫瑰花 6 克,蚕豆花 10 克。

【制法】将2味分别洗净,沥干,一同放入茶杯中,加沸水冲泡,盖上茶杯盖,闷10分钟即成。

【用法】代茶饮。

【功效】疏肝理气,解郁散结,适用于肝郁气滞型乳腺增生。

海带排骨汤

【组成】海带200克,猪排骨1000克,食盐、料酒、植物油各适量。

【制法】海带浸泡后洗净,切成粗丝;排骨剁成块。锅置火上,注油烧热,倒入排骨,翻炒断生,加入料酒及少许水,焖5分钟,出味后放入海带,加入水(以浸没排骨及海带为度),用大火烧沸后,改为小火慢炖2小时,用食盐调味,再煨30分钟至排骨、海带均已熟烂。

【用法】吃肉喝汤。

【功效】消痰散结,软坚通脉,益气养血。适用于乳腺增生。

刀豆木瓜肉片汤

【组成】刀豆50克,木瓜100克,猪肉50克,葱花、姜末、食盐、料酒、湿淀粉各适量。

【制法】将猪肉洗净,切成薄片,放入碗中,加入食盐、湿淀粉抓揉均匀,备用;刀豆、木瓜洗净,木瓜切成片。将木瓜片与刀豆加适量水煎煮 30 分钟,用洁净纱布过滤取汁,视滤液量可加适量水,大火煮沸,加入肉片拌匀,烹入料酒,再煮沸,加葱花、姜末、食盐,拌匀即成。

【用法】吃肉喝汤。

【功效】疏肝理气,解郁散结。适用于肝郁气滞型乳腺增生。

桃仁粥

【组成】桃仁 20 克,大米 100 克。

【制法】将桃仁捣烂成泥,加水研磨,去渣取汁。以桃仁汁煮大米为稀粥。

【用法】每日 2 次,空腹温食。

【功效】祛瘀止痛,活血通经。适用于乳腺增生。

虫草川贝炖瘦肉

【组成】冬虫夏草 3 克,川贝母粉 5 克,猪瘦肉 100 克,葱段、姜片、料酒、食盐各适量。

【制法】将冬虫夏草洗净,与川贝母粉、猪瘦肉一同放入砂锅,加料酒、葱段、姜片及适量水,共煨 1 小时,加食盐调味即成。

【用法】佐餐食用。

【功效】调理冲任,补肾散结。适用于冲任失调型乳腺增生。

鲜菇里脊片

【组成】新鲜平菇 400 克,猪里脊肉 100 克,鲜笋 50 克,姜丝、葱丝、食盐、鸡精、醋、香油、湿淀粉、植物油各适量。

【制法】平菇择洗干净,撕成大块;里脊肉洗净,切成薄片;鲜笋洗净后切成片。锅置火上,加入水烧沸,下入平菇,当平菇失去脆性后捞出,入凉水中过凉,控干水。炒锅置火上,注油烧热后下入肉片急炒,加入葱丝、姜丝、醋,然后加入平菇一同煸炒。待肉片炒至呈白色后下入笋片,加食盐,用湿淀粉勾芡,淋入香油,下入鸡精即成。

【用法】佐餐食用。

【功效】补益胃肠,理气抗癌。适用于乳腺增生。

鲫鱼羊肉丸

【组成】鲜鲫鱼(约 350 克)2 条,羊肉 150 克,香菇 25 克,鸡蛋清 1 个,葱、生姜、食盐、鸡精、胡椒粉、花椒粉、鲜汤、湿淀粉各适量。

【制法】鲫鱼收拾干净;葱、姜一半切末,一半切丝;香菇去蒂,洗净。将羊肉剁碎,放入葱末、姜末、花椒面、食盐、蛋清、湿淀粉,调拌均匀,制成肉丸。汤锅中倒入鲜汤,烧沸后下入鲫鱼、肉丸、香菇、葱丝、姜丝、食盐、鸡精,煮沸后撇去浮沫,改用小火焖约 5 分钟,放入胡椒粉即可。

【用法】佐餐食用。

【功效】补虚祛寒,益肾补精。适用于乳腺增生。

炝蛎黄

【组成】鲜牡蛎肉 150 克,青菜 50 克,水发木耳 30 克,葱丝、姜丝、食盐、鸡精、花椒油、食用油各适量。

【制法】牡蛎肉清洗干净,将肉片大的切开;木耳择洗干净,撕成小朵;青菜择洗干净,切成段;在锅内加入适量的水、食盐、料酒、鸡精,烧沸成料汤,备用。在沸水锅内加入牡蛎肉、青菜段、木耳,待煮至八成熟时捞出,控干水分,最后倒入做好的料汤、葱丝、姜丝,淋入花椒油即成。

【用法】佐餐食用。

【功效】软坚散结,滋阴养血。适用于乳腺增生。

萝卜拌海蜇皮

【组成】白萝卜 200 克,海蜇皮 100 克,植物油 50 毫升,食盐、葱花、白糖、香油各适量。

【制法】白萝卜洗净,切细丝,用食盐拌透;海蜇皮切丝,用凉水漂净,挤干。将海蜇丝与萝卜丝一起放碗内拌匀。锅内注油烧热,放葱花爆香,趁热倒入碗内,加白糖、香油拌匀即成。

【用法】佐餐食用。

【功效】疏肝理气,解郁散结,适用于肝郁气滞型乳腺增生。

醋熘白菜

【组成】白菜帮 500 克,食盐、鸡精、酱油、白糖、醋、湿淀粉、植物油各适量。

【制法】白菜帮除去菜叶,洗净后切成 2.5 厘米宽的条,然后用斜刀法逐条切成 4 厘米长的菱形块备用。锅置火上,注油烧至三成热,下入白菜块,用炒勺略加翻炒,待白菜块在油中翻滚时捞出,沥油。锅留少许热油,加入 300 毫升热水,再加入白糖、酱油,煮沸后加入醋和湿淀粉,搅拌成浓稠的糖醋卤汁,把白菜块倒进锅里,翻炒均匀后出锅装盘。

【用法】佐餐食用。

【功效】解热除烦,行气祛瘀。适用于乳腺增生。

鲜蘑豌豆

【组成】鲜豌豆 250 克,鲜蘑菇 50 克,葱花、姜末、蒜末、植物油、香油、食盐、鸡精、白糖、湿淀粉、鲜汤各适量。

【制法】鲜蘑菇洗净后控干水分,切成薄片;豌豆洗净,入沸水锅中煮熟后捞出,用凉开水过凉,控水。锅置火上,注油烧至六成热,下入葱花、姜末、蒜末爆锅,投入蘑菇片煸炒几下。往锅里加入鲜汤、豌豆、食盐、鸡精、白糖烧沸,用湿淀粉勾芡,淋入香油,装盘即可。

【用法】佐餐食用。

【功效】消肿解毒,抗癌防癌。适用于乳腺增生。

凉拌莴苣

【组成】莴苣 200 克,海带丝 300 克,食盐、鸡精、香油各适量。

【制法】莴苣洗净,去皮后切成细丝;海带丝洗净后用沸水氽一下,备用。将莴苣丝、海带丝混合,淋上香油,撒上食盐、鸡精,拌匀即可。

【用法】佐餐食用。

【功效】软坚消肿,清热利水。适用于乳腺增生。

十三、乳 腺 癌

乳腺癌是女性最常见的恶性肿瘤之一,是发生在乳腺上皮组织的恶性肿瘤,99％发生在女性,男性仅占 1％。它的发病常与遗传有关,40～60 岁之间、绝经期前后的妇女发病率较高。

青皮山楂粥

【组成】青皮 10 克,生山楂 30 克,粳米 100 克。

【制法】将青皮、山楂分别洗净,切碎后一起放入砂锅中,加适量水,浓煎 40 分钟,用洁净纱布过滤,取汁待用。将粳米淘洗干净,放入砂锅中,加适量水,用小火煨煮成稠粥,粥将成时加入青皮山楂浓煎汁,拌匀,继续煨煮至沸即成。

【用法】分早、晚 2 次食用。

【功效】活血化瘀。适用于乳腺癌。

芦笋粳米粥

【组成】鲜芦笋 30 克,粳米 50 克。

【制法】把芦笋洗净,加水煎煮,去渣取汁,入粳米共煮为稀粥。

【用法】分早、晚 2 次食。

【功效】清热降气。适用于乳腺癌伴胸胁痛、口干者。

菜花绿豆粥

【组成】菜花 100 克,绿豆 40 克,大米 100 克,白糖适量。

【制法】绿豆淘净,用温水浸泡 2 小时;菜花择洗干净,掰成小朵;大米淘净,用水浸泡 30 分钟。锅中倒入约 1500 毫升水,放入绿豆,大火煮至豆开,下入大米,煮沸后改用小火熬煮,待绿豆和大米熟烂,加入菜花翻拌几下,煮熟后加入白糖调味即成。

【用法】酌量食用。

【功效】清热解毒。适用于乳腺癌等。

白萝卜粥

【组成】白萝卜、大米各 100 克,薏苡仁 30 克,白糖适量。

【制法】白萝卜洗净，去皮，切块；薏苡仁、大米分别淘净。锅中放入白萝卜、大米、薏苡仁，加适量水，大火烧沸，改用小火煮 35 分钟，加入白糖，搅匀即成。

【用法】每日 1 次，酌量食用。

【功效】除湿消积，抑制癌细胞增殖。适用于乳腺癌等。

山药白萝卜饼

【组成】白萝卜、面粉各 250 克，山药 30 克，猪瘦肉 100 克，姜末、葱末、食盐、植物油各适量。

【制法】山药研成粉；白萝卜洗净，切丝；猪瘦肉洗净，剁成末。锅内放植物油烧热，下入白萝卜丝炒至五成熟，捞出备用。将山药粉、白萝卜、姜末、葱末、食盐、猪瘦肉拌匀成馅。面粉加适量水，和成面团，揪成剂子，擀成薄片，包馅制成小饼。平底锅放植物油烧热，放入饼烙熟即成。

【用法】每日 1 次，每次吃饼 100 克。

【功效】健胃，理气，消食，杀灭癌细胞。适用于乳腺癌等。

紫草菱角蜜粥

【组成】紫草、菱角、白果各 15 克，薏苡仁 30 克，蜂蜜适量。

【制法】将紫草煎汤去渣，加入菱角、薏苡仁、白果煮熟成粥,再调入蜂蜜。

【用法】经常服食。

【功效】清热解毒,凉血散结。适用于乳腺癌等。

当归川芎粥

【组成】当归 15 克,川芎 15 克,大米 100 克。

【制法】将当归、川芎洗净,切片,装入纱布袋中,扎紧袋口,与淘净的大米同入锅中,加水适量,用小火煮成稠粥,粥成时取出药袋即可。

【用法】早、晚餐食用。

【功效】活血化瘀,行气抗癌,散结消肿。适用于乳腺癌。

八月札白参粥

【组成】八月札 20 克,白参片 3 克,大米 60 克。

【制法】将八月札洗净,切碎,装入布袋中,与白参片、淘洗干净的大米同入锅中,加水适量,大火煮沸,改小火煮成稠粥即可。

【用法】早、晚餐食用。

【功效】疏肝理气,活血散瘀,扶正抗癌。适用于气滞血瘀型乳腺癌。

当归黄芪粥

【组成】当归、炙黄芪各 10 克,大米 250 克,白糖 15 克。

【制法】将当归、炙黄芪加水煎取药汁,加入白糖溶化,备用。将大米淘净,加适量水煮至米快熟时加入药汁,再继续煮至熟。

【用法】早、晚餐食用。

【功效】补气养血,增强免疫。适用于乳腺癌等肿瘤手术后者。

桃仁二花粥

【组成】桃仁 10 克,红花 6 克,金银花 15 克,半枝莲 30 克,大米 150 克,冰糖适量。

【制法】将桃仁、红花、金银花、半枝莲一并放入砂锅中,加适量水煎煮,煮沸约 30 分钟后过滤,去渣取汁备用。将大米洗净后置锅中,加水适量,先用大火煮沸后再用小火慢煮,待粥熟后倒入药汁与冰糖,再稍煮即成。

【用法】每日 1 剂,分 3 次服完,连用 7 日。

【功效】活血化瘀,解毒抗癌。适用于乳腺癌。

参芪大枣粥

【组成】党参 30 克,黄芪 20 克,大枣 15 枚,大米 100 克,红糖 20 克。

【制法】将党参、黄芪分别洗净,切片后同放入砂锅,加水浓煎 2 次,每次 30 分钟,合并 2 次滤汁,备用。将大枣、大米淘洗干净,入锅,加党参黄芪煎汁及适量水,再加入红糖,按常法煮成粥。

【用法】早、晚餐食用。

【功效】益气健脾，升白细胞。适用于乳腺癌放、化疗者。

大枣陈皮汤

【组成】陈皮 20 克，大枣 20 枚。

【制法】陈皮、大枣洗净，同置锅中，加水 500 毫升，煮沸 20 分钟，去渣取汁。

【用法】每日服用 1 剂。

【功效】行气化痰，温补中气。适用于乳腺癌。

鹅血佛手汤

【组成】鹅血块 250 克，佛手 20 克，黄酒、食盐各适量。

【制法】佛手洗净，切成片，置锅中，加水 500 毫升，煮沸 5 分钟，去渣取汁，再加水 200 毫升，加入鹅血块、黄酒、食盐，煮熟后即可。

【用法】每日食用 1 剂。

【功效】理气止痛，活血通络。适用于乳腺癌。

海藻汤

【组成】海藻 50 克。

【制法】海藻洗净，切段，置锅中，加水 500 毫升，煮 20

分钟即可。

【用法】每日服用 1 剂。

【功效】软坚化结。适用于乳腺癌。

瘦肉银耳汤

【组成】燕窝 20 克,银耳 20 克,猪瘦肉 50 克,黄酒、食盐各适量。

【制法】瘦肉洗净,切成小块,置锅中,加水 1 000 毫升,加燕窝、银耳,大火煮沸,去浮沫,加黄酒、食盐,小火煮 20 分钟即可。

【用法】每日食用 1 剂。

【功效】补气益血。适用于乳腺癌。

海参香菇木耳肉汤

【组成】海参 30 克,香菇 15 克,木耳 5 克,肉汤、食用油、调料各适量。

【制法】将前 3 味用水泡发后洗净。用肉汤将海参煨烂,用油炒熟香菇、木耳,倒入海参肉汤中,加调料调味。

【用法】每日食用 1 剂。

【功效】补虚,养血,和胃。适用于乳腺癌术后体质虚弱者。

海带豆腐汤

【组成】海带 60 克,豆腐适量。

【制法】将 2 味加水煎汤。

【用法】经常食用。

【功效】软坚散结,健脾开胃。适用于乳腺癌。

紫菜淡菜汤

【组成】紫菜 15 克,淡菜 60 克。

【制法】2 味加水同煨至熟。

【用法】吃肉饮汤,每日 1 剂。

【功效】清热解毒,软坚散结。适用于乳腺癌肿块疼痛者。

绿豆白菜汤

【组成】白菜 250 克,绿豆 50 克,食盐、味精各适量。

【制法】绿豆淘净;白菜洗净,切块。砂锅内放入绿豆,加适量水,大火烧沸,改用小火煮 30 分钟,加入白菜、食盐、味精,煮 5 分钟即成。

【用法】佐餐食用。

【功效】清热解毒,消肿止痛。适用于乳腺癌等。

番茄牛肉汤

【组成】番茄 100 克,山楂 15 克,牛肉 50 克,鸡蛋 1 个,淀粉、植物油、姜片、葱段调料各适量。

【制法】山楂洗净,去核,切片;番茄、牛肉分别洗净,切薄片。鸡蛋打入碗中,加入淀粉、调料及适量水拌匀,放入牛肉片挂糊。炒锅放植物油烧热,下入姜片、葱段爆香,加水 600 毫升,大火煮沸,下入山楂、牛肉、番茄,煮 10 分钟即成。

【用法】每日 1 次,每次吃牛肉 50 克,随意吃番茄,喝汤。

【功效】滋阴润燥,化食消积。适用于乳腺癌等。

灵芝香菇瘦肉汤

【组成】灵芝 10 克,百合 15 克,水发香菇 30 克,猪瘦肉 300 克,植物油、食盐、味精、葱花各适量。

【制法】将香菇洗净,切成条;猪肉洗净,切成肉丝。将灵芝放入砂锅中,加水 2500 毫升,用大火煮沸后,改用小火煮 30 分钟,至药汁 2000 毫升,去灵芝,加入香菇、百合、肉丝,再煮 20 分钟,加入植物油、食盐、味精、葱花即成。

【用法】每日 1 剂,1 次食完,连食 3～5 日。

【功效】补益气血,解毒安神。适用于乳腺癌。

灵芝猪排骨汤

【组成】灵芝粉 10 克,猪排骨 400 克,植物油、食盐、米酒、葱花各适量。

【制法】将排骨洗净,剁成块。将排骨放入锅中,加植物油炒片刻,加入米酒翻炒后加水适量煮汤,汤沸后加灵芝粉,用小火煮 20 分钟,再放食盐、葱花调味即成。

【用法】每日 1 剂,1 次食完,连食 5～7 日。

【功效】健脾养血,解毒抗癌。适用于乳腺癌患者手术后或放、化疗中。

枸杞灵芝腐丝汤

【组成】枸杞子 20 克,灵芝 15 克,豆腐皮 2 张,水发香菇 30 克,番茄 60 克,猪排骨汤 1000 毫升,植物油、食盐各适量。

【制法】将灵芝研粉;豆腐皮在热水中浸软,捞出切丝;水发香菇去蒂,切细丝;番茄切片。将砂锅放在大火上,放猪排骨汤煮沸,再放灵芝、豆腐皮丝、枸杞子、番茄、香菇丝、植物油、食盐煮熟即可。

【用法】经常食用。

【功效】健脾养胃,扶正抗癌。适用于乳腺癌,症见不思饮食等。

海带枸杞猪排骨汤

【组成】海带 200 克,猪排骨 250 克,枸杞子 20 克,米酒、植物油、食盐、味精、胡椒粉各适量。

【制法】海带用水泡发,洗净,切碎;猪排骨洗净,剁成小块。将锅置大火上,放植物油烧热,放排骨、海带翻炒数下,加入米酒、食盐、味精、胡椒粉同炒片刻,加水适量,再加入枸杞子,用小火煲熟即可。

【用法】经常食用。

【功效】补益气血,软坚散结。适用于乳腺癌患者手术后或放、化疗中。

莲山猪肠汤

【组成】猪肠 500 克,莲子 75 克,山药 80 克,薏苡仁 40 克,芡实 25 克,茯苓 10 克,食盐适量。

【制法】将猪肠除去油脂,洗净,翻过来,用食盐洗净肠液,再用沸水烫洗干净。将猪肠放入砂锅中,加入山药、茯苓、莲子、薏苡仁、芡实及适量水,用大火煮沸后改用小火煮至猪肠烂熟,加食盐调味即可。

【用法】每日 1 剂,1 次或分 2 次食完,连食 5~7 日。

【功效】健脾止泻,促进食欲。适用于乳腺癌手术后排糊状粪便者。

青橘叶皮核饮

【组成】青橘叶、青橘皮、橘核各 25 克,黄酒适量。

【制法】前 3 味以黄酒与水各半合煎。

【用法】每日 2 次温服。

【功效】消坚破滞。适用于乳房肿块及乳腺癌早期。

天冬绿茶饮

【组成】天冬 10 克,绿茶 1 克。

【制法】2 味用沸水冲泡。

【用法】每日 2 次温服。

【功效】润燥止渴,清热化痰。适用于乳腺癌伴口干、咳嗽者。

牡蛎海带香菇饮

【组成】牡蛎 200 克,海带 50 克,天冬 15 克,香菇 10 克,调料各适量。

【制法】将天冬洗净,以水煎成药汁,加入海带、香菇、牡蛎、调料煮至熟。

【用法】每日 3 次温服。

【功效】健脾和胃,补气养血。适用于乳腺癌术后气血亏损者。

五味银叶大枣蜜

【组成】银杏叶 500 克,五味子 250 克,大枣 50 枚,蜂蜜、冰糖各适量。

【制法】银杏叶洗净,切末;大枣洗净,去核;五味子洗净。锅中放入大枣、五味子、银杏叶,倒入适量水,浸泡 2 小时后用中火煎沸,改用小火煎 1 小时,滤汁,再加水适量,煎 1 小时,滤汁,合并 2 次滤汁。砂锅内倒入滤汁,用小火煎 30 分钟,加入蜂蜜、冰糖,熬煮 30 分钟,关火冷却即成。

【用法】每日 2 次,每次 2 匙,饭后用白开水冲服,3 个月为 1 个疗程。

【功效】通利血脉,软坚润燥。适用于乳腺癌。

牛奶番茄

【组成】番茄 250 克,牛奶 200 毫升,鸡蛋 3 个,淀粉、食盐、白糖、胡椒粉、植物油各适量。

【制法】番茄洗净,切块;牛奶加入淀粉调成奶汁;鸡蛋煎成荷包蛋。锅中倒入奶汁煮沸,下入番茄、荷包蛋煮片刻,加入食盐、白糖、植物油、胡椒粉,调匀即成。

【用法】佐餐食用。

【功效】健脾和胃,益气养血,补益虚损。适用于乳腺癌等。

金橘饮

【组成】橘叶 30 克,橘皮 20 克,橘核 20 克,橘络 10 克。

【制法】将 4 味分别拣杂,洗净,晾干或晒干,再将橘叶、橘皮切碎,橘核敲碎,与橘络同放入砂锅,加水适量,浸泡片刻,煎煮 30 分钟,用洁净纱布过滤去渣,取滤汁放入容器即成。

【用法】早、晚 2 次分服。

【功效】舒肝理气,解郁抗癌。适用于乳腺癌初起未溃者。

夏枯草天门冬饮

【组成】夏枯草 20 克,天冬 15 克,蜂蜜 15 克。

【制法】将夏枯草、天冬洗净,入锅,加水适量,煎煮 2 次,每次 30 分钟,合并滤液,待药液转温后调入蜂蜜即成。

【用法】上、下午分服。

【功效】清肝解郁,散结抗癌。适用于乳腺癌。

蒲公英元胡饮

【组成】蒲公英 30 克,延胡索 30 克,夏枯草 30 克,川楝子 20 克,白芷 10 克,蜂蜜 30 克。

【制法】将前 5 味分别拣杂,晒干或烘干,切碎,一同放入砂锅,加水浸泡片刻,煎煮 30 分钟,用洁净纱布过滤去渣,取滤汁放入容器,待其温热时兑入蜂蜜,拌匀即成。

【用法】早、晚 2 次分服。

【功效】清热解毒,行气止痛。适用于乳腺癌。

花椰菜苹果汁

【组成】花椰菜 500 克,苹果 300 克。

【制法】将花椰菜洗净,切碎;苹果洗净,去核。将花椰菜、苹果一起放入果汁机内,加入适量的凉开水搅打成泥,压榨过滤出汁,倒入杯中即可。

【用法】当饮料服用。

【功效】清热解毒,祛瘀抗癌。适用于乳腺癌。

蝎蚣核桃

【组成】全蝎 6 克,蜈蚣 2 条,核桃 4 个。

【制法】将核桃一劈两半,一半去仁,将全蝎、蜈蚣放入,再将另一半对合捆住,放火上烧,冒青烟为度,研末。

【用法】分 2 次用,黄酒送服。

【功效】消瘀散结。主治乳腺癌。

海米油菜

【组成】油菜 250 克,海米 70 克,食盐、味精、葱丝、姜丝、高汤、湿淀粉、植物油各适量。

【制法】油菜洗净,切段;海米洗净,用水浸泡 10 分钟。炒锅放植物油烧热,放入葱丝、姜丝爆香,下海米翻炒,加入油菜炒匀,再加入高汤、食盐、味精,大火收汁,用湿淀粉勾芡即可。

【用法】佐餐食用。

【功效】补血,催乳,防癌。适用于乳腺癌血虚者。

枸杞炖乌鸡

【组成】枸杞子 20 克,龙眼肉 15 克,菱角、荸荠各 50 克,白条乌鸡 1 只,料酒、姜片、葱段、食盐、味精各适量。

【制法】乌鸡洗净;枸杞子、龙眼肉分别洗净,装入乌鸡腹内；菱角洗净，切开；荸荠去皮，洗净，切开。炖锅内放入乌鸡、菱角、荸荠、料酒、姜片、葱段及适量水，大火烧沸，改小火炖 50 分钟，放入食盐、味精调味即成。

【用法】每日 1 次，每次吃鸡肉 80 克，佐餐食用。

【功效】补肝肾，消癌肿。适用于乳腺癌。

木耳炒肉片

【组成】水发木耳 30 克，猪瘦肉 150 克，芹菜 30 克，姜片、葱段、料酒、食盐、味精、植物油、湿淀粉各适量。

【制法】木耳去蒂，撕成瓣状；芹菜洗净，去叶，切段；猪瘦肉洗净，切成薄片。将食盐、味精、湿淀粉调匀，放入肉片上浆。炒锅放植物油烧至六成热，下入姜片、葱段爆香，放入木耳、肉片、料酒翻炒，待肉变色时加入芹菜炒至断生，加入食盐、味精，炒匀即成。

【用法】每日 1 次，佐餐食用。

【功效】补气血，消癌肿。适用于乳腺癌。

岗松无花果炖猪肝

【组成】鲜无花果 10 颗，岗松 15 克，猪肝 500 克，料酒、姜片、葱段、食盐、花椒粉、胡椒粉、高汤各适量。

【制法】岗松洗净，浸透，切片；无花果洗净，切成薄片；猪肝洗净，切块。炖锅内放入岗松、无花果、猪肝、姜片、葱段、食盐、料酒、花椒粉、高汤，大火烧沸，改用小火炖 1 小时，加入胡椒粉,拌匀即成。

【用法】每日 1 次,佐餐食用。

【功效】祛风除湿,解毒利尿,消肿解毒,减轻癌症疼痛。适用于乳腺癌。

双耳煮豆腐

【组成】水发木耳、水发银耳各 10 克,豆腐、小白菜各 100 克,鸡油、食盐、味精、姜片、葱段各适量。

【制法】银耳、木耳分别洗净,去蒂,撕成瓣状;豆腐洗净,切块;小白菜洗净,切段。锅内放入木耳、银耳、姜片、葱段、豆腐及适量水,大火烧沸,改小火炖煮 25 分钟,放入食盐、味精、鸡油搅匀,放入小白菜煮沸即成。

【用法】每日 1 次,佐餐食用。

【功效】清热解毒,散结消肿。适用于乳腺癌。

白萝卜炒肉丝

【组成】白萝卜 100 克,水发木耳 30 克,猪瘦肉 100 克,水发香菇 30 克,植物油、料酒、姜片、葱段、食盐、味精各适量。

【制法】木耳洗净,撕瓣;香菇洗净,切成两半;白萝卜洗净,切细丝;猪瘦肉洗净,切细丝。炒锅放植物油烧至六成热,加入姜片、葱段爆香,下猪肉丝、料酒炒至变色,放入木耳、萝卜丝、香菇炒匀,加食盐、味精调味即成。

【用法】佐餐食用。

【功效】清热,除湿,开胃,抗癌。适用于乳腺癌等。

番茄豆腐羹

【组成】番茄、豆腐各 200 克,毛豆仁 50 克,高汤、植物油、食盐、味精、胡椒粉、湿淀粉、白糖各适量。

【制法】番茄洗净,去皮,切碎,下油锅煸炒成酱汁,加食盐、白糖、味精,炒匀后备用;豆腐切片,焯水后沥干;毛豆仁洗净。锅中放植物油烧热,放入高汤、毛豆仁、食盐、白糖、味精、胡椒粉、豆腐片,烧沸入味,用湿淀粉勾芡,下番茄酱汁,调匀即成。

【用法】佐餐食用。

【功效】健脾补胃,益气和中。适用于乳腺癌。

皂角刺煨老母鸡

【组成】皂角刺 120 克,老母鸡 1 只。

【制法】将老母鸡宰杀,去毛及内脏,洗净,用皂角刺戳满鸡身,放入锅中,加水适量,用小火煨烂,去皂角刺即成。

【用法】食肉喝汤。2～3 日食 1 只鸡,连食 5～7 日。

【功效】解毒排脓,活血消肿。适用于乳腺癌瘘管形成脓液。

灵芝枸杞煮牛肉

【组成】枸杞子 15 克,灵芝 10 克,牛肉 200 克,葱段、蒜片、胡椒粉、姜片、植物油、食盐各适量。

【制法】把牛肉洗净,切片;枸杞子、灵芝洗净。把枸杞子、灵芝放入砂锅中,加水适量煮沸,加入牛肉煮熟,再加入葱段、姜片、胡椒粉、蒜片煮沸片刻,捞出灵芝,加食盐、植物油调味即可。

【用法】每日 1 剂,1 次食完,连食 3～5 日。

【功效】滋阴养血,扶正抗癌。适用于乳腺癌。

药汁煮鲫鱼

【组成】橘叶 6 克,郁金、香附、当归、白芍各 10 克,丝瓜络 15 克,大活鲫鱼 1 条,植物油、食盐各适量。

【制法】将鲫鱼宰杀,去杂,洗净。前 6 味药煎汤去渣,加入鲫鱼煮熟,加植物油、食盐调味。

【用法】食鱼喝汤。每日 1 剂,15～20 日为 1 个疗程。

【功效】理气解郁,扶正抗癌。适用于乳腺癌。

黄芪炖蛇肉

【组成】蛇肉 1000 克,黄芪 30 克,续断 20 克,姜片、黄酒、熟猪油、葱段、食盐、胡椒粉各适量。

【制法】蛇肉洗净,切成 3 厘米长、2 厘米宽的小片;黄芪、续断洗净,用水浸泡 1 小时。铁锅入猪油烧热后下蛇肉翻炒,烹入黄酒。将蛇肉倒入砂锅内,加黄芪、续断、姜片、葱段、食盐,加水适量,煮沸后改小火炖 1 小时,加入胡椒粉,拣去葱、姜即成。

【用法】吃肉喝汤,每日 1 次。

【功效】祛风湿,补虚通络,下乳抗癌。适用于乳腺癌。

十四、产后体虚

孕妇产后体力消耗过多,则表现为气血亏虚的症状,如神疲乏力、少气懒言、语声低微、面色㿠白等,即为产后体虚。食疗应多用一些补益气血的食物。值得注意的是,产后进补时宜少量多餐,否则反而容易损伤脾胃,出现"虚不受补"的现象。

白果莲子乌鸡

【组成】白果仁 15 克,莲子 15 克,乌鸡 1 只,胡椒 3 克,食盐适量。

【制法】乌鸡去毛及内脏,洗净,将白果仁、莲子、胡椒装入鸡腹内,以线缝合,置锅中,加水适量,小火炖至烂熟,调入食盐即成。

【用法】佐餐服食,2 日内吃完。

【功效】补强补血,保肝保肾。适用于产后体虚。

豆腐猪蹄瓜菇汤

【组成】豆腐 500 克,香菇 30 克,丝瓜 250 克,猪蹄 1

只,姜丝、食盐、味精各适量。

【制法】将香菇以温水泡发后洗净;丝瓜洗净,切片;猪蹄剁开。将猪蹄入锅中,加水适量煮 10 分钟,再入香菇、姜丝、食盐,慢炖 20 分钟后下丝瓜和豆腐,炖至熟烂离火,调入味精即成。

【用法】佐餐服食,1~2 日内食完。

【功效】滋补强壮,温补气血。适用于产后体虚。

当归炖羊肉

【组成】羊肉 120 克,当归 15 克,生姜 5 片,食盐适量。

【制法】羊肉洗净后切块,与当归、姜片及适量水共入砂锅中,煮至肉烂,加食盐即可。

【用法】分娩后经常佐餐食用。

【功效】补强补血,保肝保肾。适用于产后体虚。

大枣党参炖老母鸡

【组成】老母鸡 1 只,生姜 60 克,党参 20 克,大枣 10 枚,食盐适量。

【制法】老母鸡去毛及内脏,洗净后切块,加入生姜、党参和大枣,水煮 3 小时以上,去掉汤面上的浮油,加食盐调味即成。

【用法】吃肉喝汤,2~3 日吃完。

【功效】滋补强壮,温补气血。适用于产后体虚。

龟肉粥

【组成】乌龟 1 只,糯米 100 克,料酒、葱段、姜片、食盐各适量。

【制法】将乌龟入沸水锅中稍煮后捞起,剁开龟甲,除去内脏,切成小块,洗净,放入锅中,加料酒、葱段、姜片、食盐和适量水,上火炖烂,除掉姜、葱及龟骨,入糯米共煮成粥。

【用法】供早、晚餐服食。

【功效】补强补血,保肝保肾。适用于产后体虚。

益母大枣汤

【组成】大枣 60 克,益母草 30 克,红糖 60 克。

【制法】将大枣、益母草洗净,入锅中加水适量,大火煮沸,加入红糖。

【用法】分娩后每晚临睡前温服,连服 30 日。

【功效】滋补强壮,温补气血。适用于产后体虚。

灵芝龙眼酒

【组成】灵芝 100 克,龙眼肉 50 克,黄精(制)100 克,党参 50 克,枸杞子 50 克,黄芪(蜜炙)50 克,制何首乌 100 克,山药 25 克,当归 50 克,熟地黄 50 克,茯苓 25 克,陈皮 25 克,大枣 25 克,白酒 7000 毫升,冰糖 70 克。

【制法】前 13 味粉碎成细粉,用白酒作溶剂进行渗滤,收集滤液,加入冰糖 70 克使溶解,再加白酒调整总量至7000 毫升,静置,过滤即成。

【用法】每日 2 次,每次服 15～25 毫升。

【功效】滋补强壮,温补气血,健脾益肺,保肝保肾。适用于身体虚弱、产后虚弱、贫血、须发早白等。凡感冒发热、喉痛、眼赤、阴虚火旺者忌服。邪实体壮者慎用。

糯米甜酒

【组成】糯米 4000 克,冰糖 500 克,米酒 2000 毫升,甜酒粉适量。

【制法】将糯米淘净,置盆中加水适量,在锅中蒸饭,刚熟时取出摊开降温,当降至手触糯米饭感到温手时即可均匀地撒上甜酒粉,然后装入容器中,密封,保温 24～48 小时,加入米酒和冰糖,再次密封,次日便成。

【用法】每日 1 次,每次服 50～100 毫升。

【功效】温中益气,补气养颜。适用于产后虚弱不华、自汗或平素体质虚弱等。

五加皮酒方

【组成】五加皮、枸杞子各 200 克,干地黄、丹参各 60克,杜仲 500 克,干姜 90 克,天冬 120 克,蛇床子 100 克,白酒 4500 毫升。

【制法】将前 8 味捣碎,入布袋,置容器中,加入白酒,密封,浸泡 5～7 日后过滤去渣即成。

【用法】每次服 50 毫升,渐加至 100 毫升,每日 2 次。不善饮酒者可用凉开水冲服。

【功效】益肾壮腰,祛风除湿,舒筋活络,温经散寒。适用于产后体虚。

山莲藕酒

【组成】山莲藕 60～100 克,白酒 500～1000 毫升。

【制法】将山莲藕切碎,入布袋,置容器中,加入白酒,密封,浸泡 10 日后过滤去渣即成。

【用法】每次服 10 毫升,每日 2 次。

【功效】润肺滋肾,舒筋活络。适用于妇女产后血虚及跌打损伤、腰腿痛。

杜仲酒

【组成】杜仲(炙微黄)60 克,桂心、丹参、当归、川芎、牛膝、桑寄生、制附子、熟地黄各 30 克,川椒 15 克,白酒 1500 毫升。

【制法】将前 10 味捣碎,入布袋,置容器中,加入白酒,密封,浸泡 7 日后过滤去渣即成。

【用法】每次空腹温服 10 毫升,每日 2～3 次。

【功效】益肾壮腰,活血通络。适用于产后体虚、腰部疼痛、肢节不利。

十五、产后缺乳

产后缺乳是指妇女产后乳汁缺少或无乳汁。中医学认为,产后缺乳主要是由于产后母体气血虚弱或气结乳络不畅等原因所致。气血虚弱者,其乳房无胀痛感,面色无华,少气懒言,倦怠无力,脉虚弱,舌淡苔白;气结乳络不畅者,则表现为乳房胀痛,按之不硬,乳汁涩少或不通,情绪抑郁或烦躁,两胁胀满,脉弦涩或舌质暗。前者中药治疗可用通乳丹、八珍汤、归脾汤等加减;后者可用涌泉散、逍遥丸、柴胡舒肝散等加减。除以上药物治疗外,还可以用饮食疗法。

莴苣拌海蜇皮

【组成】莴苣 250 克,海蜇皮 200 克,葱 2 根,香油、食盐、味精各适量。

【制法】将莴苣去叶,削皮,切丝,放入碗中加食盐腌渍20 分钟,挤干水分;海蜇皮泡入水中,洗去泥沙,切成细丝;葱洗净,切成细末。将海蜇丝、莴苣丝拌在一起,加食盐、味精调味。锅内加入香油、葱末煸香,浇在海蜇、莴苣丝上,拌匀即成。

【用法】佐餐食用。

【功效】通脉下乳。适用于产后缺乳。

黄花菜炖猪肉

【组成】黄花菜 50 克,猪瘦肉 200 克,食盐适量。

【制法】将黄花菜、猪瘦肉清炖,加食盐。

【用法】佐餐食用。

【功效】生津止渴,利尿通乳。适用于产后乳少。

鸡茸蹄筋

【组成】蹄筋 350 克,鸡脯肉 50 克,鸡蛋清 3 个,料酒、食盐、葱末、植物油、淀粉各适量。

【制法】将蹄筋切成段,加水烧沸片刻后捞起备用;鸡脯肉去筋,敲成细茸,加料酒、食盐、淀粉、鸡蛋清及适量水调成薄浆。锅内放植物油,烧热后放入蹄筋,将鸡茸浆徐徐倒入,撒上葱末即成。

【用法】佐膳服食。

【功效】温中益气,大补五脏,强身健骨,疏通乳络。适用于久病体虚、产后亏损、乳汁缺少等症。

通草鲫鱼汤

【组成】鲫鱼 1 条,黑豆芽 30 克,通草 3 克。

【制法】将鱼去鳞及内脏,洗净,放锅内,加适量水,上火炖煮 15 分钟后加入豆芽、通草,待鱼熟汤成后去豆芽、通草即可。

【用法】食鱼,饮汤。可佐餐食之。每日 2 次,7～10 日为 1 个疗程。

【功效】健脾养胃,通乳。适用于妇女产后乳汁不下之症,以及因胃气不足、消化力弱所使水湿潴留而引起的水肿病。

赤豆鱼汤

【组成】赤小豆 100 克,鲤鱼 1 条。

【制法】将鲤鱼剖洗干净,与赤小豆一同放入锅中,加水适量,置火上煮至熟烂即可。

【用法】饮汤,食鱼。每日 1 剂,5～7 日为 1 个疗程。

【功效】健脾和血通乳。适用于产妇乳汁不通。

催乳鲤鱼汤

【组成】鲤鱼 1 条,猪蹄 1 只,通草 10 克,葱白适量。

【制法】将鲤鱼去鳞、鳃及内脏,洗净,粗切;猪蹄去毛,洗净,剖开备用。将鲤鱼、猪蹄、通草和葱白一起放入锅内,加水适量,上火煮至肉熟汤浓即可。

【用法】饮汤,食肉。每日 2 次,每次喝汤 1 小碗,2～3 日即可见效。

【功效】通窍催乳。适用于产后乳汁不下或乳少。

鲫蹄汤

【组成】净鲫鱼 100 克,净猪前蹄 1 只,食盐等调料各适量。

【制法】将鲫鱼和猪蹄共置于砂锅中,加水适量,加入食盐等调料,用小火炖煮 2 小时,至猪蹄烂熟、汤汁浓稠时即成。

【用法】食鱼、蹄,饮汤。每日 1 次,可连用 1 周。

【功效】益血,生血,通乳。适用于产后气血亏虚,乳汁稀少。

章鱼猪蹄汤

【组成】干章鱼 100 克,净猪蹄 1 只,调料各适量。

【制法】将干章鱼先用水浸泡,待变软后切成数片;猪蹄洗净,用刀划开数道口子备用。章鱼片、猪蹄放入锅中,加适量水及调料,小火炖煮 90 分钟,当猪蹄熟烂、汤汁浓稠时即可。

【用法】饮汤,食肉。每日 1 次,连用 3 日。

【功效】补气养血,生乳通乳。适宜于产后气血不足,乳汁稀少。

猪蹄通乳汤

【组成】猪蹄 2 只,通草、葱白各 10 克,淀粉 20 克,生姜 6 克,食盐适量。

【制法】将猪蹄去毛,洗净,剖开;生姜和葱白同切成碎末备用。把猪蹄和通草同放入砂锅中,加水适量,先用大火烧沸,改用小火煨至肉汤稠,捞出通草不用。把姜、葱末放入稠汤中,稍煮片刻,再调入淀粉和食盐,煮 5 分钟即可。

【用法】饮汤,食肉。

【功效】补血通乳。适用于妇女产后体虚乳少或无乳。

吴茱萸根浸酒

【组成】吴茱萸根(粗者)30 厘米,火麻仁 50 克,陈皮 70 克,白酒 1000 毫升。

【制法】将吴茱萸根切碎。陈皮、火麻仁捣为泥,拌入吴茱萸根,用酒浸一夜后,用小火微煎,去渣,贮瓶。

【用法】分成 5 份,空腹温服。

【功效】补血通乳。适用于产后虚弱、大便秘结、呕吐涎沫、头额冷痛、蛲虫瘙痒。

鱼灰酒

【组成】鲤鱼头 5 个,黄酒 500 毫升。

【制法】将鲤鱼头瓦上烧灰,细研为散,与酒同煎数沸,去渣备用。

【用法】早、午、晚各温饮 15～20 毫升。

【功效】补血通乳。适用于乳汁不下。

涌泉酒

【组成】王不留行 10 克,天花粉 10 克,当归 7 克,穿山甲(炙)5 克,甘草 10 克。

【制法】前 5 味共研细末,备用。

【用法】每日 2 次,每次取药末 7 克,用黄酒两小杯煎成一小杯,温服。

【功效】和血通经。适用于产后乳汁不下。

奶浆参酒

【组成】奶浆参 100 克,白酒 1000 毫升。

【制法】将奶浆参洗净、切片,置容器中,加入白酒,密封,每日摇动 3 次,浸泡 15 日后去渣即成。

【用法】每日 2 次,每次服 10~15 克。

【功效】益脾增乳,补肝健肾。适用于产后缺乳及跌打损伤等。

海虾酒

【组成】海虾米 6 克,菟丝子 6 克,核桃仁 3 克,棉子仁 3 克,杜仲 3 克,巴戟天 3 克,朱砂 3 克,骨碎补 3 克,枸杞子 3 克,川断 3 克,牛膝 3 克,白酒 500 毫升。

【制法】将朱砂研末,余 10 味药加工使碎,入布袋,置容器中,加入白酒,密封,浸泡 15 日后去药袋即成。

【用法】每日 2 次,每次服 10~15 毫升。

【功效】补肾壮阳。适用于阳痿、腰酸、产后缺乳等。

王瓜酒

【组成】王瓜 50 克,黄酒 200 毫升。

【制法】将王瓜加入黄酒,煮烂。

【用法】顿服,饮酒,细咬王瓜。

【功效】通乳。适用于产后乳汁不下。

十六、习惯性流产

习惯性流产是指连续自然流产 3 次及 3 次以上者。根据习惯性流产发生的时间,可以分为早期习惯性流产和晚期流产。近年常用复发性流产的概念取代习惯性流产,改为 2 次及 2 次以上的自然流产,每次流产往往发生在同一妊娠月份。

中医学称本病为"滑胎",将其分为 3 型:月经量少,经色黯淡,伴有头晕耳鸣、腰膝酸软、夜尿频多者多为脾肾两虚型;月经量少,面色苍白,神疲心悸者多为气血亏虚型;月经色鲜,质黏稠,伴手足心热、口干咽燥、烦躁不安者多为阴虚血热型。

乌贼母鸡粥

【组成】母鸡 1 只,干乌贼 1 条,糯米 150 克,食盐适量。

【制法】母鸡去毛及内脏,洗净,同乌贼、糯米共入锅中,加水适量煮熟,加食盐调味即成。

【用法】怀孕起服,每月 1 剂,1～2 日吃完。

【功效】补血补气。适用于气血亏虚型习惯性流产。

杜仲猪肚汤

【组成】猪肚 200 克,杜仲 25 克,调料各适量。

【制法】杜仲洗净、切片,同猪肚共入锅中,加水适量煮沸,再炖 1 小时后加调料调味即成。

【用法】怀孕前经常佐餐食用。

【功效】健脾益肾。适用于脾肾两虚型习惯性流产。

当归生姜羊肉汤

【组成】生姜 50 克,当归 20 克,羊肉 1000 克,调料各适量。

【制法】将生姜、当归切小块,用纱布包好,羊肉切小块,共置砂锅中,加水适量,大火煮沸后再用小火炖至羊肉烂熟,加调料调味即成。

【用法】弃药包,吃肉喝汤,3 日吃完,怀孕期间多次服用。

【功效】健脾益肾。适用于脾肾两虚型习惯性流产。

芝麻木耳茶

【组成】木耳 70 克,黑芝麻 20 克。

【制法】先将 40 克木耳放入锅中翻炒出焦味后出锅,再将黑芝麻放入锅中翻炒出香味,然后将生、熟木耳一同入锅,加水 2000 毫升,煮约 30 分钟后起锅过滤。

【用法】每次饮 200 毫升,每日 2 次,怀孕前就可食用。

【功效】养血补气。适用于气血亏虚型习惯性流产。

芡实粥

【组成】芡实 60 克,粳米 100 克,红糖少许。

【制法】将芡实研粉,备用。粳米入锅中,加水适量,小火熬煮成粥,调入芡实粉和红糖,搅匀后即可。

【用法】供早、晚餐服食,怀孕前经常食用有效。

【功效】健脾益肾。适用于脾肾两虚型习惯性流产。

菟丝子粥

【组成】菟丝子 60 克,粳米 80 克。

【制法】将菟丝子洗净、研碎,加水适量煮 30 分钟,去渣取汁。将粳米淘净,加适量水煮成稀粥后加入菟丝子汁即成。

【用法】供早、晚餐服食,怀孕前经常食用有效。

【功效】健脾益肾。适用于脾肾两虚型习惯性流产。

竹菇酒

【组成】竹菇(碎断)60 克,阿胶 20 克,黄酒 400 毫升。

【制法】将2味药用黄酒煮沸,待阿胶烊化后过滤去渣,候冷,备用。

【用法】每日1剂,分早、中、晚各服1次。

【功效】解痛,舒经,止血,安胎。适用于妊娠失坠、胎损腹痛、下血等。

蒲黄酒

【组成】炒蒲黄、槐角各10克,黄酒80毫升。

【制法】将前2味捣碎,用黄酒煎至60毫升,去渣,候温,备用。

【用法】每日1剂,分2次温服。

【功效】活血祛瘀。适用于妊娠堕胎。

当归酒

【组成】炙当归、赤芍各60克,生地黄100克,白酒适量。

【制法】将前2味共研细末,备用。每次取药末9克,加白酒20毫升,生地黄10克,于银器内用慢火煎至七分,去渣。

【用法】温服,以恶血下为度。

【功效】清热凉血,活血止血。适用于妊娠堕胎后出血不止。

翻白草根酒

【组成】翻白草根 15～30 克,白酒 500 毫升。

【制法】翻白草根洗净、切碎,置容器中,加入白酒,密封,浸泡 10 日即成。

【用法】每日 2 次,每次服 10 毫升。

【功效】清热解毒,止血消肿。适用于流产、下血、崩漏、产后脚软等。

苜蓿子煮鸡蛋

【组成】苜蓿子 10 克,鸡蛋 2 个,味精、香油各适量。

【制法】将苜蓿子水煎、去渣、取汁,同鸡蛋共入锅中炖熟,取出鸡蛋去皮后再炖片刻,调入味精、香油即成。

【用法】食蛋饮汤,每日 1 剂,怀孕前经常佐餐食用。

【功效】养血补气。适用于阴虚血热型习惯性流产。

苎麻根炖鸡

【组成】苎麻根 30 克,母鸡半只,调料各适量。

【制法】鸡肉切块,同苎麻根共入锅中,加水适量,煮沸后用小火炖 45 分钟,调味即成。

【用法】佐餐服食,可在怀孕期间多次服用。

【功效】补血补气。适用于气血亏虚型习惯性流产。

十七、产后恶露不尽

产后 20 日内，恶露应尽，如果逾期不断，一般称为"恶露不尽"。中医学认为，其特征为色淡，无腥气，腰酸痛，少腹下坠，精神倦怠，目眩眼花，舌质淡，脉细弱。久延不止可以致成"血崩"。治疗以养血益气摄血或祛瘀逐恶露为主。

芪归益母鸡

【组成】炙黄芪、当归、大枣、益母草各 30 克，子母鸡 1 只，黄酒 100 毫升，食盐、生姜、味精各适量。

【制法】将黄芪、当归、大枣、益母草洗净，装入纱布袋内，扎口；活杀子母鸡，去毛、血、内脏，洗净，置沸水中烫 2 分钟，捞起，切块。将药袋放入大砂锅内，加水适量，大火煮 20 分钟，加入鸡块，再用大火煮 20 分钟，捞去浮沫，加黄酒、食盐、生姜，改小火再煨 40 分钟，起锅时加味精。

【用法】喝汤吃鸡肉，每日 3 次，佐餐食。

【功效】益气补血，化瘀止痛。适用于气血两虚型产后恶露不尽。

归芪红糖蛋

【组成】当归 15 克，黄芪、红糖各 30 克，鸡蛋 2 个。

【制法】将鸡蛋外壳洗净，与当归、黄芪置瓦罐内，加水适量,大火煮沸,撇去浮沫,加红糖,改小火煮 20 分钟,将鸡蛋壳敲碎,使药液进入蛋内,再用小火煨 40 分钟即可。

【用法】喝汤吃蛋,每日 1 剂。

【功效】益气补血,活血化瘀。适用于气血两虚型产后恶露不尽。

五味益母草蛋

【组成】当归 15 克,川芎 12 克,炮姜 3 克,三七粉 1 克,益母草 30 克,鸡蛋 2 个,料酒、食盐、葱各适量。

【制法】将当归、川芎、炮姜、益母草、田七粉全部装入纱布袋内,扎口;把鸡蛋外壳洗净,用水泡 1 小时。将药袋置大砂锅内,加水,大火煮 20 分钟,将鸡蛋加入同煮,蛋熟时剥壳,鸡蛋及其壳均留在药液中,加食盐、料酒、葱,改小火再煮 20 分钟即可。

【用法】喝汤吃蛋,每日 1 剂,汤分 2～3 次服完。

【功效】活血化瘀,行气止痛。适用于瘀血内阻型产后恶露不尽。

三七藕汁蛋羹

【组成】三七粉 5 克,鲜藕汁 50 毫升,鸡蛋 2 个,陈年老酒 50 毫升。

【制法】将鸡蛋壳洗净,打入碗中,倒入酒及藕汁,一同打散成浆,放蒸笼上用大火蒸熟即可。

【用法】每日服食 1～2 次。

【功效】活血化瘀,通经止血,行气止痛。适用于产后恶露不尽。

参芪胶艾粥

【组成】黄芪、党参各 15 克,鹿角胶、艾叶各 6～10 克,升麻 3 克,白糖 10 克,粳米 100 克。

【制法】将党参、黄芪、艾叶、升麻、当归入砂锅煎取浓汁,去渣,然后加入粳米、鹿角胶、白糖煮粥。

【用法】每日分 2 次温服,病愈即停。

【功效】祛瘀止血。适用于妇女产后恶露淋漓、涩滞不爽、小腹疼痛拒按。

鸡油烩油菜

【组成】油菜心 250 克,鸡油 50 毫升,鲜蘑菇 100 克,白糖、食盐、味精各适量。

【制法】油菜心、蘑菇洗净,油菜心从根部剖"十"字后撕成四瓣。炒锅内放鸡油烧至八成热,加入菜心翻炒数十下,加蘑菇、白糖、食盐及适量水,盖上锅盖,用大火炖 3 分钟,再加味精即可。

【用法】佐餐食用。

【功效】健脾开胃,补益强身。适用于妇女产后恶露淋漓等。

生姜膏

【组成】生姜 500 克,黄酒 250 毫升,红糖 20 克。

【制法】生姜和黄酒同煮,剩 1/3 时去姜再熬,放入红糖,熬成膏。

【用法】沸水冲服。病重者分 2 次服,轻者酌用。

【功效】温散寒邪。适用于寒凝血瘀型产后腹痛、恶露不下或量少、恶露色紫暗黏稠等。

柿饼散

【组成】柿饼 3 个。

【制法】柿饼置瓦上焙焦,研末。

【用法】每日分 2 次用黄酒冲服,连用 5 日。

【功效】温散寒邪。适用于血热妄行型产后恶露不尽。

苏木藕节三黄汤

【组成】黄鳝 2 条,黄芪 15 克,鸭蛋 1 个,苏木 6 克,藕节 30 克,调料各适量。

【制法】黄鳝活杀,去内脏,洗净,切丝,备用。黄芪、苏木、藕节加水煎汤一大碗,滤渣取汁,加入黄鳝丝和鸭蛋煮熟,调味即成。

【用法】吃黄鳝、鸡蛋,喝汤。每日分 2 次食完,连用 5～7 日为 1 个疗程。

【功效】温散寒邪。适用于气血失摄型产后恶露不尽。

山慈菇糊

【组成】山慈菇 150 克,白糖 50 克。

【制法】将山慈菇去皮,洗净,捣烂,入砂锅中,加水适量,小火炖至糊状,加入白糖拌匀即可。

【用法】每日 1 剂,连用 5 日为 1 个疗程。

【功效】活血散瘀。适用于血热妄行型产后恶露不尽。

山楂汤

【组成】山楂 15 克。

【制法】山楂洗净,入锅中炒至可闻及香味后,加水适量煎至水沸。

【用法】吃山楂喝汤,每日 1 次,连用 7 日。

【功效】温散寒邪。适用于瘀阻胞脉型产后恶露不尽。

红糖茶

【组成】红糖 100 克,茶叶 5 克,黄酒适量。

【制法】将红糖、茶叶共入锅中,加水煮沸数分钟,然后去茶叶,将锅中汁液兑入黄酒即可。

【用法】温服,每日 1 剂,连服 2～6 日。

【功效】活血散瘀。适用于气血失摄型产后恶露不尽。

黄芪三七蒸母鸡

【组成】黄芪 50 克，三七 15 克，老母鸡（约 1500 克）1 只，料酒 2 匙，食盐、姜丝各适量。

【制法】将黄芪切片，三七捣碎；母鸡去毛、爪，开腹弃肠杂，切成小块。3 味共入大瓷盆中，撒上姜丝、食盐，淋上料酒，上锅隔水蒸 3 小时，离火。

【用法】佐餐服食，每次一小碗，每日 2 次。

【功效】活血散瘀。适用于瘀阻胞脉型产后恶露不尽。

山楂酒

【组成】山楂、龙眼肉各 250 克，红糖 30 克，大枣 30 克，米酒 1000 毫升。

【制法】将前 2 味捣碎，与红糖、大枣一同置容器中，加入米酒，密封，浸泡 10～15 日后过滤去渣即成。

【用法】每次温服 10～15 毫升，每日 2 次。

【功效】健脾消食，活血散瘀。适用于肉食积滞、脘腹痞胀、产后恶露不尽、小腹疼痛等。

延胡索酒

【组成】延胡索适量。

【制法】将延胡索研细末，备用。

【用法】每次取药末 5 克，用热黄酒冲服，每日 2～3 次。

【功效】活血散瘀,理气止痛。适用于产后恶露不尽、腹内疼痛等。

丹参元胡酒

【组成】丹参、益母草各 30 克,延胡索 60 克,白酒 400 毫升。

【制法】将前 3 味捣碎,置容器中,加入白酒,密封,浸泡 7 日后过滤去渣即成。

【用法】每次温服 10～15 毫升,每日 2～3 次。

【功效】活血散瘀,理气止痛。适用于产后恶露不尽、腹痛。

地黄元胡酒

【组成】生地黄 50 克,赤芍、延胡索各 10 克,黄酒 300 毫升。

【制法】将前 3 味捣碎,用黄酒煎至减半,去渣,备用。

【用法】每日 1 剂,分 2 次服。

【功效】清热凉血,理气散瘀,止痛。适用于血热型产后恶露不尽。

第 五 章

儿科疾病药膳

一、水　痘

　　水痘是一种小儿最常见的出疹性传染病，是由水痘病毒引起的。经呼吸道传染是其主要传播途径；另一种是接触传染，即接触了被水痘病毒污染的食物、玩具、被褥及毛巾等而被感染。本病多见于1～6岁的小儿，传染性很强，常在托儿所、幼儿园等儿童集体中流行。

　　冬春两季多发，临床以皮肤黏膜分批出现斑丘疹、水疱和结痂，而且各期皮疹同时存在为特点。本病为自限性疾病，病后可获得终身免疫，也可在多年后感染复发而出现带状疱疹。

　　中医学认为，本病因风热温毒郁于肌肤所致。食物应选用性凉者，如赤小豆、绿豆、鸭瘦肉、鲤鱼等，忌食辛辣肥腻的食物。多喝水，保持排便通畅。患儿应多卧床休息，保持皮肤和手指的清洁,避免因搔抓引起感染。

鲜虾汤

【组成】鲜虾 200 克,调料各适量。

【制法】鲜虾洗净,放入砂锅,加水煮沸,再继续用小火煮 1 小时,加入调料即成。

【用法】吃虾喝汤,每日 1 剂,连服数日。

【功效】补肾壮阳。适用于小儿水痘。

竹笋鲤鱼汤

【组成】鲤鱼 1 条,竹笋 200 克,葱花、食盐各适量。

【制法】将鲤鱼洗净,同洗净、切片的竹笋一起煮汤,待鲤鱼熟后加葱及食盐调味即可。

【用法】每日食用 1 剂,连用 15～20 日为 1 个疗程。

【功效】解毒透疹,利尿消肿。适用于小儿水痘。

赤豆米仁粥

【组成】赤小豆 50 克,粳米 50 克,薏苡仁 50 克。

【制法】赤小豆洗净后,同粳米和薏苡仁共入锅中,加水适量煮至粥烂即可。

【用法】佐餐食用,每日 1 次,连用 10～15 日为 1 个疗程。

【功效】疏风清热,燥湿止痒,润肤养颜。适用于小儿水痘。

绿豆白糖汤

【组成】绿豆 100 克,白糖 30 克。

【制法】将绿豆淘洗干净,入锅中,加水适量,煮至绿豆开花时加入白糖,再炖 20 分钟即成。

【用法】每日 1 剂,连服数日。

【功效】清热解毒。适用于小儿水痘。

荷叶菊花鸭肉

【组成】老母鸭 1 只,荷叶 1 张,菊花 10 克,生姜 5 片,黄酒、葱段、蒜片各适量。

【制法】将老母鸭去毛,开腹弃肠杂,洗净,以黄酒抹遍全身。将菊花、蒜片、葱段、姜片塞入鸭腹中,以线缝合,外包荷叶,置瓷盘中上锅隔水蒸 3～4 小时,至鸭肉烂熟离火。

【用法】喝汤吃鸭肉,佐餐经常食用。

【功效】疏散风热。适用于小儿水痘。

荸荠米酒

【组成】鲜荸荠 10 个,酒酿 100 克。

【制法】将荸荠洗净,去皮,切片,与酒酿一同入锅,加水适量,煮熟即可食用。

【用法】顿服,每日 1～2 次。

【功效】清热解毒。适用于小儿风热感冒、水痘、麻疹等。

二、麻　疹

麻疹是由麻疹病毒经呼吸道传播的一种急性传染病。本病一年四季均可发病，尤以冬春季节发病者居多；多发生于学龄前儿童，成人亦有发生。主要表现为发热和全身皮肤的红色斑丘疹，自然病程 10 日左右，病后可获终身免疫。麻疹患儿应进食易消化的流质和半流质食物，忌食辛辣、油腻之品。早期食疗可使病程缩短。有些患儿出疹后迟迟不退，称为麻疹透发不畅，用食疗可促其透发。

莲子山药炖鸭梨

【组成】莲子 30 克，山药 30 克，鸭梨 1 个。

【制法】山药切块，鸭梨切片，与莲子共放锅中，加水炖熟即可。

【用法】每日服 1 次，连用 3～5 日。

【功效】滋肾益精。适用于麻疹透发不畅。

鲤鱼丝瓜煮豆腐

【组成】豆腐 250 克，鲤鱼肉 250 克，丝瓜络 9 克，调料各适量。

【制法】鲤鱼肉洗净，同丝瓜络入锅煎沸，再加豆腐，煮熟后调味即成。

【用法】佐餐服食。

【功效】凉血,解毒。适用于麻疹透发不畅。

银花蝉衣饮

【组成】金银花 15 克,蝉衣 5 个。

【制法】金银花洗净,蝉衣去头、足,加水共煎。

【用法】代茶饮,每日 1 剂。

【功效】清热解毒。适用于麻疹初期。

苦瓜竹叶银花煎

【组成】苦瓜 1 个,竹叶 60 克,金银花 60 克。

【制法】苦瓜切块,竹叶洗净后切成碎末,同金银花共入锅中加水适量,煎后去渣取汁。

【用法】每日 1 剂,连服 3～5 日。

【功效】解毒透疹。适用于麻疹初期。

冬笋火腿鲫鱼汤

【组成】鲫鱼 1 条,冬笋片 10 克,熟火腿片 10 克,生姜、料酒、葱花各适量。

【制法】笋片洗净,入锅加水适量煮熟,捞出后与熟火腿片共切成碎末备用。鲫鱼去鳃、鳞及内脏,入砂锅,加生姜、料酒和适量水,用大火煮沸,加入笋末和火腿末。

【用法】佐餐食用,每日 1 次,连用 3～5 日。

【功效】清热益气,解毒透疹。适用于麻疹透发不畅。

香菜干丝

【组成】香菜 50 克,豆腐干 100 克,食盐、味精、香油、白糖各适量。

【制法】豆腐干切细丝,同香菜入沸水中略汆,取出后加食盐、味精、香油、白糖,搅匀后即成。

【用法】佐餐食用。

【功效】发汗透疹,消食下气,醒脾和中。适用于麻疹透发不畅。

香菇炖母鸡

【组成】母鸡(约 1000 克)1 只,鲜香菇 150 克,黄酒 1匙,食盐适量。

【制法】将母鸡活杀,开腹去肠杂,洗净。香菇洗净,切粗丝后塞满鸡腹,洒上黄酒,以线缝合,置瓷盆中,撒上食盐,上锅隔水蒸熟。

【用法】佐餐食用,分 2～3 日食完。

【功效】发汗透疹。适用于麻疹透发不畅。

麦冬薄荷粥

【组成】麦冬 15 克,薄荷 10 克,粳米 100 克,冰糖适量。

【制法】将麦冬洗净,入锅中加水适量,煮 10 分钟,加入薄荷,再煮 10 分钟,滤渣取汁备用。粳米洗净后入锅,加水适量,煮至烂熟,加入薄荷麦冬汁和冰糖,搅匀即成。

【用法】分早晚 2 次服食,连用 3～5 日。

【功效】消炎抗菌。适用于麻疹初期。

麻疹糯米酒

【组成】糯米酒 100 毫升。

【制法】糯米酒隔水炖温。

【用法】趁热温服,服后盖被,汗出疹透。

【功效】透疹。适用于小儿麻疹初起等。

三、小儿惊厥

　　小儿惊厥是小儿时期常见的一种急重病症,以出现抽搐、昏迷为主要临床特征,又称"惊风",俗名"抽风"。任何季节均可发生,一般以 1～5 岁的小儿为多见,年龄越小,发病率越高。其病情往往比较凶险,变化迅速,威胁小儿生命。

　　中医学认为,急惊风多属热证、实证、阳证。病因不一,变化多端。小儿腠理未固,阳常有余,外感六淫,入里化热化火;或脾常不足,易受饮食所伤,饮食不节,损伤脾胃,积滞化热,而发惊风;或痰浊阻滞化热,引动肝风或猝受惊恐;或由急性热病转化而成。惊风的症状,临床上可归纳为八候,就是搐、搦、掣、颤、反、引、窜、视。八候的出现,表示惊风已在发作。急惊、慢惊的症状都不出八候之范围,但是惊风发作之时,不一定八候全都出现,发作时的急慢强度也不一定相同。由于发病有急有缓,症候表现有虚有实,有寒有热。凡起病急暴,属阳属实者,统称为急惊风;病久中虚,属阴属虚者,统称慢惊风。

白鸽心生吃

【组成】白鸽子2只。

【制法】将白鸽宰杀,剖开,取其心脏。

【用法】于惊风发作前,1次生吃。

【功效】养心镇静,安神息风。适用于小儿惊厥。

地龙炒蛋清

【组成】蚯蚓50克,鸡蛋清2个,菜子油适量。

【制法】将蚯蚓去泥,洗净,切段,与蛋清同炒即可。

【用法】每日1次,发作前食用。

【功效】养阴补血,息风定痫。适用于小儿惊厥。

白及鸡心血

【组成】雄鸡心9只,白及30克,黄酒60毫升。

【制法】将雄鸡心挤压出血放入碗内,备用;将白及研为细末,放入鸡血碗内,同捣如泥。

【用法】用黄酒冲服,分 2 日服完,服药时间不拘,但须在未发作时服用。

【功效】解毒安神定痫。适用于小儿惊厥。

鳖肉汤

【组成】老鳖 1 只,食盐适量。

【制法】将老鳖宰杀后去肠杂,洗净,入锅,加水适量,大火煮沸 5 分钟后剥去外壳,用小火炖至肉熟烂后加食盐即可。

【用法】吃鳖肉喝汤。每日 1 次,连服 7 日为 1 个疗程。

【功效】滋阴除热,散结消痞。适用于小儿惊厥伴口干舌红、小便短赤等症。

紫石酒

【组成】紫石英 2.4 克,制附子 1 克,铁精、茯神、独活各 1.5 克,远志、桂心各 1.8 克,炙蜂房、牛黄各 0.6 克,干姜、炙甘草、人参各 1 克,白酒 500 毫升。

【制法】将前 12 味捣碎,入布袋,置容器中,加入白酒,密封,浸泡 5～7 日后过滤去渣即成。

【用法】每次服 5～10 毫升,每日 2 次。

【功效】益气壮阳,清心安神。适用于小儿惊厥发作、言语谬错。

牛黄酒

【组成】牛黄、钟乳石(研)、麻黄、秦艽、人参各 2.4 克,桂心 2 克,龙角、白术、甘草、细辛、当归各 1.5 克,杏仁 1.2 克,蜀椒、蛴螬虫各 9 克,白酒 500 毫升。

【制法】将前 14 味捣碎,入布袋,置容器中,加入白酒,密封,浸泡 7 日后过滤去渣即成。

【用法】每次服 5～10 毫升,每日 2 次。

【功效】益气助阳,活血祛风,清心镇惊。适用于小儿惊厥、经年小劳辄发。

四、小儿消化不良

小儿消化不良是一种慢性消化功能障碍的综合征,是小儿常见病之一。短暂的消化不良会出现打嗝、便秘、呕吐、反酸、积食、口臭等,长期的消化不良会出现情绪低落、易感冒、脾气暴躁、睡眠不好。

中医学认为,本病多因乳食不节,损伤脾胃,以致脾胃不和,脾运失司而成。或因脾胃薄弱,饮食稍有不当,则停滞不消,形成虚中挟实的积滞;或过食生冷,寒伤中阳,脾运失职,寒积留滞中脘,气和不利,则成寒积;或饮食过饱,吞咽过急,消化不及,停滞中脘,则成食积或伤食。

内金山药粥

【组成】鸡内金 1 个,怀山药 30 克,糯米适量。

【制法】鸡内金与怀山药炒香、研末,每次取 5 克入锅,加糯米及适量水煮粥。

【用法】每日 1 剂,连服数日。

【功效】健脾和胃,补中益气。适用于小儿消化不良。

绿豆糯米粥

【组成】绿豆 50 克,糯米 50 克。

【制法】将绿豆和糯米洗净后放入砂锅,加水适量,大火煮沸后改小火煮至绿豆开花、糯米烂熟即成。

【用法】随餐服用,每日 1～2 剂,连用数日。

【功效】健脾止泻。适用于小儿消化不良。

山楂山药大枣汤

【组成】鲜山楂 15 克,山药 20 克,大枣 5 枚,白糖适量。

【制法】山药洗净、切块,同山楂、大枣共入锅中,水煎 20 分钟,加入白糖即可。

【用法】吃枣喝汤,每日 1 次,连用 5 日。

【功效】和胃止泻。适用于小儿消化不良,对脾胃虚弱者效佳。

山楂莱菔子粥

【组成】山楂 15 克,莱菔子 5 克,粳米 50 克。

【制法】山楂切片,同莱菔子共入锅中,加水适量煎 30 分钟,滤渣取汁,再加洗净的粳米和适量水,煮沸后改成小火炖成稠粥即成。

【用法】早晚 2 次分服,连用 5～7 日。

【功效】健脾止泄。适用于小儿消化不良。

栗子糊

【组成】栗子 15 粒,白糖 30 克。

【制法】将栗子去皮,研末,入砂锅加水煮成糊状,加入白糖调味。

【用法】每日 2 次,连服数日。

【功效】健脾和胃,补中益气。适用于小儿消化不良。

干姜大枣汤

【组成】干姜 4 片,大枣 6 枚,红糖适量。

【制法】将干姜、大枣共入锅中,加水适量煮沸,加入红糖,再煮片刻即成。

【用法】温热饮用,每日 3～4 次。

【功效】和胃止泻。适用于小儿消化不良。

龙眼莲子乌梅汤

【组成】龙眼肉 20 克,莲子 20 克,乌梅 3 个,冰糖适量。

【制法】将龙眼肉、莲子入锅中,加水适量煮沸,加乌梅、冰糖,再煮片刻即可。

【用法】温热饮用,每日 3～4 次。

【功效】健脾止泄。适用于小儿消化不良。

山楂麦芽神曲汤

【组成】山楂 15 克,麦芽 30 克,神曲 15 克。

【制法】将 3 味洗净后共入锅中,加水煮沸后再煮片刻即成。

【用法】饮汁水,供三餐饮用。

【功效】健脾和胃,补中益气。适用于小儿消化不良,伴有食积者效好。

糖萝卜汁

【组成】生萝卜 2 个,白糖适量。

【制法】萝卜洗净、切碎后打烂取汁,加入白糖即成。

【用法】饮汁水,供三餐饮用。

【功效】健脾止泻,益精补肺。适用于小儿消化不良,伴有食积者效好。

莲肉锅巴粉

【组成】饭锅巴 200 克,莲子肉 200 克。

【制法】饭锅巴、莲子肉研细末,入铁锅中炒成略黄即成。

【用法】每次 50 克,以温开水调服,可加适量白糖,三餐服用。

【功效】和胃止泻。适用于小儿消化不良久泻虚弱。

山药粉

【组成】山药 500 克。

【制法】山药研细末,入铁锅中炒成略黄即成。

【用法】每次 30～50 克,以温开水调服,可加适量白糖,三餐服用。

【功效】健脾和胃,补中益气。适用于小儿消化不良久泻虚弱。

糯米固肠粥

【组成】糯米 30 克,山药 15 克,胡椒粉、白糖各适量。

【制法】将糯米略炒,与山药一起下锅,加适量水煮粥,粥成后加胡椒粉及白糖即可。

【用法】每日 2 次饮服。

【功效】健脾暖胃,温中止泻。适用于小儿消化不良脾胃虚寒泄泻。

大枣木香汤

【组成】大枣 20 枚,木香 6 克。

【制法】大枣去核,置锅中,加适量水,用小火先煮 1 小时,加入木香后再煮片刻,去渣即成。

【用法】每日 2 次温服。

【功效】健脾和胃,燥湿止泻。适用于小儿消化不良。

胡萝卜汤

【组成】胡萝卜、白糖各适量。

【制法】将胡萝卜洗净,自上至下切开,剔去中心白茎,切成丝或小块,置锅内加适量水煮烂后,用纱布挤压过滤,再将胡萝卜汁加水(按 1:2 比例)及白糖煮 3 分钟即可。

【用法】轻度腹泻,在两餐之间饮服,每日 3～4 次,每次 100～500 毫升,小儿酌减;中度腹泻,胡萝卜汤可与牛奶交替食用,上顿饮胡萝卜汤,下顿饮牛奶,两者量相同;重度腹泻则停用其他食物,只饮胡萝卜汤。病情好转后,逐渐减量。

【功效】健脾和胃,补中益气。适用于小儿消化不良。

芡实糕

【组成】鲜芡实 1000 克(或干芡实 500 克),大米粉 250 克,白糖适量。

【制法】将鲜芡实放入锅内加水煮熟后,去壳,晾干,研粉;或将干芡实研粉。把芡实粉同大米粉、白糖一起加水拌和均匀,揉成面团,按常法做成糕,蒸熟即可。

【用法】每日早晚当点心,温热食用 2～3 块,连用5～7 日。

【功效】补脾,益肾,固涩。适用于小儿消化不良,慢性脾虚腹泻,肾虚遗尿。

山药莲肉粥

【组成】山药 15～30 克,莲子肉、麦芽各 5～10 克,大米30～50 克,白糖适量。

【制法】将山药、莲子肉、大米洗净后同煮为粥,加入麦芽煎汁、白糖,稍煮即可。

【用法】每日 2～3 次,温服。

【功效】健脾祛湿,和胃止泻。适用于小儿消化不良胃肠功能紊乱、泄泻。

牛百叶粥

【组成】牛百叶 150～200 克,大米 40～50 克,食盐适量。

【制法】将牛百叶用食盐搓洗干净,切成小块,加大米及适量水煮成粥。

【用法】作主食。

【功效】健脾益气,助消化。适用于小儿病后虚弱、食欲缺乏、气血不足、体虚泄泻等。

糯米车前叶粥

【组成】鲜车前草 10～15 克,糯米 50 克。

【制法】将车前草洗净,切碎,煮汁后去渣,加入糯米煮成粥。

【用法】每日服食 2～3 次,6～7 日为 1 个疗程。

【功效】清热利尿。适用于小儿消化不良急性腹泻及小便不通等症。

人参扁豆粥

【组成】白扁豆 5～10 克,人参 2～5 克,粳米 50 克。

【制法】煮白扁豆,将熟时入粳米同煮成粥,同时单煎人参取汁,粥熟时加入人参汁,调匀即可。

【用法】每日 2 次,空腹服。

【功效】健脾止泻,益精补肺。适用于小儿消化不良。

五、小儿流涎

小儿流涎也就是流口水,是指口中唾液不自觉从口内流溢出的一种病症。一般来讲,1 岁以内的婴幼儿因口腔容积小,唾液分泌量大,加之出牙对牙龈的刺激,大多都会流口水。随着生长发育,在 1 岁左右流口水的现象就会逐渐消失。如果到了 2 岁以后孩子还在流口水,就可能是异常现象,如脑瘫、先天性痴呆等。另外,孩子患口腔溃疡或脾胃虚弱,也会流涎不止。

中医学称本病为"滞颐",认为本病多因脾胃积热或脾胃虚寒所致,脾之液为涎,廉泉乃津液之道路。小儿脾胃素蕴湿热,乃致廉泉不能制约;而小儿素体脾胃虚寒.乃致不能收摄其津液。二者均可致口角流涎,口水颇多。若涎液自流而稠黏,伴口角赤烂,多属脾胃积热;涎液清稀,伴大便溏薄,面白唇淡,则属脾胃虚寒。

益智仁茯苓粥

【组成】益智仁 30 克,白茯苓 30 克,大米(或糯米)50 克。

【制法】把益智仁、白茯苓烘干后研为细末。将大米(或糯米)淘净后煮成稀粥,待粥将熟时调入药粉 3～5 克,稍煮即可。也可用米汤调药粉 3～5 克稍煮。

【用法】每次趁热服食,每日早晚各 1 次,连用 5～7 日。

【功效】利水渗湿,健脾安神。适用于小儿流涎。

益智仁白术饼

【组成】炒白术 30 克,益智仁 30 克,生姜 50 克,白糖 50 克,面粉适量。

【制法】把炒白术、益智仁研成细末。生姜洗净后捣烂绞汁,把药末同面粉、白糖和匀,加入姜汁和适量水,做成小饼 15～20 块。把小饼放入锅内烙熟,备用。

【用法】嚼食,每次 1 块,每日早晚各 1 次,连用 7～10 日。

【功效】温脾止泻摄涎,暖肾缩尿固精。适用于小儿口腔溃疡流涎。小儿口疮所致的流涎忌用。

大枣竹叶陈皮汤

【组成】大枣 5 枚,陈皮 5 克,竹叶 5 克。

【制法】将 3 味洗净后入锅,加水适量,煎 20 分钟后即成。

【用法】每日 1 剂,分 2 次饮服,连服 3～5 日。

【功效】清热除烦,生津利尿。适用于小儿流涎。

灯心石膏栀子粥

【组成】灯心草 6 克,石膏 10 克,栀子 3 克,粳米 30 克。

【制法】前 3 味久煎去渣取汁,加入粳米共煮成粥。

【用法】每日 2 次服食。

【功效】清热,利水,渗湿。适用于小儿流涎。

菱角汤

【组成】菱角 70 克,生姜 30 克。

【制法】2 味共入锅中,加水适量,煮沸后再煮片刻即成。

【用法】饮汤吃菱角,每日 1 剂,分早晚食用,连用 7～10 日为 1 个疗程。

【功效】补脾胃,强股膝,健力益气。适用于小儿流涎。

六、小儿遗尿

遗尿,俗称"尿床",是指 3 岁以上的小儿在睡眠中不自主地小便自遗,往往于梦中排尿,尿后并不觉醒。本病以 3 岁以上,10 岁以下的小儿较为多见,亦有延至十几岁以至成人者。本病在临床上较为常见,预后一般良好,但如果长期不愈,可使儿童抑郁,影响身心健康。由于某些先天性疾病引起的遗尿,则可能不易治愈。

中医学认为,本病多因先天不足,下焦虚寒,肾气不足,不能温养膀胱,膀胱气化功能失调,闭藏失调,不能约制水道所致;或脾肺气虚,上虚不能制于下;或湿热蕴结膀胱,气化失司所致;或肝经湿热,火热内迫,可致遗尿;亦有素有痰湿内蕴,入睡后沉迷不醒,呼叫不应,而常遗尿。

缩泉汤

【组成】猪膀胱 1 个,槐花 15 克,党参 15 克,熟地黄 50 克,调料各适量。

【制法】将猪膀胱剖开,洗净,切块。槐花、党参、熟地黄用布包好,与猪膀胱同放锅内加水煮至肉烂,去药包,加调料调味即可。

【用法】隔日 1 剂,连服 7 日。

【功效】固肾气,止遗尿。适用于小儿遗尿。

白果金樱猪膀胱汤

【组成】白果仁 5 颗,金樱子 15 克,猪膀胱 150 克,食盐、味精各适量。

【制法】将白果仁入锅中稍炒,猪膀胱洗净后切小块,同金樱子共入锅中,加水适量煮汤,加入食盐、味精即成。

【用法】吃白果仁喝汤,每日 1 剂,连用 5～7 日为 1 个疗程。忌食冬瓜、西瓜、赤小豆、马齿苋等利尿之品。

【功效】补脾益肾。适用于小儿遗尿。发热期间不宜食用。

乌梅蚕蛹大枣汤

【组成】乌梅 6 克,蚕蛹 10 只,大枣 10 枚,白糖 50 克。

【制法】蚕蛹入锅炒香,加入乌梅、大枣,水煎后加白糖即成。

【用法】每日 1 剂,连用 10 日。

【功效】补脾益肾。适用于小儿遗尿。

黄芪鱼鳔炖羊肉

【组成】羊肉 125 克,鱼鳔 60 克,黄芪 12 克,调料各适量。

【制法】将黄芪、鱼鳔放入纱布包中,同羊肉一起入锅,加水适量煮至肉烂,去药包,加调料调味即成。

【用法】吃肉喝汤,每日 1 剂,连用 7 日。

【功效】固肾气,止遗尿。适用于小儿遗尿。

黄芪熟地老母鸡

【组成】老母鸡 1 只,黄芪 30 克,熟地黄 50 克,调料各适量。

【制法】老母鸡去毛及内脏,将黄芪、熟地黄纳入鸡腹中,以线缝口,上锅蒸熟,弃药,切块,加调料调味即成。

【用法】吃肉饮汤,2～3 日食完,连食 3 只鸡。

【功效】补脾益肾。适用于小儿遗尿。

黑豆炖狗肉

【组成】黑豆 50 克,狗肉 250 克,葱段、姜片、蒜、食盐各适量。

【制法】狗肉洗净、切块后,同黑豆加葱段、姜片及适量水,烧沸后改小火煮,加食盐即可。

【用法】经常佐餐食用。

【功效】固肾气,止遗尿。适用于小儿遗尿。

清炖乌龟

【组成】乌龟1只,姜片、葱段、料酒、味精各适量。

【制法】将乌龟宰杀,去内脏,洗净、切块后放砂锅中,加姜片、葱段、料酒、味精和适量水,炖至熟时即可。

【用法】经常佐餐食用。

【功效】补脾益肾。适用于小儿遗尿。

芡实金樱粥

【组成】金樱子10克,芡实20克,粳米60克。

【制法】金樱子洗净,用纱布包好,加水适量煮10分钟后去渣取汁,同粳米和芡实共入锅中,加水适量煮成稀粥即成。

【用法】每日1剂,分次服食,连用5~7日为1个疗程。

【功效】补脾止泻。适用于小儿遗尿。

猪小肚炖白果

【组成】白果15~30克,猪小肚1个。

【制法】将猪小肚切开并清洗干净,把白果放入猪小肚内,放入锅中炖熟即可。

【用法】每日食用1次,连用3日。

【功效】固肾气,止遗尿。适用于小儿遗尿。

止遗粉

【组成】怀山药 100 克,桑螵蛸 100 克,鸡内金 20 克,白糖 20 克。

【制法】将前 3 味洗净,去除杂质,焙干后共研成粉末,加入白糖混合,贮瓶备用。

【用法】每次服用 8 克,每日早晚各 1 次。

【功效】健胃,补肾,缩尿,止遗。适用于小儿尿频、遗尿。

龟肉汤

【组成】龟肉、狗肉各 250 克。

【制法】将 2 味洗净、切块,入锅后加适量水共炖至肉熟烂即可。

【用法】食肉饮汤。1 日内分 2 次服完。

【功效】补脾益肾。适用于小儿遗尿等。

白果膀胱汤

【组成】白果 5 枚,覆盆子 10～15 克,猪膀胱 150～250 克,食盐适量。

【制法】白果炒热,去壳;猪膀胱洗净,切小块。将二者与覆盆子一起入锅加适量水共煮为汤,加食盐调味即可。

【用法】佐餐食用。

【功效】补肝肾,缩小便。适用于肾虚小便频数,小儿夜尿多、遗尿等。

荔枝枣泥羹

【组成】荔枝、大枣各 20 枚,白糖适量。

【制法】将荔枝去皮、核,大枣去核后捣成枣泥,加白糖及适量水,入锅中煮熟即成。

【用法】空腹食用。

【功效】补脾生血,止遗尿。适用于消化不良、食少纳呆、出血贫血、夜间尿频等。

鸡肠菟丝饼

【组成】公鸡肠 1 具,菟丝子 9 克,面粉 300 克,菜油、食盐、葱花各适量。

【制法】鸡肠剖开、洗净,焙干后研粉;菟丝子研粉。将鸡肠粉、菟丝子粉与面粉拌匀,加食盐、葱花,用水和成面团,烙成小饼。

【用法】做主食吃。

【功效】温补肾气,固涩缩尿。适用于下元虚寒、小儿遗尿等。

韭菜子面饼

【组成】韭菜子、面粉各适量。

【制法】韭菜子研成细粉,同面粉做成饼,蒸熟即成。

【用法】每日酌量食用 2 次。

【功效】温补肝肾。适用于小儿遗尿。

猪膀胱白果粥

【组成】猪膀胱 1 个,白果 15～30 克,粳米 50 克,白糖适量。

【制法】将猪膀胱切开,清洗干净,把白果放入猪膀胱内,放入锅中,与淘净的粳米用小火久煮成粥,加白糖调味。

【用法】食粥吃白果,每日早晚各服 1 次,连服 3～5 日。

【功效】固肾气,止遗尿。适用于小儿遗尿。

狗棍鱼煲粥

【组成】长蛇鲻(狗棍鱼)250～300 克,大米适量。

【制法】将长蛇鲻去头和内脏,与洗净的大米同煮成粥。

【用法】每日 2 次,温热服。

【功效】健脾益气,固肾缩小便。适用于遗尿、夜尿多、小儿麻痹后遗症等。

白果羊肉粥

【组成】白果 10～15 克,羊肾 1 个,羊肉、粳米各 50 克,葱白 3 克。

【制法】将羊肾洗净,去臊腺和脂膜,切成细丁;葱白洗净,切成葱花;羊肉洗净;白果、粳米淘净。所有原料一同放入锅内,加水适量熬粥,待肉熟米烂成粥时即成。

【用法】吃羊肾、羊肉、白果,喝粥,每日 2 次,温热食。

【功效】补肾止遗。适用于小儿遗尿。

七、小儿厌食

小儿厌食表现为小儿食欲缺乏、食量小等症状,长时间厌食可出现营养不良,并影响发育。良好的饮食习惯对于该病的治疗非常重要,因此要从小建立定时进餐、不偏食、不吃零食的习惯。有些食物有刺激食欲的作用,经常服用对改善小儿厌食的症状有较好的效果。

山楂粥

【组成】山楂 30 克,大米 50 克,白糖 10 克。

【制法】将山楂入砂锅,煎取浓汁,去渣,入大米、白糖煮粥。

【用法】可作为上、下午点心食用,不宜空腹食,10 日为1 个疗程。

【功效】消食健胃,行气散瘀。适用于小儿厌食。

萝卜鸡内金汤

【组成】萝卜 500 克,鸡内金 15 克。

【制法】萝卜洗净、切片,同鸡内金共入锅中煮汤。

【用法】每日饮用 1 次,10 日为 1 个疗程。

【功效】消食健胃,解毒生津。适用于小儿厌食。

蚕蛹炖核桃

【组成】蚕蛹 25 克,核桃仁 50 克。

【制法】蚕蛹入锅略炒,同核桃仁加水适量共炖熟。

【用法】每日食用 1 剂,连用 7～10 日为 1 个疗程。

【功效】健胃,补血,润肺,养神。适用于小儿厌食。

黄鳝内金汤

【组成】黄鳝 2 条,鸡内金 10 克,调料各适量。

【制法】黄鳝活杀,去内脏,洗净后切丝,同鸡内金共入锅中,加水适量煮熟,调味即成。

【用法】佐餐食用,每日分 2 次食完,连用 5～7 日为 1 个疗程。

【功效】消食健胃,涩精止遗。适用于小儿厌食。

橘皮生姜汁

【组成】鲜橘皮 150 克,生姜 50 克。

【制法】将鲜橘皮洗净,加水 200 毫升,入锅中煮后取汁 100 毫升;生姜去皮、切碎后榨汁 20 毫升。两汁混合即成。

【用法】饭后服,每次 20 毫升,每日 2～3 次,连用 7 日为 1 个疗程。

【功效】开胃健脾。适用于小儿厌食。

柠檬粥

【组成】柠檬 2 个,粳米 100 克。

【制法】柠檬去皮后切碎,用纱布外包,绞汁 1 杯,再加淘洗干净的粳米和适量水,小火煮成粥即可。

【用法】佐餐食用,每日分 2 次服食。经常食用有效。

【功效】开胃健脾。适用于小儿厌食。

蚕豆糕

【组成】蚕豆 250 克,红糖 150 克。

【制法】将蚕豆用水泡发后剥去外皮,放在普通锅或高压锅中,加水适量,煮烂熟,趁热加入红糖,拌匀压搅成泥,待冷后压成饼状。

【用法】作糕点,可常服。

【功效】益气健脾。适用于小儿厌食。

糖渍金橘

【组成】金橘 500～700 克,白糖 500～600 克。

【制法】金橘洗干净后,用木块把每一个金橘压扁、去核。加入白糖腌渍 1 日,待金橘浸透糖后,加适量温水,用小火煨熬至汁液耗干,停火凉凉,再拌入白糖,然后放入搪瓷盘中风干数日,装瓶备用。

【用法】可当果脯随意食用。

【功效】理气,化痰,开胃。适用于小儿食欲缺乏、消化不良、胸闷腹胀。

香砂糖

【组成】香橼 10～15 克,砂仁 5～10 克,白糖 200～300克,菜油适量。

【制法】把香橼同砂仁一起放入碾槽内研成细粉末。把白糖放入铝锅中,加水适量,以小火慢慢煎熬至稠厚时加入香橼砂仁粉,一边搅拌调和均匀,一边继续以小火煎熬,熬到挑起糖成丝状时离火,趁热倒入已涂过菜油的搪瓷盘中,稍冷后按压平整,再切成小糖块即可。

【用法】每日 2～3 次,每次 1～2 块,当糖果食用。

【功效】开胃,健脾,行气。适用小儿食欲缺乏或食后腹胀等。

油炸山楂糕

【组成】山楂糕 500 克,鸡蛋 3 个,熟猪油 500 克,淀粉、面粉、白糖各适量。

【制法】将山楂糕切成 3 厘米长、1.5 厘米宽的长方条;鸡蛋打入碗内,打散,放入等量淀粉和面粉,调匀成稠糊。锅置火上烧热,倒入猪油,将山楂条放在鸡蛋糊内滚一滚,使每条都蘸满鸡蛋糊，然后放入热油锅内炸至两面焦黄即可出锅装盘，撒上白糖。

【用法】当点心食。

【功效】消食化积。适用于小儿食欲缺乏、消化不良，尤其适用于小儿食积者食用。

参枣米饭

【组成】党参 10～15 克，大枣 20～25 克，糯米 200～250克，白糖 50～75 克。

【制法】把党参同大枣一并放入搪瓷锅内，加水适量，浸泡 30 分钟后煎沸 30 分钟，捞去党参，留下大枣及汤备用；把糯米淘洗后放入大瓷碗内，加水适量，放入锅内隔水蒸熟。把糯米饭取出，倒扣在大盘中，把大枣嵌在上面。参枣汤加入白糖，煎熬成黏汁，倒在枣饭上即可。

【用法】每日早晚当作点心，空腹温热随意服食。

【功效】补元气，健脾胃。适用于小儿脾胃气虚、疲倦无力、食欲缺乏、大便溏薄等。

第 六 章

男科疾病药膳

一、阳 痿

阳痿是指阴茎不能勃起,或虽勃起但勃起不坚,或勃起不能维持,以致不能完成性交的性功能障碍。可分为器质性阳痿和心理性阳痿。本病与中枢神经失调所致的性神经衰弱,神经官能症和精神关系密切。中医学认为,本病多因情志不遂,肝胆湿热,肾气亏虚等,致使宗筋弛纵所引起。

肉桂粥

【组成】肉桂末 1～2 克,粳米 100 克。

【制法】粳米入砂锅加适量水煮成粥,然后加入肉桂末调匀,再用小火煮至粥稠即可。

【用法】每日早晚各温服 1 次。食前可加适量蜂蜜调味。

【功效】补火助阳。适用于肾阳不足引起的阳痿。

仙人粥

【组成】制何首乌 30～60 克,粳米 60 克,大枣 3～4 枚,红糖适量。

【制法】将制何首乌煎取浓汁,去渣,与粳米、大枣同入砂锅内煮粥,粥将成时加入红糖调味,再煮沸即成。注意:勿用铁锅煎煮。

【用法】每日服食 1～2 次,连用 7～10 日为 1 个疗程,间隔 5 日再服,也可随意食用,不受疗程限制。服时忌葱、蒜。

【功效】补肝益肾,养血安神。适用于肝肾亏损引起的阳痿。大便泄泻者忌服。

枸杞羊肉粥

【组成】枸杞叶 250 克,羊肾 1 个,羊肉 100 克,葱白 2 根,粳米 100～150 克,食盐适量。

【制法】将羊肾剖洗干净,去内膜,切细;羊肉洗净,切碎。枸杞叶煎汁去渣,同羊肾、羊肉、葱白、粳米一起煮粥,粥成后加入食盐稍煮即可。

【用法】每日 1～2 次,温热服。

【功效】补肾益精,养肝明目,补血安神。适用于肾虚劳损引起的阳痿。

山药粥

【组成】山药 200 克,糯米 120 克。

【制法】山药洗净,去皮后切成碎块。糯米淘净,放入锅中加适量水烧沸,待糯米煮至半熟时加入山药碎块,搅匀煮熟即可。

【用法】佐餐服食。

【功效】滋肾益精。适用于肾虚所致的阳痿。

银耳粥

【组成】银耳 3 克,大米 50～100 克,冰糖适量。

【制法】将银耳、大米洗净,放入锅内共煮,待煮熟时放入冰糖溶化即可。

【用法】每日食用 1 次。

【功效】滋肾益精。适用于肾虚精亏引起的阳痿。

羊藿茯苓茶

【组成】淫羊藿 40 克,茯苓 20 克,大枣 3 枚。

【制法】3 味混合后,加入 630 毫升的水,以小火煎至剩下 180 毫升汤时即可。

【用法】每日服少许。

【功效】补益肾脏。适用于阳痿。

人参茶

【组成】生晒参 3 克。

【制法】将人参洗净,干燥,切成薄片,放入保温杯内,用沸水闷泡 30 分钟。

【用法】空腹时饮用,饮完后加水再泡,最后将人参嚼碎吃下。

【功效】补气固脱,养血生津。适用于阳痿、早泄。

五子强壮茶

【组成】菟丝子、枸杞子各 250 克,覆盆子 125 克,车前子 60 克,五味子 30 克。

【制法】将 5 味研磨成粗末,放入茶袋中,用 1000 毫升沸水闷泡 15 分钟后即可。

【用法】每日 1 剂,温服。

【功效】补肾益精。适用于阳痿、早泄。

人参壮阳茶

【组成】人参 9 克,茶叶 3 克。

【制法】2 味加水 500 毫升煎汤。

【用法】每日 1 剂,温服。

【功效】补气固脱,养血生津。适用于阳痿不举。

壮阳茶

【组成】红茶 30 克,白矾 1 小块(玉米粒大)。

【制法】将 2 味放入茶碗内,用沸水冲泡,密盖上盖闷 10 分钟即可。

【用法】每晚 1 剂,1 次服完。

【功效】提神消疲。适用于阳痿。

淫羊藿茶

【组成】淫羊藿 20 克。

【制法】煎煮或沸水冲泡。

【用法】代茶长期饮用。

【功效】补益肾脏。适用于阳痿、早泄、遗精。

核桃速溶茶

【组成】核桃仁 500 克,藕粉 100 克,白糖 500 克,

【制法】核桃仁用小火炒焦,磨细。将核桃仁粉、藕粉、白糖混合均匀,贮瓶备用。饮用时取数匙,用沸水边冲边搅拌即可。

【用法】代茶饮用。

【功效】补血,润肺,养神。适用于阳痿。

淫羊藿酒

【组成】淫羊藿 200 克,白酒 2000 毫升。

【制法】将淫羊藿加工碎,装入布袋中,浸泡在白酒内,密封 3 日后即可。

【用法】每晚睡前饮服 15~20 毫升。

【功效】补益肾脏。适用于阴阳两损引起的阳痿。

灵脾地黄酒

【组成】淫羊藿(仙灵脾)62 克,熟地黄 38 克,白酒 1250 毫升。

【制法】将 2 味药共碎细,用纱布包好,置于净器中加酒浸泡,密封,春夏 3 日、秋冬 5 日后便可开取饮用。

【用法】每日随量温饮,常令有酒力相续,但不得大醉。

【功效】补肾阳,强筋骨,祛风湿。适用于阳痿。

仙茅龙眼酒

【组成】仙茅、淫羊藿、五加皮、龙眼肉各 30 克,白酒 2250 毫升。

【制法】将 4 味药捣碎,浸泡于白酒中,3 周后过滤即可。

【用法】每日早晚各饮服 30~60 毫升。若兼服葆真丸则效果更佳。

【功效】补益肾脏。适用于虚损引起的阳痿。

海马酒

【组成】海马 2 只,白酒 500 毫升。

【制法】将海马捣碎,放入洁净的瓶中,倒入白酒,密封,经常摇动,14 日后饮用。

【用法】每日早晚各饮 20～30 毫升。

【功效】温肾壮阳,散结消肿。适用于肾阳虚引起的阳痿。外感发热、阴虚内热、脾胃虚弱者及孕妇忌服。

复方仙茅酒

【组成】仙茅、五加皮、淫羊藿各 100 克,白酒 2000 毫升。

【制法】3 味药捣碎,装入布袋内,扎紧袋口,放入瓦坛内,倒入白酒,密封,置于阴凉干燥处,经常摇动,2 周后开封,去掉药袋,取酒饮用。

【用法】每日早晚各温饮 20～30 毫升。不会饮酒或不宜饮酒者可改用汤剂治疗,3 味药用量各 15 克左右。

【功效】温肾壮阳,祛寒除湿。适用于肾阳亏虚引起的精冷阳痿。外感发热,阴虚火旺者不宜服。

雄蚕蛾粉

【组成】雄蚕蛾 20 只。

【制法】雄蚕蛾在热锅上焙干,研成粉末。

【用法】每次早晚用白酒送服雄蚕蛾粉 3 克,连服 15 日以上。忌食萝卜。

【功效】壮阳事,止泄精。适用于肾虚引起的阳痿。

糟糟虾米

【组成】鲜虾 30 克,白酒 100 毫升,酱油 9 毫升,白糖 15 克。

【制法】虾去头、尾,备用。将白酒、酱油、白糖和匀,将虾放入浸泡 15 分钟即可。

【用法】空腹食虾。

【功效】补肾壮阳。适用于肾虚引起的阳痿。

杜仲爆羊腰

【组成】杜仲 15 克,五味子 6 克,羊肾 500 克,葱花、姜片、料酒、酱油、湿淀粉、植物油各适量。

【制法】将杜仲、五味子加水适量煎煮 40 分钟,去渣,加热浓缩成药汁,备用;羊肾洗净,去筋膜和臊腺,切成腰花,用湿淀粉裹匀。锅内注油烧热,下腰花爆炒至嫩熟,加入药汁、酱油、姜片、葱花、料酒等炒匀即可。

【用法】分顿食用。

【功效】补肝肾,强筋骨。适用于肾虚体弱引起的阳痿。

虫草炖胎盘

【组成】冬虫夏草 10～15 克,鲜胎盘 1 个,调料各适量。

【制法】将胎盘洗净后切成块,与冬虫夏草加适量水用小火共煮,炖熟后加调料。

【用法】每日食用 1 剂。

【功效】补肺阴,补肾阳。适用于肾虚引起的阳痿。

乌龟头颈散

【组成】乌龟头及颈 1 个。

【制法】将乌龟头及颈洗净、晒干,放在瓦片上焙干,研细末。

【用法】每日 1 次,用温开水送服,连用 5 日。

【功效】清热养阴,平肝息风,软坚散结。适用于阳痿。

龙马童子鸡

【组成】虾仁 15 克,海马 10 克,子公鸡 1 只,料酒、味精、食盐、生姜、葱、湿淀粉、清汤各适量。

【制法】子公鸡宰杀,去毛和内脏,洗净后装入大盆内备用。将海马、虾仁用温水洗净,泡 10 分钟,分放在鸡肉上,加入葱段、姜片、清汤,上笼蒸至烂熟后拣出葱段和姜片。将汤汁倒入锅中,放入味精、食盐煮沸,用湿淀粉勾芡收汁后浇在鸡上即成。

【用法】可常服用。

【功效】补肾壮阳。适用于肾阳虚衰引起的阳痿。

二、早　泄

早泄是指性交时,男女尚未接触或刚欲接触时即射精,阴茎随之痿软,以致不能性交的病症。常与遗精、阳痿等病并见。其常见原因是相火偏亢,扰动精室;其次为房事过频或误犯手淫,耗伤肾气,精关失固。病理性的早泄可见于神经官能症、生殖器官的器质性病变、大脑皮质或脊髓中枢功能紊乱、内分泌功能失调等疾病。

大米莲子粥

【组成】大米 500 克,莲子 50 克,芡实 50 克。

【制法】大米、莲子、芡实用温水泡发,同入铝锅内,搅匀,加适量水焖熟,食时将饭搅散。

【用法】每日服食 2 次。

【功效】补脾止泄。适用于早泄。

鸡骨黑豆粥

【组成】鸡骨 100 克,黑豆 30 克,五味子 6 克。

【制法】水煎。

【用法】每日服 1～2 次。

【功效】养阴补气,强壮滋补。适用于早泄。

苁蓉羊肉粥

【组成】肉苁蓉 10～15 克,羊肉 63 克,粳米 100 克,葱白 2 根,生姜 3 片,食盐适量。

【制法】将肉苁蓉、羊肉分别洗净后细切,先用砂锅煎肉苁蓉,去渣取汁,入羊肉、粳米同煮,待煮沸后加入食盐、生姜、葱白,煮为稀粥。

【用法】适于冬季服用,每日 1 剂,5～7 日为 1 个疗程。

【功效】补肾助阳,润肠通便。适用于肾阳虚衰之早泄。

枸杞羊肾粥

【组成】枸杞叶 250 克,羊肾 1 个,羊肉 60 克,粳米 60～94 克,葱白 2 根,食盐适量。

【制法】将羊肾剖洗干净,去筋膜,细切;羊肉洗净,切碎。枸杞叶煎汁去渣,同羊肾、羊肉、葱白、粳米一起煮粥,待粥成后加入食盐,稍煮即可。

【用法】分早晚 2 次服用。

【功效】补肾益精,养肝明目,补血安神。适用于阳气衰败之早泄。

鹿角胶粥

【组成】鹿角胶 15～20 克,粳米 63 克,生姜 3 片。

【制法】取粳米加适量水煮粥，待沸后加入鹿角胶、生姜，同煮为稀粥。

【用法】每日服食 1 剂，3～5 日为 1 个疗程。

【功效】补肾阳，生精血。适用于肾气不足之阳痿、早泄。

益智仁粥

【组成】益智仁 5 克，粳米 50 克，食盐适量。

【制法】益智仁研为细末。将粳米置于砂锅内，加水适量煮粥，待粥熟后调入益智仁末和食盐，搅匀，稍煮片刻，待粥稠停火。

【用法】每日 2 次，早、晚餐温热服。

【功效】温脾止泻摄唾，暖肾固精缩尿。适用于早泄。

泥鳅山楂汤

【组成】泥鳅 2 条，山楂 30 克，食盐适量。

【制法】3 味共熬汤。

【用法】喝汤吃泥鳅，每日 1～2 次。

【功效】活血化瘀，行气散瘀。适用于早泄。

菟丝子饮

【组成】菟丝子 50 克，红糖 60 克。

【制法】将菟丝子捣碎，加红糖，煎水。

【用法】当茶饮。每日数次,1 个月为 1 个疗程。

【功效】补肾益精,养肝明目,固胎止泄。适用于早泄、精液量不足、腰膝酸软等。

穗醋栗热茶

【组成】黑穗醋栗汁 60 克,茶汁 250 克,香子兰糖浆 30 克。

【制法】将黑穗醋栗汁与香子兰糖浆混合,冲入热茶汁混合均匀即可。

【用法】频饮。

【功效】补肾益精止泄。适用于早泄。

五味子茶

【组成】五味子 10 克,冰糖适量。

【制法】五味子用沸水烫一下后取出,再用沸水冲泡,闷 5 分钟,加入冰糖即可。

【用法】代茶饮用。

【功效】敛肺,滋肾,生津。适用于早泄、遗精及神经衰弱等。

桃仁茶

【组成】核桃仁 20 克,白糖适量。

【制法】核桃仁炒熟,研碎,沸水冲泡,加入白糖调味即可。

【用法】代茶饮用。

【功效】健胃,补血,润肺,养神。适用于早泄。

桑椹酒

【组成】桑椹 100 克(或鲜品 300 克),糯米 500 克,酒曲适量。

【制法】将桑椹煎汁去渣或鲜品洗净后捣汁,将药汁与糯米做成干饭,待冷后加入酒曲,拌匀发酵成为酒酿。

【用法】每日随意食用。

【功效】补血滋阴,生津止渴。适用于肝肾阴亏之早泄。

六神酒

【组成】人参、麦冬、茯苓各 60 克,生地黄 150 克,杏仁 80 克,枸杞子 150 克,白酒 1500 毫升。

【制法】将麦冬、生地黄、杏仁、枸杞子研碎,放入砂锅内,加水 2500 毫升,煎取 1000 毫升去渣,然后注入白酒,再煎至 2000 毫升,待冷后倒入酒坛;将人参、茯苓研成细末,过筛后倒入酒坛,密封浸泡,每日振摇 2 次,7 日后过滤即成。

【用法】每日早晚各服 1 次,每次 20 毫升。

【功效】补血,滋阴,止泄。适用于早泄。

鹿茸酒

【组成】鹿茸 3～6 克,山药 30～60 克,枸杞子 20 克,白酒 500 毫升。

【制法】将鹿茸、山药浸泡在酒中,密封 7 日后即可开封饮用。

【用法】每日临睡前饮用 1 小盅。

【功效】壮肾阳,补气血,益精髓,强筋骨。适用于早泄。

枸杞子酒

【组成】枸杞子 200 克,白酒(60 度)300 毫升。

【制法】枸杞子洗净,剪碎,放入细口瓶内,加入白酒,封紧瓶口,每日振动摇晃 1～2 次,浸泡 7 日后即可饮用。边饮边添加白酒适量。

【用法】每日 1 次,每次 10～20 毫升,晚餐或临睡时饮用。

【功效】补肾益精。适用于肝肾虚损之早泄。

仙茅益智仁怀山药酒

【组成】仙茅、益智仁、怀山药各 50 克,米酒(或白酒)1000 毫升。

【制法】将 3 味药用酒浸泡 20 日。

【用法】每次服用 1 小杯,每日 2 次。

【功效】温肾壮阳,祛寒除湿。适用于早泄。

羊藿酒

【组成】淫羊藿、巴戟天、鸡血藤各 50 克,米酒 1000 毫升。

【制法】3 味药用米酒浸泡 20 日。

【用法】每次服用 2 汤匙,每日 2 次。

【功效】补益肾脏。适用于早泄。

沙苑酒

【组成】沙苑子 300 克,白酒 2000 毫升,盐水适量。

【制法】将沙苑子用盐水喷拌均匀,用小火炒至微干,置研钵内略捣后,与白酒置于容器中,密封浸泡 12 日。

【用法】每日早晚各服 1 次,每次 20 毫克。

【功效】温补肝肾,固精缩尿。适用于早泄。

对虾酒

【组成】新鲜大对虾 2 只,白酒(60 度)250 毫升,枸杞子 20 克。

【制法】将对虾洗净,与枸杞子一起置大口瓶或瓷罐中,加入白酒,密封浸泡 1 周。

【用法】每日随量饮酒。

【功效】补肾益精。适用于肾阳虚之早泄。

桃金娘酒

【组成】桃金娘(干品)1000 克,白酒适量。

【制法】将桃金娘与白酒一起置入容器中,每日振摇数次,密封浸泡 10 日即成。

【用法】每日随意饮用。

【功效】祛风活络，收敛止泄。适用于遗精、早泄。

山药炖甲鱼

【组成】山药 15～20 克，龙眼肉 15～20 克，鳖(甲鱼)1 只。

【制法】鳖宰杀，去内脏，洗净，将壳和肉分开，分别剁成块取适量鳖肉和鳖壳与山药、龙眼肉一起放入炖盅内，加水适量，隔水炖熟。

【用法】喝汤吃肉，每周吃甲鱼 1 只。

【功效】健脾益胃，滋肾益精。适用于早泄。

归参山药猪肾

【组成】猪肾 500 克，当归、党参、山药各 10 克，酱油、醋、香油、姜丝、蒜末各适量。

【制法】猪肾切开，剔去筋膜和臊腺，洗净后放砂锅内，加入当归、党参、山药和适量水，用小火炖至猪肾熟透。捞出猪肾，待冷后切片装盘，淋入酱油、醋、香油，加姜丝、蒜末拌匀即可。

【用法】佐餐食用。

【功效】补血活血，安神益智。适用于肾气亏损之早泄。

熘炒黄花猪肾

【组成】猪肾 500 克，黄花菜 50 克，姜片、葱段、蒜片、植物油、食盐、白糖、湿淀粉各适量。

【制法】将猪肾切开,剔去筋膜和臊腺,洗净,切成腰花;黄花菜用水泡发,切成段。炒锅注油烧热,先放入葱段、姜片、蒜片煸炒,再爆炒猪肾至其变色熟透,加黄花菜、食盐、白糖煸炒,用湿淀粉勾芡。

【用法】佐餐食用。

【功效】补肾,强腰,益气。适用于肾虚腰痛之早泄。

北芪杞子炖乳鸽

【组成】北黄芪、枸杞子各 30 克,乳鸽 1 只。

【制法】将乳鸽去毛及内脏,与北黄芪、枸杞子同放炖盅内,加水适量,隔水炖熟。

【用法】饮汤吃肉,一般每 3 日炖 1 次,3～5 次为 1 个疗程。

【功效】补肾固表,润燥通便。适用于早泄。

杞子南枣煲鸡蛋

【组成】枸杞子 15～30 克,南枣 6～8 个,鸡蛋 2 个。

【制法】将鸡蛋煮熟后去壳,与枸杞子、南枣同煮。

【用法】吃蛋饮汤,每日或隔日 1 次。

【功效】补肾益精,补血安神。适用于早泄。

猪肾核桃方

【组成】猪肾 2 个,核桃仁 30 克。

【制法】2 味同炖烂。

【用法】每日食用 1 次。

【功效】补肾,强腰,益气。适用于早泄。

狗肉黑豆方

【组成】狗肉 250 克,黑豆 250 克,调料各适量。

【制法】所有原料入锅,加适量水共煮熟。

【用法】每日食用 1 次。

【功效】养阴补气,强壮滋补。适用于早泄。

三、血 精

性交时出现血性精液,称为血精或精血。轻者排出的精液呈淡红色,严重时精液里面可见有鲜红血丝;有时患者可有排精疼痛、精液量减少等症状。中医学认为,本病多为下焦湿热、阴虚火旺,伤扰精室所致。

薏苡仁粥

【组成】薏苡仁 100 克,大米 50 克。

【制法】先将薏苡仁煮烂,后入大米煮成粥。

【用法】作早餐食用。

【功效】强肾清热利尿。适用于精液色红。

鲜藕粥

【组成】鲜藕 50 克,粳米 50 克,白糖适量。

【制法】鲜藕与粳米共煮成粥,放入白糖。

【用法】每日食用 1 次。

【功效】清热凉血。适用于血热型血精。

猪脬苡粥

【组成】猪膀胱(猪脬)2 只,薏苡仁 100 克,植物油、葱花、姜片、食盐各适量。

【制法】将猪膀胱用温水漂洗干净,切成条,放入热油锅中微炒,再放入薏苡仁、葱花、姜片、食盐,加适量水,用小火煮成粥。

【用法】每日 1 剂,分 1～2 次空腹食用,15 日为 1 个疗程。

【功效】清热利尿。适用于湿热蕴结引起的血精。

山药莲肉糯米粥

【组成】山药、莲子肉各 30 克,糯米 100 克。

【制法】3 味洗净后熬粥。

【用法】每日食用 1 次。

【功效】滋肾益精。适用于血精。

生地黄粥

【组成】生地黄汁 150 毫升,陈仓米适量。

【制法】取陈仓米按常法熬粥,粥成时加入生地黄汁,搅匀。

【用法】每日食用 1 次。

【功效】滋阴清热,凉血补血。适用于阴虚火旺型血精。

芡实粉粥

【组成】芡实粉 30 克,核桃仁 15 克,大枣 5～7 枚,白糖适量。

【制法】大枣去核,打碎。芡实粉加凉水打成糊,放入沸水中搅拌,再入核桃仁、大枣肉,煮熟成粥,加白糖。

【用法】不拘时食用。

【功效】补脾止泄。适用于精液色红。

二花茶

【组成】荠菜花、蚕豆花各 10～15 克。

【制法】2 味放入杯中,沸水冲泡。

【用法】代茶频饮。

【功效】和脾,利水,止血,明目。适用于血精、尿血等。

旱莲茶

【组成】旱莲草、车前草各 20 克,白糖适量。

【制法】2 味药制成粗末,煎水,加入白糖。

【用法】代茶饮。

【功效】滋补肝肾,凉血止血。适用于血精、尿血等。

白茅花茶

【组成】白茅花 10 克。

【制法】煎水。

【用法】代茶饮。

【功效】止血,定痛。适用于血精、尿血等。

小蓟根茶

【组成】小蓟根 30~60 克。

【制法】制成粗末,煎水。

【用法】代茶频饮。

【功效】凉血止血,清热消肿。适用于血精、尿血等。

二鲜饮

【组成】鲜藕、鲜茅根各 120 克。

【制法】将藕洗净后切片,茅根洗净后切碎,煎水。

【用法】代茶饮。

【功效】止血,定痛。适用于血精。

小蓟旱莲饮

【组成】鲜小蓟 50 克,旱莲草 20 克。

【制法】洗净,煎水。

【用法】代茶饮。

【功效】凉血止血,清热消肿。适用于血精。

苦苣菜煮酒

【组成】苦苣菜 1 把,白酒 250 毫升。

【制法】将苦苣菜洗净,切碎,放入砂锅内,倒入酒及等量的水,煎 30 分钟后去渣。

【用法】每日温服 3 次,适量饮用。

【功效】清热解毒,化瘀活血。适用于血精、血淋、尿血。

蜀葵苗散酒

【组成】蜀葵苗茎、白酒各适量。

【制法】将蜀葵苗茎烧灰为末,每次取灰末 1 克左右放入酒杯内,冲入白酒,调匀。

【用法】每日服 2 次,适量饮用。

【功效】利尿通淋,活血止血,消肿解毒。适用于血精、尿血。

地骨酒

【组成】地骨皮 60 克,白酒 500 毫升。

【制法】将地骨皮洗净,切碎,放入砂锅内,倒入白酒,加水适量,用大火烧沸,改用小火煎之,待酒汁约剩 500 毫升,时过滤去渣,留汁候冷,贮瓶备用。

【用法】空腹服,适量饮用。

【功效】清热解毒。适用于血精、血淋。

牡荆叶酒

【组成】牡荆叶适量,白酒 50～100 毫升。

【制法】将牡荆叶洗净,捣烂,绞取汁,调入白酒。

【用法】每日服 1 次,适量饮用。

【功效】祛风解表,除湿解毒。适用于血精、尿血等。

石韦散酒

【组成】石韦、当归、蒲黄、白芍各等份,黄酒适量。

【制法】将前 4 味捣细末为散,每次取药末 1 克,放入茶盅内,冲入黄酒,调匀。

【用法】每日服 3 次,适量饮用。

【功效】利水通淋,清肺泄热。适用于血精、血淋。

肉桂炖鸡肝

【组成】鸡肝1～2具,肉桂2～3克,姜片、食盐、味精各适量。

【制法】将鸡肝、肉桂洗净,同放入瓷盅内,加入姜片及适量水,加盖,隔水炖熟,加食盐及味精调味。

【用法】饮汤吃鸡肝。

【功效】补火助阳。适用于血精。

韭菜煸虾

【组成】虾仁100克,韭菜250克,菜油、味精、食盐各适量。

【制法】韭菜洗净,切段,备用;虾仁用温水泡软,待用。锅中放入菜油,烧熟后倒入虾仁、韭菜同炒熟,加食盐和味精,炒匀即可。

【用法】佐餐食用。

【功效】温肾助阳,益脾健胃,行气理血。适用于血精。

桃仁墨鱼

【组成】乌贼(墨鱼)1条,桃仁6克。

【制法】将乌贼洗净,与桃仁同煮,鱼熟后去汤,只留鱼肉。

【用法】佐餐食用。

【功效】补血,润肺,养神。适用于血精。

杜仲腰花

【组成】杜仲 12 克,猪肾 250 克,绍酒 25 毫升,葱、酱油各 50 克,大蒜、生姜各 10 克,调和油 100 克,醋、味精、食盐、白糖、花椒、豆粉各适量。

【制法】将猪肾剖开,除去腰臊和筋膜,切成腰花;杜仲洗净,加水熬取 50 毫升药汁;生姜切成片,葱切成段;取一半杜仲汁,加入绍酒、豆粉、食盐调拌腰花;将白糖、味精、醋、酱油和豆粉兑成料汁。将锅置大火上烧热,注油烧至八成熟时放入花椒、腰花、葱段、姜片、大蒜,快速炒散,倒入料汁,翻炒均匀即成。

【用法】佐餐食用。

【功效】补肝肾,强筋骨。适用于血精。

北芪杞子炖乳鸽

【组成】北黄芪、枸杞子各 30 克,乳鸽 1 只。

【制法】将乳鸽宰杀后去毛及内脏,洗净后与北黄芪、枸杞子同放炖盅内,加水适量,隔水炖熟。

【用法】饮汤吃肉,一般每 3 日炖 1 次,3～5 次为 1 个疗程。

【功效】补肾固表,润燥通便。适用于血精。

四、不 射 精

不射精是指在性交过程中,虽有正常性欲及阴茎勃起,但不能射精以达到性满足的病症。轻者可有少量精液流出,但无射精感觉,亦无性兴奋高潮出现;重者则全无精液流出。本病为男性不育的原因之一,有功能性和器质性之分。中医辨证多为脾肾两虚,肾阴不足,肝气郁结,瘀血聚停等所致。

赤小豆粥

【组成】赤小豆 30 克,大米 50 克,白糖适量。

【制法】煮赤小豆至熟,再入大米做粥,加入白糖。

【用法】作早点或夜宵食用。

【功效】疏风清热。适用于阳强不倒,精液不出。

葵菜粥

【组成】葵菜 500 克,葱白 1 根,粳米 50 克,酱油适量。

【制法】煮葵菜,取滤汁,加入粳米煮粥,放入葱白,将熟时放酱油调味。

【用法】晨起空腹服食。

【功效】利便,解毒,消炎。适用于不射精。

栗子龙眼粥

【组成】栗子 10 个,龙眼肉 15 克,粳米 50 克,白糖适量。

【制法】栗子去壳,切成小碎块,与粳米按常法煮粥,将成时放入龙眼肉,加入白糖。

【用法】可作早餐食用,或不拘时食用。

【功效】养血益脾,补肾强筋。适用于不射精。

远志枣仁粥

【组成】远志 10 克,炒酸枣仁 10 克,粳米 50 克。

【制法】取粳米按常法煮粥,煮沸后放入远志、酸枣仁至粥成。

【用法】临睡前作夜宵食之。

【功效】安神益智,祛痰解郁。适用于不射精。

桃仁粥

【组成】桃仁(去皮、尖)10 克,粳米 50 克,红糖适量。

【制法】将桃仁研碎,与粳米按常法煮粥,粥成后加入红糖。

【用法】作早餐食用。

【功效】补血,润肺,养神。适用于不射精。

绿豆粥

【组成】绿豆 50 克,小麦 50 克,通草 5 克。

【制法】水煮通草,去渣取汁,加入绿豆、小麦煮粥。

【用法】作早餐食用。

【功效】清热利尿。适用于不射精。

橘皮茶

【组成】橘皮(干、鲜均可)10～15 克,杏仁、老丝瓜各 10 克。

【制法】3 味加水煮 15 分钟。可加少许白糖。

【用法】代茶饮。冬天热饮,春秋温饮,夏天凉饮。

【功效】理气健胃,燥湿化痰。适用于不射精。

黄花菜马齿苋茶

【组成】黄花菜 30 克,马齿苋 30 克。

【制法】2 味加水同煮。

【用法】代茶饮。

【功效】清热解毒,生津止渴,利尿通乳,养血平肝。适用于不射精。

急性子大枣饮

【组成】急性子 10 克,大枣 250 克。

【制法】2味加水煎。

【用法】每日服 2 次。

【功效】破血软坚,消积。适用于不射精。

远志菖蒲饮

【组成】远志、石菖蒲各 9 克。

【制法】水煎。

【用法】每日服 1 剂。

【功效】安神益智,祛痰解郁。适用于不射精。

枣仁饮

【组成】炒酸枣仁 30 克,细茶末 60 克。

【制法】共研细末。

【用法】每次 6 克,以人参汤送服,每日 2 次。

【功效】养肝,宁心,安神,敛汗。适用于不射精。

海马酒

【组成】海马 1 对,白酒 400 毫升。

【制法】将海马浸入白酒中,密封固 2 周后即可。

【用法】每日临睡前饮 1 小杯。

【功效】温肾壮阳,散结消肿。适用于不射精。

淫羊藿酒

【组成】淫羊藿 60 克,白酒 50 毫升。

【制法】将淫羊藿装入纱布袋中,浸泡在酒内,密封固 3 日后即可。

【用法】每晚睡前饮 1 小盅。

【功效】补肾阳,强筋骨,祛风湿。适用于不射精。

参杞酒

【组成】枸杞子、地黄各 100 克,麦冬 60 克,杏仁(去皮、尖)30 克,人参 20 克,白茯苓 30 克,白酒 1500 毫升。

【制法】将杏仁、人参、白茯苓捣碎,与前 3 味同贮于净器之中,以酒浸泡,密封 7 个月后启封,去渣备用。

【用法】每日早晚各 1 次,饭前温饮 10 毫升。

【功效】补肾益精。适用于不射精。

雪莲虫草酒

【组成】雪莲花 100 克,冬虫夏草 50 克,白酒 1000 毫升。

【制法】将雪莲花切碎,与冬虫夏草、白酒共置入容器中,密封浸泡 15 日即成。

【用法】早晚各饮服 1 次,每次 15 毫升。

【功效】温肾壮阳,调经止血。适用于不射精。

巴戟淫羊酒

【组成】巴戟天、淫羊藿各 250 克，白酒 1500 毫升。

【制法】前 2 味药切碎，与白酒共置入容器中，密封浸泡 7 日后即可。

【用法】早晚各饮服 1 次，每次 20 毫升。

【功效】补肾助阳，强筋健骨，祛风除湿。适用于不射精。

海狗肾酒

【组成】海狗肾 1 具，生晒参 15 克，山药 30 克，米酒 1000 毫升。

【制法】将海狗肾浸后切片，人参、山药切碎，同装入净瓷瓶中，倒入米酒密封浸泡，置阴凉干燥处，7 日后开封即成。

【用法】每日 2 次，每次饮服 15～20 毫升。

【功效】暖肾壮阳，益精补髓。适用于肾阳虚引起的不射精。

对虾酒

【组成】对虾 12 对，白酒 250 毫升。

【制法】将对虾洗净，放入酒罐中，将白酒倒入浸泡，加盖密封，置于阴凉处，7 日后开封即成。

【用法】每日 2 次,每次饮服 15 毫升。

【功效】补肾助阳。适用于不射精。

脾肾两肋酒

【组成】白术、青皮、生地黄、厚朴、杜仲、破故纸、广陈皮、川椒、巴戟天、白茯苓、小茴香、肉苁蓉各 30 克,青盐 15 克,黑豆 60 克,高粱酒 3000 毫升。

【制法】白术土炒,厚朴、杜仲分别姜汁炒,破故纸、黑豆分别微炒,广陈皮去净白。所有材料共捣为粗末,装入布袋,置净器中,用高粱酒浸泡,封口,春夏 7 日、秋冬 10 日后开取。

【用法】每日早、晚空腹温服 1~2 小杯。

【功效】补肾助阳。适用于脾肾两虚引起的不射精。

猬皮酒

【组成】刺猬皮 40 克,白酒 500 毫升,白糖适量。

【制法】刺猬皮焙干,研压成细粉,置于容器内,加入白酒,搅拌后静置浸泡 5 日,过滤后贮存备用。

【用法】每日 3 次,每次饮服 25~50 毫升。

【功效】固精缩尿,收敛止血,化瘀止痛。适用于不射精。

六味酒

【组成】覆盆子、菟丝子、楮实子、金樱子、枸杞子、桑螵蛸各 60 克,白酒 2500 毫升。

【制法】将 6 味药加工碎,用绢袋盛之,扎紧口,悬于小坛内,再倒入白酒,封严,置阴凉处,每日晃动数下,14 日后开封,取出药袋即可。

【用法】每日早晚各饮服 1 次,每次 10~15 毫升。

【功效】益肾,固精,缩尿。适用于肝肾虚损引起的不射精。

葱炖猪蹄

【组成】猪蹄 4 个,葱段 50 克,食盐适量。

【制法】将猪蹄洗净,用刀划口,置锅内,加入葱段、食盐及适量水,先大火煮沸,再用小火炖烂即成。

【用法】分顿吃蹄喝汤,佐餐食用。

【功效】益肾,固精。适用于不射精。

桃仁墨鱼

【组成】乌贼(墨鱼)1 条,桃仁 6 克。

【制法】将乌贼洗净后与桃仁同煮,鱼熟后去汤,只留鱼肉。

【用法】可作早餐食用。

【功效】养血滋阴,益胃通气,祛瘀止痛。适用于不射精。

香椿豆腐

【组成】鲜嫩香椿 50 克,豆腐 250 克,食盐、香油各适量。

【制法】将香椿洗净、切段,豆腐切成小块,二者合在一起,加香油、食盐拌匀。

【用法】佐餐食用。

【功效】清热利湿,利尿解毒。适用于不射精。

爆虾仁

【组成】虾仁 250 克,鸡蛋清 1 个,淀粉 5 克,食盐、黄酒、胡椒面、白汤、熟猪油各适量。

【制法】将虾仁加蛋清、食盐和淀粉拌匀。锅内放熟猪油烧热,倒入虾仁,用筷子搅散成粒,至颜色变白时倒入漏勺内沥去油。将锅置于大火上,入虾仁、黄酒、白汤、味精翻炒,撒上胡椒面即成。

【用法】佐餐食用。

【功效】补肾助阳。适用于不射精。

青虾炒韭菜

【组成】青虾 250 克,韭菜 100 克,黄酒、酱油、姜末各适量。

【制法】将青虾洗净,韭菜洗净、切段,先用植物油煸炒青虾,加入黄酒、酱油、姜末,再放入韭菜翻炒至嫩熟即可。

【用法】佐餐食用。

【功效】温肾助阳。适用于不射精。

五、遗　精

遗精是指以不因性交而精液自行泄出为主症的一种疾病。多因肾虚封藏不固,或君相火旺,湿热下扰精室所致。其中,有梦而遗精的为梦遗;无梦而遗精,甚至清醒时精液流出的为滑精。青壮年偶有遗精,过后无任何不适,则属于正常现象。

山药茯苓包子

【组成】山药粉、茯苓粉各 100 克,面粉 200 克,白糖 300克,猪油、青丝、红丝各适量。

【制法】将山药粉、茯苓粉放碗内,加水浸泡成糊,蒸 30分钟,调入面粉、白糖、猪油、青丝、红丝成馅;取发酵、调碱后的软面擀成面皮,裹馅制成包子,蒸熟即可。

【用法】随意服食。

【功效】滋肾益精。适用于遗精。

补骨脂炖狗肉

【组成】狗肉 500 克,补骨脂 20 克,制附子 10 克,调料各适量。

【制法】3 味加水共炖至熟烂,加调料调味。

【用法】分 3 次服食。

【功效】温阳补肾。适用于肾阳亏虚引起的遗精。

淡菜皮蛋

【组成】淡菜 30 克,皮蛋 1 个,大米 100 克,食盐、味精各适量。

【制法】将大米淘净,加水煮粥,待粥半熟时加入洗净的淡菜同煮。皮蛋打碎后去壳,在粥将熟时投入粥中,再煮 15 分钟,加入食盐、味精。

【用法】每日早晨食 1 次,连食数日。

【功效】补肝肾,益精血,消瘿瘤。适用于遗精。

首乌鸡蛋

【组成】何首乌 100 克,鸡蛋 2 个,葱段、姜片、食盐、料酒、味精各适量。

【制法】将何首乌洗净,切成小块,与鸡蛋一起放入锅内,加水适量,再放入葱段、姜片、食盐、料酒,先用大火烧沸,改用小火煮至蛋熟汤稠后去何首乌,将蛋取出剥壳,再放入汤中煮 2 分钟,加入味精。

【用法】吃蛋饮汤,每日 1 次。

【功效】补益精血,截疟,解毒,润肠通便。适用于遗精。

莲子煲猪肚

【组成】莲子 90 克,猪肚 200 克,食盐、味精各适量。

【制法】莲子去心,猪肚洗净后切成小块,一并放入锅中,加水适量煲汤,加食盐、味精调味。

【用法】佐餐食用。

【功效】补脾止泻,益肾涩精,养心安神。适用于脾虚引起的遗精。

酒炒螺蛳

【组成】螺蛳 500 克,白酒适量。

【制法】将螺蛳洗净,置铁锅中炒热,加白酒和适量水,煮至汤将尽时起锅。

【用法】吃螺蛳肉。

【功效】清热,利水,明目。适用于小便白浊不利、滑精。

猪脊骨煲莲藕

【组成】猪脊骨(连脊髓)500 克,莲藕 250 克,调料各适量。

【制法】将 2 味同放锅内熬煲,放调料调味。

【用法】当菜服食,每周 2 剂。

【功效】清热,生津,凉血,散瘀,补脾,开胃,止泻。适用于遗精。

猪肾核桃

【组成】猪肾 2 个,杜仲 30 克,核桃仁 30 克,食盐适量。

【制法】将猪肾与杜仲、核桃仁同煮熟,加食盐调味。

【用法】经常食用。

【功效】补肾,强腰,益气。适用于肾虚不固引起的的遗精、盗汗。

莲子百合煲猪肉

【组成】莲子 30 克,百合 30 克,猪瘦肉 200～250 克,调料各适量。

【制法】将莲子、百合、猪瘦肉加水适量,置小火上煲熟,加调料调味。

【用法】佐餐食用。

【功效】补脾止泻,益肾涩精,养心安神。适用于梦遗、滑精。

冰糖湘莲

【组成】莲子 120 克,冰糖 180 克,鲜菠萝 30 克,青豆、樱桃、龙眼肉各 15 克。

【制法】莲子去皮、心,加水 90 毫升蒸至软烂,盛入大碗;龙眼肉用温水洗净;菠萝去皮,切成丁。冰糖加水 500 毫升煮沸,使之溶化,滤去渣,加入青豆、樱桃、菠萝煮沸倒入莲子碗中即成。

【用法】分成 4 份,每日早晚各服 1 份。

【功效】益肾涩精,养心安神。适用于遗精、遗尿。

芡实粉粥

【组成】芡实粉 30 克,核桃仁(打碎)15 克,大枣(去核、切碎)5～7 枚,白糖适量。

【制法】芡实粉先加凉开水打成糊,放入沸水中搅拌,再拌入核桃仁、大枣,煮熟成糊粥,加白糖。

【用法】不拘时食用。

【功效】补脾止泄。适用于精气不固引起的遗精等。

羊睾丸粥

【组成】羊睾丸 2 个,糯米适量。

【制法】将羊睾丸洗净,悬通风处晾干,然后与糯米同煮粥。

【用法】每日 1 次,温热食。

【功效】补肾气,益精髓。适用于遗精、阳痿等。

苁蓉羊肉粥

【组成】肉苁蓉 20 克,羊肉(切碎)250 克,大米 100 克,调料各适量。

【制法】取前 3 味共煮粥,加调料调味。

【用法】分两次服食。

【功效】补肾助阳,润肠通便。适用于肾虚引起的遗精。

芡实粥

【组成】芡实适量。

【制法】将芡实磨成细粉,加水煮粥。

【用法】每日 1 次,温热食。

【功效】补脾止泄。适用于肾虚引起的梦遗、滑精等。

枸杞子粥

【组成】枸杞子 30 克,大米适量。

【制法】将枸杞子洗净,与淘净的大米同煮成粥。

【用法】早、晚餐食用。

【功效】补肾益精,养肝明目,补血安神。适用于遗精。

莲子粉粥

【组成】莲子粉 15～20 克,粳米 100 克。

【制法】同煮粥。

【用法】早、晚餐食用。

【功效】补脾止泻,益肾涩精,养心安神。适用于遗精。

山药粥

【组成】山药 45～60 克(鲜品 100～120 克),粳米

100～150 克。

【制法】同煮粥。

【用法】早、晚餐温热服食。

【功效】滋肾益精。适用于肾虚引起的遗精。

核桃猪肾汤

【组成】核桃仁 30 克,猪肾 2 个,葱段、姜片、食用油、食盐、酱油、味精各适量。

【制法】将猪肾剖开,去膜,洗净,切成薄片。锅内放油烧热,将猪肾片煸炒后取出沥尽污水;再将锅烧热,加食用油,用葱段、姜片炝锅,放入猪肾片、核桃仁、食盐、酱油翻炒片刻,起锅前下味精即成。

【用法】佐餐服食,连服 1 周。

【功效】补肾气,益精髓。适用于梦遗、滑精等。

羊肾杜仲五味汤

【组成】杜仲 15 克,五味子 6 克,羊肾 2 个,调料各适量。

【制法】将羊肾洗净、切碎,杜仲、五味子用纱布包好,同放砂锅内,加水适量,炖至熟透后加入调料。

【用法】佐餐服食。

【功效】补肾气,益精髓。适用于遗精。

鹌鹑枸杞杜仲汤

【组成】鹌鹑 1 只,枸杞子 30 克,杜仲 10 克。

【制法】3 味水煮后去枸杞子、杜仲。

【用法】食肉喝汤。

【功效】补肾益精。适用于遗精。

甲鱼补肾汤

【组成】甲鱼(约 500 克)1 只,山药 30 克,枸杞子 25 克,女贞子 15 克,熟地黄 20 克,调料各适量。

【制法】取甲鱼宰杀,去头及内脏,切成碎块,加入山药、枸杞子、女贞子、熟地黄及适量水共炖熟,去药渣,调味。

【用法】分两次服食。

【功效】滋阴补肾,清热消瘀。适用于肝肾阴虚引起的遗精。

狗脊狗肉汤

【组成】狗脊、金樱子、枸杞子各 15 克,狗瘦肉 200 克,调料各适量。

【制法】将 4 味同炖,加调料调味。

【用法】食肉饮汤。

【功效】补肝肾,强筋骨。适用于肾虚引起的遗精。

益智仁茶

【组成】益智仁 50 克,白酒适量。

【制法】将益智仁加酒及适量水煎煮。

【用法】代茶饮。

【功效】温脾止泻摄涎,暖肾缩尿固精。适用于遗精、遗尿。

覆盆子茶

【组成】覆盆子 15 克,绿茶适量。

【制法】将 2 味泡茶。

【用法】不拘时温服。

【功效】益肾,固精,缩尿。适用于遗精等。

双仁茶

【组成】松子仁、核桃仁、蜂蜜各 15 克。

【制法】将松子仁、核桃仁用沸水烫泡 10 分钟,剥去皮,捣烂成糊,调入蜂蜜,混合均匀即可。

【用法】饮用时取 10 克左右,用白开水冲服。

【功效】益肾,固精。适用于遗精、早泄。

山茱萸茶

【组成】山茱萸 60 克,益智仁 50 克,党参、白术各

25 克。

【制法】将 4 味药同放入砂锅中，加水适量煎煮取汁。

【用法】每剂可分 10 次饮用，每日 2 次。

【功效】补益肝肾，涩精固脱。适用于肾虚引起的遗精、阳痿。

龙眼枣仁茶

【组成】龙眼肉、炒酸枣仁各 10 克，芡实 12 克，山茱萸 10 克，白糖适量。

【制法】将酸枣仁、芡实洗净，与龙眼肉、山茱萸同放入铝锅内，加水适量；用大火烧沸，改用小火煎熬 20 分钟，滤去药渣，放入白糖搅匀。

【用法】早、晚服用，吃龙眼肉饮药液。

【功效】益气补血，安神定志。适用于遗精等。

沙苑子茶

【组成】沙苑子 10 克。

【制法】沙苑子洗净后捣碎，用沸水冲泡。

【用法】代茶饮。

【功效】温补肝肾，固精缩尿。适用于虚劳泄精等。

莲心茶

【组成】莲子心 5 克。

【制法】将莲子心放入茶杯,用沸水冲泡。

【用法】不拘时代茶饮。

【功效】补脾止泻,益肾涩精,养心安神。适用于遗精等。

苦瓜饮

【组成】苦瓜 1 个,芡实粉 10～15 克,冰糖 30 克。

【制法】将苦瓜捣烂如泥,与芡实粉加冰糖捣匀。

【用法】1 次或分 2 次服。

【功效】补脾止泄。适用于遗精。

山药酒

【组成】山药、山茱萸、五味子、灵芝各 15 克,白酒 1000 毫升。

【制法】将 4 味药加工破碎成粗末,用细纱布袋盛之,扎紧口,将酒装入小瓦坛内,放入药袋,加盖密封,置阴凉干燥处,每日晃动数下,1 个月后启封即可。

【用法】每日早晚各 1 次,每次饮服 10 毫升。

【功效】滋肾益精。适用于肺肾阴亏引起的盗汗、遗精等。

益阴酒

【组成】女贞子、枸杞子、胡麻仁各 60 克,生地黄 30 克,白酒 2000 毫升,冰糖 100 克。

【制法】将胡麻仁洗净、蒸熟并捣烂,女贞子、枸杞子、生地黄捣碎,共装入布袋中,扎紧袋口;冰糖放入锅中,加适量水,在小火上溶化,过滤备用。将白酒倒入洁净的坛内,放入药袋,加盖,用小火煮沸后取下,冷后密封,置于阴凉处,隔日摇动几下,14 日后启封,取出药袋,加入冰糖水,再加 500 毫升凉开水,拌匀后过滤,将滤液贮入洁净的瓶中备用。

【用法】每日早、中、晚各服 1 次,每次 20~30 毫升。

【功效】补肾益精,补血安神。适用于肝肾阴虚引起的遗精等。

健阳酒

【组成】当归、枸杞子、破故纸各 9 克,白酒 1000 毫升。

【制法】将 3 味药加工粗碎,用净布袋装好,加酒浸泡,容器密封,隔水加热 30 分钟,取出容器静置 24 小时后即可。

【用法】每日 2 次,每次饮服 10~20 毫升。

【功效】补肾益精,补血活血。适用于肾阳虚引起的遗精等。

钟乳酒

【组成】胡麻仁 50 克,熟地黄 60 克,怀牛膝、五加皮、地骨皮各 30 克,钟乳石 36 克,淫羊藿 23 克,肉桂、防风各 15 克,白酒 3500 毫升,牛奶、甘草汁各适量。

【制法】将胡麻仁置锅中,加水适量,煮至水将尽时取下,倒入瓷器或石器内捣烂,备用;将钟乳石用甘草汁浸3日,取出后浸入牛奶中约2小时,再置锅中蒸约2小时,将钟乳石取出用温水淘洗干净,研碎备用。将其余各药均加工碎,同胡麻仁、钟乳石装入绢袋,扎紧口。将白酒全部倒入坛中,放入药袋,加盖密封,置阴凉干燥处,每日摇动数下,经14日后即可开封取用。

【用法】每日早、午、晚各1次,每次空腹温饮10～15毫升。

【功效】润燥滑肠,滋养肝肾。适用于体虚无力、遗精等。

蛤蚧参茸酒

【组成】蛤蚧1对,巴戟天、桑螵蛸各20克,人参、肉苁蓉各30克,鹿茸6克,白酒2000毫升。

【制法】将鹿茸切成薄片;人参碎成小段;蛤蚧去掉头、足,碎成小块。其余3味药均粗碎,同前药用细纱布袋盛之,扎紧口。将酒倒入小坛内,放入药袋,加盖密封,置阴凉处,经常摇动数下,经4日后即可开封取用。

【用法】每日早、晚各1次,每次空腹温饮10～15毫升。

【功效】补肾益精。适用于元气亏损引起的梦遗、滑精等。

鹿角胶酒

【组成】鹿角胶 80 克,白酒 800 毫升。

【制法】将鹿角胶碎成细末,放入小坛,倒入适量白酒,以淹没药物为准,用小火煮沸,边煮边往坛内续添白酒,直至白酒添尽、鹿角胶溶化完(药酒约有 500 毫升),取下待冷后收入瓶中。

【用法】每晚临睡前空腹温饮 15～20 毫升。

【功效】补肾阳,生精血。适用于精血不足的尿精、滑精等。阴虚火旺及感冒发热者忌用。

苁蓉酒

【组成】肉苁蓉 60 克,肉豆蔻、山茱萸各 30 克,朱砂 10 克,白酒 1200 毫升。

【制法】朱砂细研为末,备用。将其余各药粗碎,盛入细纱布袋,置于坛中,加白酒,然后将朱砂末撒进,搅匀,加盖密封,置阴凉处,每日摇动数下,经 7 日后即可开封饮用。

【用法】每日早、晚各 1 次,每次空腹饮服 10～15 毫升。

【功效】补肾助阳,润肠通便。适用于脾肾两虚引起的腰酸、遗精。

参茸三七酒

【组成】人参 15 克,鹿茸 15 克,三七熟 150 克,白术 90

克,茯苓 60 克,五味子 90 克,枸杞子 60 克,肉苁蓉 90 克,补
骨脂 90 克,麦冬 90 克,巴戟天 60 克,怀牛膝 30 克,白酒 10
升,白糖 15 克。

【制法】麸炒白术,蒸茯苓、五味子,盐灸补骨脂、巴戟
天,酒灸怀牛膝。所有材料共制药酒。

【用法】每次服 10 毫升,每日 2～3 次。

【功效】补气血,益心肾。适用于气血不足引起的阳痿、
遗精。高血压患者及感冒热证者忌用。

鹿茸酒

【组成】鹿茸 10 克,山药 30 克,白酒 500 毫升。

【制法】将鹿茸切片,与山药置于净瓶中,加白酒浸泡,
封口,经 7 日后开取。

【用法】每日 3 次,每次空腹饮 1～2 小杯。

【功效】补肾壮阳,健脾益气。适用于虚劳精衰引起的
遗尿、滑精。

海狗肾酒

【组成】海狗肾 2 个,酒曲 200 克,糯米 5 千克,白酒
适量。

【制法】将海狗肾酒浸捣烂,与酒曲、糯米按常法酿酒。

【用法】每日 3 次,每次空腹饮 1～2 小杯。

【功效】滋阴补阳,补血益气。适用于肾虚引起的阳痿、

梦遗、滑精。

熙春酒

【组成】枸杞子、龙眼肉、女贞子、生地黄、淫羊藿、绿豆各 100 克,熟猪油 400 克,白酒 500 毫升。

【制法】将 5 味药与绿豆加工碎,装入布袋中,用线扎紧口。将酒倒入瓷坛内,将猪油放入锅中烧热,趁热倒入酒中搅匀,再放入药袋,密封,置阴凉干燥处,隔日摇动数下,经 21 日后开封,去掉药袋即可。

【用法】每日 3 次,每次饭前饮服 10~20 毫升。

【功效】补肾益精。适用于腰酸、遗精等。

六神酒

【组成】人参 60 克,白茯苓 60 克,麦冬 60 克,杏仁 80 克,生地黄 150 克,枸杞子 150 克,白酒 1500 毫升。

【制法】人参、茯苓、杏仁分别研末。将麦冬、生地黄、枸杞子加工使碎,加水 2600 毫升煎成 1000 毫升,取药汁与白酒混匀,置瓷锅中煮至 1000 毫升,待冷后置容器中,加入人参末、杏仁末、茯苓末,密封,每日振摇 1 次,浸泡 7 日即成。

【用法】每日 2 次,每次服 20 毫升。

【功效】补精髓,益气血,健脾胃,悦颜色。适用于遗精、腰膝软弱、头昏神倦、便秘、面色不华等。

巴戟二子酒

【组成】巴戟天 15 克,菟丝子 15 克,覆盆子 15 克,米酒 500 毫升。

【制法】前 3 味捣碎,置容器中,加入米酒,密封,浸泡 7 日后过滤即成。

【用法】每日 2 次,每次服 10 毫升。

【功效】补肾涩精。适用于精液异常、滑精、小便频数、腰膝冷痛等。

白石英酒

【组成】白石英 30 克,磁石 30 克,白酒 500 毫升。

【制法】将白石英碎为粗末;磁石火煅令赤,醋淬,反复 5 次后碎为粗末。以上 2 味入布袋,置容器中,加入白酒,密封,浸 1 周左右。

【用法】每日 2 次,每次服 20 毫升。

【功效】温肾纳气,镇静安神。适用于肾虚耳聋、阳痿遗精、倦怠乏力等。

壮元补身酒

【组成】地黄 80 克,山茱萸 40 克,山药 40 克,枸杞子 80 克,菟丝子 40 克,女贞子 40 克,肉苁蓉 80 克,续断(盐炒)40 克,狗肾 10 克,白芍 20 克,30 度白酒 10.5 升,蔗糖 700 克。

【制法】前 10 味药粉碎成粗末,将蔗糖加入白酒中,用糖酒浸泡药末 7 日后过滤即成。

【用法】每日 1～2 次,每次服 30～50 毫升。

【功效】养阴助阳,益肾填精。适用于肾精不足、遗精、阳痿、早泄、妇女带下及月经量少等。

▐ 百补酒

【组成】鹿角(镑)120 克,知母 40 克,党参 30 克,山药(炒)24 克,茯苓 24 克,黄芪(炙)24 克,芡实 24 克,枸杞子 24 克,菟丝子 24 克,金樱子肉 24 克,熟地黄 24 克,牛膝 18 克,天冬 24 克,麦冬 12 克,楮实子 24 克,黄柏 12 克,山茱萸(去核)6 克,五味子 6 克,龙眼肉 6 克,白酒 6 升,蔗糖 630 克。

【制法】将前 19 味置容器中,用白酒分 2 次浸泡,第一次 30 日,第二次 15 日,倾取上清液,过滤;将蔗糖制成单糖浆,待温后缓缓加入上述滤液中,搅匀,静置,过滤即成。

【用法】每日 2 次,每次服 10 毫升。

【功效】养血补血固精。适用于血虚、血崩、遗精等。

六、前列腺炎

前列腺炎是指特异性和非特异感染所致的前列腺急、慢性炎症,引起局部或全身症状。本病发病可能与季节、饮食、性活动、泌尿生殖道炎症、良性前列腺增生或下尿路综合征、职业、社会经济状况及精神心理因素等有关。食疗一般同时使用补肾和清热的食物，才能有较好的效果。

竹叶茶

【组成】竹叶 10 克，茶叶 5 克，冰糖适量。

【制法】3 味共入保温杯中，用沸水冲泡 30 分钟即成。

【用法】频饮。经常饮用有效。

【功效】清热除烦，生津利尿。适用于前列腺炎。

三豆鸭肉汤

【组成】鸭肉 250 克，黑豆 30 克，赤小豆 30 克，白扁豆 30 克，调料各适量。

【制法】黑豆、赤小豆、白扁豆洗净，用布包好，同鸭肉共入砂锅中，小火炖至肉烂熟，加入调料调味即成。

【用法】每日分 2 次服完，连用 3～5 日。

【功效】养阴补气，强壮滋补。适用于前列腺炎。

山药茯苓汤

【组成】山药 30 克，茯苓 30 克，粳米 100 克。

【制法】将山药、茯苓洗净后晒干，共研细末备用。粳米洗净，放入砂锅中，加水适量煮沸后，放入山药茯苓粉，用小火煮成稠粥即可。

【用法】分早晚 2 次服食,连用 5～7 日。

【功效】滋肾益精。适用于前列腺炎。

蒲公英苦瓜子饮

【组成】苦瓜子 15 克,蒲公英 30 克。

【制法】蒲公英洗净后,同苦瓜子共入锅中,加水适量煮沸后,再稍煎片刻即成。

【用法】代茶饮,每日 1 剂,连用 5～7 日为 1 个疗程。

【功效】清热解毒,消肿散结。适用于前列腺炎。

兰花汆丸子

【组成】鲜兰花 15 朵,猪瘦肉 100 克,芡实 5 克,莲子 15 克,鸡蛋清 1 个,食盐、味精、清汤、料酒、猪油、蛋汤、湿淀粉、白胡椒粉、葱姜水、香油各适量。

【制法】将兰花洗净、控干,放入盘内;芡实、莲子研粉;猪肉去筋膜,用刀背砸成细泥,置盆内,用鸡汤、葱姜水调成糊,加芡实、莲子粉及食盐、味精、料酒、猪油、蛋清、湿淀粉,搅匀成馅。锅中注入水,将肉馅挤成丸子放入凉水锅中,再烧沸汆熟,去浮沫,离火。取另一只锅注入清汤,烧沸后加食盐、味精、白胡椒粉,去浮沫,将汆好的丸子捞入锅中,淋入香油,撒上兰花即可。

【用法】随意服食。

【功效】益肾助阳。适用于前列腺炎所致的阳痿、遗精、早泄等。

蒲公英玉米须汤

【组成】鲜蒲公英 60 克,玉米须 60 克,白糖适量。

【制法】将蒲公英洗净,与玉米须同放锅中,加水浓煎,去渣取汁 1 碗,加入白糖稍炖即可。

【用法】每次取 6 克,用白开水送服,每日 3 次。

【功效】清热利尿通淋。适用于前列腺炎所致的小便频数、涩痛而不畅、尿时有灼热感。

黑槐子鸡蛋

【组成】黑槐子末 2 克,大黄末 2 克,鸡蛋 1 个,面粉适量。

【制法】将鸡蛋敲一缺口,把黑槐子末与大黄末放入搅匀,用面粉糊口后蒸熟。

【用法】每日 1 次,每次服 2 剂,服后多喝白开水,连用 4 日,停 2 日后继续用。

【功效】消肿散结。适用于气滞血瘀型慢性前列腺炎。

栗子炖乌鸡

【组成】栗子仁 60 克,海马 1 对,乌鸡 1 只,食盐、姜片各适量。

【制法】将乌鸡宰杀后去毛及肠杂,切块,与栗子仁、海马及食盐、姜片同放锅内,加水适量蒸熟。

【用法】分 2～3 次吃完。

【功效】补益脾肾。适用于前列腺炎。

冬葵汤

【组成】冬葵叶 200 克。

【制法】将冬葵叶洗净,切碎,加水煮汤。

【用法】每日服 1 次。

【功效】利水通淋。适用于前列腺炎。

车前绿豆粱米粥

【组成】车前子 60 克,绿豆 50 克,橘皮 15 克,通草 10 克,高粱米 100 克。

【制法】将车前子、橘皮、通草用纱布包好,煮汁去渣,入绿豆和高粱米煮粥。

【用法】空腹服,连服数日。

【功效】清热利尿,渗湿止泻。适用于老年前列腺炎、小便淋痛。

藕蜜煎

【组成】藕汁 40 毫升,白蜜 40 毫升,生地黄汁 80 毫升。

【制法】将 3 味混匀,微火煎至如汤即可。

【用法】每次空腹含服 10～15 毫升,慢慢下咽。

【功效】凉血益阴,益气通淋。适用于老年前列腺炎,小便短涩不利、痛闷极。

牡荆草煎

【组成】鲜牡荆全草 30~60 克,车前草 15~24 克,冰糖 30 克。

【制法】将 3 味酌加水煎。

【用法】每日服 3 次。

【功效】润肺清热,利水通淋。适用于前列腺炎、小便淋漓。

热淋尿痛茶

【组成】鱼腥草 20 克,炒黄柏 10 克,细木通 9 克。

【制法】将 3 味研成粗末,以纱布包,放入保温杯中,用沸水冲泡,盖上盖闷 5 分钟。

【用法】每日 1 剂,分数次饮完。

【功效】清热利尿通淋,适用于前列腺炎、肾虚遗精。

二紫通尿茶

【组成】紫花地丁、紫参、车前草各 15 克,海金沙 30 克。

【制法】4 味药研为粗末,置保温瓶中,以沸水 500 毫升泡闷 15 分钟。

【用法】代茶饮用,每日 1 剂,连服 5~7 日。

【功效】消炎利尿。适用于前列腺炎、排尿困难及尿频、尿痛。

山药熟地粥

【组成】小茴香 3 克,茯苓 20 克,山药 30 克,熟地黄 30 克,粳米 100 克,红糖适量。

【制法】把前 4 味水煎取汁,与粳米同煮粥,加入红糖。

【用法】每日服 2 次。

【功效】益肾宁神。适用于前列腺炎、肾虚遗精。

复元粥

【组成】怀山药 50 克,羊瘦肉 500 克,羊骨 1 个,粳米 100 克,肉苁蓉 20 克,核桃仁 10 克,菟丝子 10 克,葱白 3 根,料酒、胡椒粉、食盐、姜片、花椒、八角各适量。

【制法】把羊骨剁成数段,羊肉洗净,加入其余各味(装入纱布袋),与粳米同煮成粥。

【用法】每日 1 剂,分 2 次服完。

【功效】活血通络。适用于前列腺炎、肾虚遗精。

多子酒

【组成】枸杞子 250 克,龙眼肉 250 克,核桃仁 250 克,白糖 250 克,白酒 7000 毫升,糯米酒 500 毫升。

【制法】前 4 味入布袋,置容器中,加入白酒和糯米酒,密封,浸泡 21 日后去渣即成。

【用法】每日 2 次,每次服 30 毫升。

【功效】补肺肾,祛风湿,活血通络。适用于肾虚遗精、前列腺炎等。

山枝根酒

【组成】山枝根皮 250 克,白酒 2500 毫升。

【制法】将山枝根皮洗净、切碎,置容器中,加入白酒,密封,浸泡 10 日,过滤去渣即成。

【用法】每次服 30 毫升,每日 2 次。

【功效】补肺肾,祛风湿,活血通络。适用于前列腺炎、肾虚遗精。

小茴香酒

【组成】小茴香(炒黄)30 克,黄酒 250 毫升。

【制法】将小茴香研粗末,用黄酒煎沸冲泡,静置片刻,去渣即可。

【用法】每次服 30~50 毫升,每日 2~3 次。

【功效】温中,理气,逐寒。适用于白浊、精道受风寒,汤药全不效者。

草薢酒

【组成】川草薢 100 克,龙胆草、车前子各 50 克,芡实 30

克,黄酒 500 毫升。

【制法】将前 4 味捣碎,置容器中,加入黄酒,隔水煮沸,离火,密封,浸泡一夜,过滤去渣即成。

【用法】每次服 40~50 毫升,每日 2~3 次。

【功效】活血通络。适用于急性前列腺炎。

第 七 章

美容护发药膳

一、黄 褐 斑

黄褐斑是指颜面出现黄褐色或淡黑色斑片,抚之不碍手的一种影响美容的皮肤病。本病常对称分布,多发于孕妇或经血不调的妇女,皮肤被日晒后加重。本病与妊娠、内分泌失调有关。中医学认为,本病病因病机主要是气血不能上荣于面,与情志不遂、劳伤脾土、肾精亏损、外受风邪等有关。

柴草粥

【组成】柴胡10克,紫草12克,粳米50克。

【制法】将前2味用布包好,加水适量,与粳米同煮,待米将熟时捞出药包,再煮至米熟成粥。

【用法】每日服1次。

【功效】疏肝解郁。适用于肝郁气滞所致的面部黄褐斑。

核桃仁牛奶芝麻糊

【组成】核桃仁 30 克,牛奶 300 毫升,豆浆 200 毫升,黑芝麻 20 克,白糖适量。

【制法】将核桃仁、黑芝麻放小磨中磨碎,与牛奶、豆浆调匀,放入锅中煮沸,再加入白糖。

【用法】每日早晚各吃 1 小碗。

【功效】润肤悦颜。适用于皮肤黄褐斑及皮肤皱纹。

八宝除湿粥

【组成】薏苡仁 10 克,芡实 10 克,莲子 15 克,山药 30 克,白扁豆 10 克,赤小豆 15 克,大枣 10 枚,粳米 100 克。

【制法】将前 7 味加水适量,煎煮 40 分钟,再放粳米煮熟成粥。

【用法】每日早晚各食 1 碗。

【功效】健脾利湿。适用于妇女面部黄褐斑,面部油脂分泌较多等。

桃花美颜茶

【组成】桃花(干品)4 克,冬瓜子仁 5 克,白杨树皮 3 克。

【制法】3 味共置于茶杯中,用沸水冲泡,加盖闷 10 分钟后即可。

【用法】当茶频饮,每日 1 剂,可反复冲泡 3～4 次。

【功效】祛风活血,悦泽皮肤,祛除黑斑。适用于面部黄褐斑,尤其是妊娠时在颜面部留下色素斑及老年人皮肤较黑者。孕妇及月经量过多的女子忌服。

茯莲窝头

【组成】白扁豆、莲子、白茯苓各 50 克,白菊花 15 克,山药 50 克,面粉 200 克,白糖 100 克。

【制法】将前 5 味磨成细粉,与面粉和匀后加酵母粉令其发酵,做成窝头蒸熟。

【用法】当主食食用。

【功效】养颜祛斑。适用于面部黄褐斑。

雪梨葡萄汁

【组成】雪梨 100 克,甘蔗 200 克,葡萄 300 克,蜂蜜 100 克。

【制法】将前 3 味洗净后绞汁,与蜂蜜混合。

【用法】每次 2 匙,每日 2 次,用白开水兑服。

【功效】润肤祛斑。适用于黄褐斑。

桑椹黑芝麻首乌

【组成】桑椹 100 克,黑芝麻 50 克,何首乌 30 克,当归、麦冬各 20 克,生地黄 15 克,蜂蜜适量。

【制法】将 6 味加水煎煮 30 分钟,提取药液,反复 3 次,将 3 次药汁合并,用小火煎熬至黏稠,加等量蜂蜜,搅匀后再次煮沸即可。

【用法】每次 1 匙,每日 2 次,用白开水冲服。

【功效】活血化瘀,适用于黄褐斑。

黄绿赤豆饮

【组成】黄豆、绿豆、赤小豆各 100 克,白糖适量。

【制法】将三豆洗净,浸泡至涨后混合磨浆,加水适量煮沸,加白糖调味。

【用法】每日饮服 3 次。

【功效】增白除斑。适用于黄褐斑。

二、雀 斑

雀斑是发生在颜面、颈部、手背等日晒部位皮肤上的较小的黄褐色或褐色的色素沉着斑点,因其形状如雀卵上的斑点,故名雀斑。本病最常见于鼻面部,始发于学龄前儿童,少数自青春期发病,女多于男,多伴有家族史。由常染色体显性遗传所致。中医学认为,雀斑与先天肾水不足及风邪外搏有关。因先天肾水不足,故多自幼发病,又伴有家族史。亦有因卫气失固,触犯风邪,则外风易袭入皮毛腠理之间,血气与风邪相搏,不能荣润肌肤,则生雀斑。

双豆百合猪里脊汤

【组成】猪里脊肉 500 克,绿豆 30 克,赤小豆 30 克,百合 30 克,调料各适量。

【制法】绿豆、赤小豆、百合洗净,用水浸泡 30 分钟。里脊肉洗净、切块后,把全部用料放入锅内,加水适量,大火煮沸后改用小火煲至熟烂,加调料调味。

【用法】每日 2 次,随量食用。

【功效】活血凉血,润肤祛斑。适用于面部雀斑。

牛肉番茄蛋汤

【组成】牛肉末 250 克,番茄(切小块)250 克,鸡蛋 1 个,调料各适量。

【制法】先将番茄煮熟成酱,与牛肉末、鸡蛋混合,煮熟后调味。

【用法】每周食用 3～5 次或佐餐食用。

【功效】润肤祛斑。适用于面部雀斑。

木耳大枣瘦肉汤

【组成】猪瘦肉 300 克,木耳 30 克,大枣 20 枚,调料各适量。

【制法】木耳用水泡发后洗净;大枣去核,洗净;猪瘦肉洗净,切片,用调料腌 10 分钟。把木耳、大枣放入锅内,加水适量,小火煲沸 20 分钟后放入猪肉片煲至熟,加入调料调味。

【用法】每周 3～5 次,随量食用。

【功效】活血润燥,洁肤除斑。适用于面部雀斑。

丝瓜猪肝瘦肉汤

【组成】猪肝 100 克,猪瘦肉 100 克,丝瓜 500 克,生姜 1 片,调料各适量。

【制法】丝瓜去皮、洗净,切成三角形的块;猪肝、猪瘦肉洗净,切薄片,用调料腌 10 分钟。把丝瓜、姜片放入沸水锅中,小火煲沸几分钟,再放入猪肝、猪瘦肉煲至熟,加调料调味。

【用法】随量饮汤食肉。

【功效】清热养颜,洁肤除斑。适用于面部雀斑。

冬瓜薏苡仁瘦肉汤

【组成】猪瘦肉 250 克,冬瓜 1500 克,薏苡仁 60 克,陈皮 1 片,调料各适量。

【制法】冬瓜洗净,切块;薏苡仁、陈皮洗净;瘦肉洗净,切块。全部用料放入瓦煲内,加水适量,大火煮沸后改小火煲 2 小时,加调料调味。

【用法】随量饮汤食肉。

【功效】祛湿除斑,养血益颜,清热解毒。适用于面部雀斑。

白果牛奶菊梨汤

【组成】白果 25 克,白菊花 3 朵,雪梨 3 个,牛奶、蜂蜜各适量。

【制法】白果去壳,去衣;白菊花洗净,取花瓣;雪梨洗净,去皮、核后切粒。将白果、雪梨放入瓦煲内,加适量水,煲至白果烂后加入牛奶煮沸,待凉后加蜂蜜调味。

【用法】随量食用。

【功效】润容洁面,洁肤除斑,适用于雀斑。

桃花猪蹄美颜粥

【组成】桃花(干品)1 克,猪蹄 1 个,粳米 100 克,食盐、酱油、姜末、葱花、香油、味精各适量。

【制法】将桃花研成细末,备用;粳米淘净。将猪蹄去毛,刮洗干净,把皮、肉与骨头分开,置铁锅中,加适量水,大火煮沸,撇去浮沫,改小火炖至猪蹄烂熟时将骨头取出,加入粳米及桃花末,继续用小火煨粥,粥成时加入食盐、酱油、姜末、葱花、香油、味精,拌匀。

【用法】隔日 1 次,分数次温服。

【功效】活血润肤,益气通乳,丰肌美容,化瘀生新。适用于面部雀斑。月经血量过多者忌服。

桃花酒酿粥

【组成】桃花（干品）1 克,甜酒酿 100 克,西米 100 克,鸡蛋 1 个,大枣 50 克,桂花糖 10 克,红糖 50 克。

【制法】将桃花研成细末,备用;西米放在凉水中浸泡一夜;大枣洗净。将甜酒酿、大枣、西米（连浸泡的水）一起置于砂锅中,大火煮沸,打入鸡蛋,加入桃花细末,搅匀,改用小火煨粥,粥成时放入红糖、桂花糖,拌匀。

【用法】每日 1 次,早晨空腹食用。

【功效】活血行经,益气生津,补血通乳,丰肌泽颜。适用于面部雀斑。

猪肾白肤粥

【组成】薏苡仁 50 克,淮山药 50 克,猪肾 2 个,粳米 200 克,食盐、姜末、葱花、香油、料酒、味精各适量。

【制法】将猪肾剖开,去筋膜与臊腺,洗净,切碎,加料酒浸 15 分钟。粳米淘洗干净,置于砂锅之中,加入猪肾、薏苡仁、淮山药及适量水,小火煨粥,粥成时加入食盐、生姜末、葱花、香油、味精,拌匀。

【用法】分数次温服,每日服 1 次,可以长期服用。

【功效】健脾益胃,壮肾补虚,丰肌润肤,祛斑增白。适用于面部雀斑。

瓜仁桂花橘皮糊

【组成】西瓜仁 250 克,桂花 200 克,橘皮 100 克。

【制法】将 3 味共研细末。

【用法】每日 3 次,每次 1 匙,饭后用米汤调服。

【功效】增白祛斑。适用于面部黑斑、雀斑或蜡黄者。

三、面部皱纹

人的皮肤产生皱纹的主要原因是皮肤缺少水分,皮下脂肪减少,皮肤弹性下降,是皮肤衰老的表现。面部皱纹虽不是什么病,但严重地影响人们的容颜。中医学认为,面部皱纹多因脾肾虚弱,精血不足,肌肤失养,因而促使早衰而产生皱纹;或因情志内伤,肝气不舒,气血运行不畅,而致面部血脉瘀滞所致。面部皱纹的种类有额纹、鱼尾纹、面颊纹、耳前区纹、口角纹、颈部纹,与年龄极不相应,影响容貌美观,外观给人以衰老感。

炖猪蹄筋

【组成】猪蹄筋 15 克,大枣 15 枚,猪皮 100 克,调料各适量。

【制法】将猪皮去毛、洗净、切块,大枣去核,猪蹄筋用清水泡软、切段,加水适量,小火炖至皮、筋烂熟后调味。

【用法】经常食用。15 日为 1 个疗程。

【功效】滋润皮肤。适用于除皱养颜。

清蒸鸡蛋龙眼肉

【组成】鸡蛋 4 个,清汤 3 碗,去壳龙眼肉干 2 大匙。

【制法】取 4 个碗,每碗放 6 分满的水及 1 个鸡蛋,再加入 1/4 的龙眼肉干,放入蒸锅中蒸约 5 分钟即可,如喜食较甜者,可加适量冰糖。

【用法】经常食用。15 日为 1 个疗程。

【功效】补气血,益心气,安神。适用于美容除皱。

柏子仁粳米粥

【组成】柏子仁 15 克,粳米 100 克,蜂蜜 25 克。

【制法】柏子仁去皮壳后捣烂,粳米淘净,一起放入锅中,加 600 毫升水,用大火煮沸,再用小火熬至汤浓米烂即成。

【用法】每日 1～2 次,趁温热时服食。10 日为 1 个疗程。

【功效】补气血,益心气。适用于安神除皱。

莲子芡实粥

【组成】莲子 30 克,芡实 30 克,薏苡仁 50 克,龙眼肉 10 克,蜂蜜适量。

【制法】先将莲子、芡实、薏苡仁用清水浸泡 30 分钟,再将龙眼肉一同放入锅内,用小火煮至烂熟,加蜂蜜调味。

【用法】每日 1~2 次,趁温热时服食。10 日为 1 个疗程。

【功效】嫩白肌肤。适用于消除面部皱纹。

猪皮汁

【组成】猪皮 60 克,白蜜 30 克,米粉 15 克。

【制法】将新鲜猪皮洗净,入砂锅中,用小火煨成汁,再加白蜜及米粉即可。

【用法】每日分 4 次食用,每次 10 克。15 日为 1 个疗程。

【功效】滋润皮肤,延缓衰老。适用于安神除皱。

草莓苹果蜂蜜糊

【组成】草莓 100 克,苹果 200 克,蜂蜜 25 克。

【制法】将草莓去蒂后洗净,苹果去皮和核,共捣成糊状,加入蜂蜜拌匀即可。

【用法】每日 1 剂,连服 5 剂。

【功效】美肤润肤。适用于消除皱纹。

桃仁白菊花蜂蜜饮

【组成】桃仁 250 克,白菊花 200 克,蜂蜜适量。

【制法】将桃仁、白菊花研成粉末,混匀,每次 15 克,用蜂蜜水调饮。

【用法】每日服 1 次。

【功效】滋润肌肤。适用于消除皱纹。

薏苡仁百合粥

【组成】薏苡仁 20 克,百合 30 克,莲子 30 克,枸杞子 10 克,冬瓜子 10 克,甜杏仁粉 10 克,大米 100 克。

【制法】将薏苡仁、莲子放入碗内,加入适量的水,放入锅中蒸熟,再与洗净的百合、枸杞子、大米同煮,粥熟后加入冬瓜子、杏仁粉再煮片刻即可。

【用法】每日早晚 2 次空腹服食。

【功效】润泽皮肤,美肤驻颜。适用于润肤祛皱。

生山药饮

【组成】生山药(刮去皮,拍碎)250 克,食盐、花椒、白酒、葱白各适量。

【制法】锅中煮酒至沸,慢慢下山药,不停搅动,候熟,放入食盐、花椒、葱白,再加入白酒。

【用法】空腹适量饮服。1 个月为 1 个疗程。

【功效】防皱,补虚损,益肤色。适用于祛除皱纹。

四、痤 疮

痤疮是青春期常见的皮肤病,其特点是颜面及背部散在发生的针尖或米粒大小的皮疹,或见黑头,能挤出粉渣样物。西医认为本病的发生是由于皮脂淤积,毛囊内的细菌、螨虫等微生物感染,内分泌因素起主要作用。中医学认为素体血热偏盛是痤疮的根本病因,饮食不节、外邪侵袭是致病条件,血瘀痰结使病情复杂严重,可分为血分实热型、肺胃积热型。

果菜绿豆饮

【组成】小白菜、芹菜、苦瓜、柿椒、柠檬、苹果、绿豆、蜂蜜各适量。

【制法】将绿豆加水煮 30 分钟,滤其汁;将小白菜、芹菜、苦瓜、柿椒、苹果分别洗净后切段或块,搅汁,调入绿豆汁,滴入柠檬汁,加蜂蜜调味。

【用法】每日饮用 1～2 次。

【功效】清热解毒,适用于痤疮。

果菜防痤汁

【组成】苦瓜、黄瓜、芹菜、梨、橙、菠萝、蜂蜜各适量。

【制法】将苦瓜去子,菠萝去皮,切块。将黄瓜、芹菜、梨、橙、苦瓜、菠萝同搅汁,调入蜂蜜。

【用法】每日饮服 1～2 次。

【功效】清热解毒,杀菌。适用于痤疮。

绿豆薏苡仁汤

【组成】绿豆、薏苡仁各 25 克,山楂 10 克。

【制法】各味入锅,加水 500 毫升,浸泡 30 分钟后煮沸,几分钟后停火,不要揭盖,闷 15 分钟即可。

【用法】每日 3~5 次,当茶饮。

【功效】清热解毒。适用于油性皮肤粉刺和痤疮。

雪梨芹菜汁

【组成】芹菜 100 克,番茄 1 个,雪梨 150 克,柠檬半个。

【制法】各味洗净后同放入果汁机中搅汁。

【用法】每日饮用 1 次。

【功效】清热,润肤。适用于痤疮。

胡萝卜芹菜汁

【组成】胡萝卜(中等大小)1 个,芹菜 150 克,洋葱 1 个。

【制法】各味洗净后放入搅汁机中搅汁。

【用法】每日饮用 1 次。

【功效】清热解毒,祛火。适用于痤疮。

枇杷叶膏

【组成】鲜枇杷叶(洗净、去毛)1000 克,蜂蜜适量。

【制法】将枇杷叶放入锅中,加水 8000 毫升煎煮 3 小时后过滤去渣,再浓缩成膏,兑入蜂蜜混匀,贮存备用。

【用法】每次服 10～15 克,每日 2 次。

【功效】清解肺热,化痰止咳。适用于防治痤疮、酒糟鼻等。

海藻薏苡仁粥

【组成】海藻、昆布、甜杏仁各 9 克,薏苡仁 30 克。

【制法】将海藻、昆布、甜杏仁加水适量煎煮,弃渣取汁液,加入薏苡仁煮粥。

【用法】每日食用 1 次,3 周为 1 个疗程。

【功效】活血化瘀,消炎软坚。适用于痤疮的防治。

山楂桃仁粥

【组成】山楂、桃仁各 9 克,荷叶半张,粳米 60 克。

【制法】将前 3 味煮汤,去渣后入粳米煮成粥。

【用法】每日食用 1 次,连用 30 日。

【功效】消炎软坚。适用于痰瘀凝结所致的痤疮。

海带绿豆汤

【组成】海带、绿豆各 15 克,甜杏仁 9 克,玫瑰花 6 克,红糖适量。

【制法】将玫瑰花用布包好,与海带、绿豆、甜杏仁加适量水同煮后,去玫瑰花,加红糖。

【用法】每日食用 1 次,连用 30 日。

【功效】消痈退肿。适用于防治痤疮。

醋姜木瓜

【组成】陈醋 100 毫升,木瓜 60 克,生姜 9 克。

【制法】将 3 味共放入砂锅中煎煮,待醋煮干时,取出木瓜、生姜。

【用法】每日 1 剂,分早晚 2 次吃完。连用 7 日。

【功效】消痈退肿。适用于脾胃痰温所致的痤疮。

枸杞消炎粥

【组成】枸杞子 30 克,白鸽肉、粳米各 100 克,食盐、味精、香油各适量。

【制法】白鸽肉洗净,剁成肉泥。枸杞子和粳米洗净,放入砂锅中,加鸽肉泥及适量水,用小火煨粥,粥成时加入食盐、味精、香油,拌匀。

【用法】每日 1 剂,分 2 次食用,5～8 剂为 1 个疗程。

【功效】托毒排邪,养阴润肤,消痈退肿。适用于皮肤有感染、面部痤疮。

薏苡仁海带双仁粥

【组成】薏苡仁 15 克,枸杞子、桃仁各 15 克,海带、甜杏仁各 10 克,绿豆 20 克,粳米 50 克。

【制法】将桃仁、甜杏仁用纱布包好,水煎取汁,加入薏苡仁、海带、枸杞子、粳米同煮粥。

【用法】每日食用2次。

【功效】清热解毒,清火消炎,活血化瘀,养阴润肤。适用于防治痤疮。

五、酒 糟 鼻

酒渣鼻是发生于颜面中部,以红斑、丘疹、脓疱及毛细血管扩张为特征的一种慢性皮肤病,俗称"红鼻子"或"赤鼻"。少数患者可导致鼻尖及鼻翼部皮脂腺和结缔组织增生,而使鼻部产生肥大改变,称为鼻赘。

本病多因血热熏肺,或因嗜酒、过食五辛厚味,助升胃火,肺胃积热,熏蒸颜面,客于鼻窍,复被风寒外郁,血热蕴阻,郁热不散所致;或肺复被风热,邪热熏蒸肺窍,上客于鼻,伏留不散,均可导致热瘀凝于内,赤鼻现于外也。

枇杷粥

【组成】鲜枇杷叶60克,粳米100克,蜂蜜适量。

【制法】将鲜枇杷叶(无鲜品,可用干品代替,酌减量)刷去毛,用蜜炙过,然后切碎,用布包裹,与粳米加水煮粥。

【用法】每日食用1次,连用7日。

【功效】清解肺热。适用于酒糟鼻。

枇杷叶膏

【组成】鲜枇杷叶 5000 克,蜂蜜适量。

【制法】将鲜枇杷叶洗净、去毛,加水适量,煎煮 3 小时后过滤去渣,再浓缩成 1500 毫升,加入蜂蜜混匀。

【用法】每次服 10～15 克,每日 2 次。忌食辛辣刺激性食物及酒类。

【功效】清解肺热,化痰止咳。适用于酒糟鼻等。

芦根竹茹粥

【组成】鲜芦根 150 克,竹茹 20 克,粳米 60 克。

【制法】前 2 味布包,与粳米加水煮粥。

【用法】每日食用 2 次,连用 15 日。

【功效】清热生津,除烦止呕。适用于酒糟鼻红斑期。

山楂粥

【组成】干山楂 30 克,粳米 60 克,

【制法】将山楂、粳米同煮成粥。

【用法】每日食用 1 次,连用 7 日。

【功效】活血化瘀。适宜于酒糟鼻鼻赘期。

栀子粥

【组成】栀子仁 10 克,粳米 60 克。

【制法】将栀子仁、粳米同煮粥。

【用法】每日食用 1～2 次，3 日为 1 个疗程。

【功效】泻火除烦，清热利湿，凉血解毒。适宜于酒糟鼻毛细血管扩张期。

银花知母粥

【组成】金银花 9 克，生石膏 30 克，知母 15 克，粳米60 克。

【制法】将金银花、生石膏、知母放入锅内，加适量水煎煮，弃渣取汁，入粳米熬成粥。

【用法】每日食用 1 次，7 日为 1 个疗程。

【功效】清热解毒。适用于酒糟鼻。

枇杷栀子方

【组成】鲜枇杷叶（去叶背之绒毛）、栀子仁各等份。

【制法】将鲜枇杷叶、栀子仁研末。

【用法】每次服 6 克，每日 3 次。

【功效】清热，解毒，凉血。适用于酒糟鼻、毛囊虫皮炎。

使君子仁

【组成】使君子仁、香油各适量。

【制法】将使君子仁放入铁锅内，用小火炒至微有香气，取出凉凉后放入香油中浸泡即成。

【用法】成人每晚睡前服使君子仁 3～5 枚,7～10 日为
1 个疗程。

【功效】健脾胃,润燥,消积,杀虫。适用于酒糟鼻等。

 腌三皮

【组成】西瓜皮 200 克,冬瓜皮 300 克,黄瓜 400 克,食
盐、味精各适量。

【制法】将西瓜皮刮去蜡质外皮,洗净;冬瓜皮刮去绒
毛,洗净;黄瓜去瓤,洗净。将以上三皮用小火煮熟后待冷,
切成条块置容器中,用食盐、味精腌渍 12 小时后即可。

【用法】每日 1 剂,连续食用可见效。

【功效】清热,利肺、胃。适用于酒糟鼻。

六、脱 发

根据临床表现,脱发一般分为斑秃、早秃、脂溢性脱发。
斑秃,中医学称"油风脱发";早秃、脂溢性脱发,中医学称
"发蛀脱发"。本病是一种常见皮肤病,严重地影响秀发和
容貌美。

"油风脱发"多因气虚不能随气营养肌肤,以致腠理不
密,毛孔开张,风邪乘虚侵入,风盛血燥,发失所养,而致发
枯而脱,与情绪抑郁、劳伤心脾也有关系。"发蛀脱发"多因
肾精不足所致,也与思虑过度、劳伤心脾,以及阴虚热蕴、蕴

湿积热、湿热上蒸所致发根不固有关。发癣又分白癣、黄癣和紫癣三种。白癣多因血虚风袭,属"油风脱发"范畴。黄癣多因阴虚湿热,属"发蛀脱发"范畴。

脱发表现为头顶部或局部头发突然或逐渐脱落,痒如虫行,皮肤光亮,或脱白屑或湿润如油,而头癣多为断发。

柑橘巴戟天方

【组成】柑橘 90 克,巴戟天 90 克,枸杞子 60 克,肉苁蓉 120 克。

【制法】将各药研成细末,炼蜜为丸,如梧桐子大。

【用法】每次服用 30 丸,用温酒或盐汤送下。

【功效】乌须黑发,填充骨髓,补益五脏。适用于养发生发。

乌鸡汤

【组成】乌鸡 1 只,黄精 60 克,枸杞子 15 克,生姜 2 片,食盐适量。

【制法】将乌鸡宰杀,去毛及内脏。黄精、枸杞子洗净,加入适量的清水,用小火煮沸后放入乌鸡、枸杞子、生姜,改用中火煮 3 小时,加食盐调味即可。

【用法】食肉喝汤,每周 2~3 剂。连用 1 个月。

【功效】滋补肝肾。适用于养发生发。

猪心汤

【组成】何首乌50克,枸杞子50克,猪心1个,食盐适量。

【制法】将猪心洗净,加入何首乌、枸杞子及适量水,用小火煎煮1小时后加入食盐调味即可。

【用法】食用时将猪心捞出切片,食猪心喝汤。

【功效】补肾益精。适用于养发生发。

核桃羊肉汤

【组成】核桃10个,何首乌30克,杜仲30克,羊肉500克,生姜2片,大枣5枚,食盐适量。

【制法】将核桃去壳,姜片去皮,大枣去核,羊肉切成片,在锅中加入适量清水,用大火煮沸后加入核桃、何首乌、杜仲、羊肉、生姜、大枣煲2小时,加食盐调味即可。

【用法】食肉喝汤,每周2~3剂。

【功效】补益肾精。适用于养发生发。

羊肉炖何首乌

【组成】羊肉250克,何首乌250克,黑豆100克,大枣10枚,姜片、食盐各适量。

【制法】将羊肉洗净、切片,放入锅中,加入适量清水煮沸,再加入何首乌、黑豆、大枣、姜片,改用小火煎煮1小时,待肉烂,加食盐调味。

【用法】食肉喝汤。30 日为 1 个疗程。

【功效】滋肾调养。适用于养发生发。

墨旱莲菊花饮

【组成】墨旱莲 30 克,菊花 30 克,生地黄 20 克。

【制法】将墨旱莲、菊花、生地黄放入锅中,加入适量清水,煮沸 5 分钟即可。

【用法】当茶饮用。

【功效】滋阴凉血。适用于养发生发。

杏仁菊花饮

【组成】杏仁 15 克,菊花 8 克。

【制法】将杏仁捣烂,放入锅中,加入清水煮沸,去渣,倒入杯中,加入菊花浸泡 10 分钟即可。

【用法】常饮。

【功效】滋阴通络。适用于养发生发。

莲藕炖章鱼

【组成】莲藕 500 克,黑豆 200 克,大枣 15 枚,大章鱼 1条,猪蹄肉 200 克,生姜 2 片,食盐适量。

【制法】将黑豆放入锅中,用小火煮沸,再用清水洗净,晾干;将莲藕切成片,生姜去皮,大枣去核,猪蹄肉切成块,放入瓦罐中,加入适量清水,用小火煮沸后,放入黑豆、章鱼,改用中火煲 3 小时,加食盐调味即可。

【用法】每日食用 2 剂。

【功效】滋阴养血。适用于养发生发。

猪肾杜仲汤

【组成】猪肾 2 个,杜仲 30 克,沙苑子 15 克,核桃仁 30 克。

【制法】将各味加适量的水,在大火上煮 30 分钟后,改小火炖至猪肾熟烂。

【用法】食猪肾及核桃仁,饮汤,每日 1 剂。连服 7~10 日。

【功效】养血生发。适用于先天肾气不足脱发。

桑椹黑芝麻方

【组成】桑椹、黑芝麻粉各适量。

【制法】将桑椹研末,与 4 倍的黑芝麻粉拌匀,贮存于瓶中。

【用法】取桑麻粉适量,加入蜂蜜,揉成团,再分成约 10 克重的小丸。每日早晚各服 1 丸。连服 10 日左右。

【功效】养血生发。适用于先天肾精不足脱发。

黑芝麻何首乌方

【组成】黑芝麻 500 克,何首乌 200 克,白糖 500 克。

【制法】将黑芝麻、何首乌研末,调入白糖和匀。

【用法】每日 2 汤匙(约 20 克),用米汤或白开水送服。连续服用 2～3 个月,间隔一段时间再继续服用。

【功效】养血生发。适用于先天肾精不足脱发。

黑芝麻大米粥

【组成】黑芝麻 15 克,大米 50 克。

【制法】将黑芝麻研细。将大米淘净后入锅,加水适量,先以大火煮沸,调入黑芝麻粉,搅拌均匀,改用小火煨煮成稠粥。

【用法】每日 1 次。常年服用才能见效。

【功效】养血生发。适用于养发生发。

何首乌粳米粥

【组成】何首乌 30～60 克,粳米 60 克,大枣 3～5 枚,红糖(或冰糖)适量。

【制法】将何首乌用砂锅煎取汁,去渣后加入粳米、大枣,用小火煮粥,待粥熟后加入适量红糖(或冰糖),再煮一二沸。

【用法】每日 1～2 次,趁热服食。7～10 日为 1 个疗程,间隔 10 日进行下一个疗程。

【功效】补益肝肾。适用于养发生发。

核桃粳米粥

【组成】核桃仁、粳米各适量。

【制法】将核桃仁熬成膏,另取粳米加入清水煮成粥,把核桃膏加入即可。

【用法】早晚空腹食用。15 日为 1 个疗程。

【功效】黑泽须发,滋润皮肤。适用于养发生发。

七、白 发

白发,多指少白发,不包括自然衰老所致的白发,而指因遗传因素或某些疾病所致的早年性白发症,无论男女皆可发生,在临床上较为常见。白发症是未老先衰的重要标志。

情绪过度紧张、用脑过度、忧虑、惊恐、神经外伤等因素都可造成白发。此外,慢性消耗性疾病也可能出现白发。多因身体素虚,脾肾不足,气血亏虚,精血不足,发不濡养所致。现代医学认为,白发症主要是毛发黑色素形成减少,由黑色素细胞形成黑色素的功能减弱,酪氨酸酶的活动减低所致。头发,尤其鬓发中出现稀疏白发或成片白发,或满头头发(连眉毛、胡须)黑白并见,或白发居多,或发黄、发枯等。

首乌大枣粥

【组成】何首乌 60 克,粳米 90 克,大枣(去核)10 枚,红糖适量。

【制法】何首乌、粳米、大枣洗净后放入锅内,加清水适量,大火煮沸后,小火煲成粥,加入红糖即可。

【用法】随量食用。

【功效】补气血,益肝肾,黑须发,美容颜。适用于白发、白胡须。

首乌鸡蛋小米粥

【组成】何首乌 30 克,鸡蛋 2 个,小米 50 克,白糖 20 克。

【制法】将何首乌水煎 2 次,取药汁备用。小米洗净,加药汁及适量清水,大火煮沸,打入鸡蛋,改小火煨粥,粥成时加入白糖拌匀。

【用法】每日 1 次,当早餐 1 次趁温热服,可以长期服用。

【功效】补血益气,润燥美肤。适用于白发。

桑椹百合粥

【组成】桑椹 15 克,百合 30 克,糯米 100 克,冰糖(打碎)30 克。

【制法】桑椹洗净,用清水浸泡2～3小时;将百合去尖、洗净,用清水浸泡2～3小时。糯米淘洗干净,放入砂锅内,加入桑椹、百合及浸泡过的水,用小火煨粥,粥成时加入冰糖,再煮片刻至冰糖溶化即成。

【用法】每日1次,可分餐食用。

【功效】补肾益精,滋肝明目,安神养心,丰肌泽发。适用于肝阴虚引起的须发早白。

桑椹乌发润肤粥

【组成】桑椹60克,黑芝麻60克,粳米100克,白糖20克。

【制法】桑椹、黑芝麻洗净,研磨成细粉。粳米淘洗净,放入砂锅内,加入桑椹芝麻粉,加清水,小火煨粥,粥成时加入白糖拌匀。

【用法】每日1次,分2～3日食完。

【功效】滋阴养血,乌发泽肤,补气益肺,延年益寿。适用于须发早白。

大麦粥

【组成】大麦100克。

【制法】将大麦洗净,按常法煨粥。

【用法】每日服2次。

【功效】乌发。适用于须发早白。

乌发粥

【组成】黑米 50 克,黑豆 25 克,黑芝麻粉 15 克,大枣 10 枚,红糖适量。

【制法】将黑米、黑豆、大枣洗净,加入 2000 毫升水同煮,以烂为度,再加黑芝麻粉同煮 1～2 分钟。食用时加入红糖。

【用法】秋、冬季节早晚餐服食最宜。

【功效】滋阴补肾,健脾暖肝,补益脾胃,益气活血,养肝明目。适用于须发早白。

美发果菜汁

【组成】莴苣 150～200 克,中等大小胡萝卜、苹果各 1 个,柠檬汁适量。

【制法】将莴苣、胡萝卜、苹果切碎后共放入搅汁机内搅汁,再加入柠檬汁调匀。

【用法】分次饮用。

【功效】滋阴,乌发。适用于须发早白。

黑芝麻美发饮

【组成】黑芝麻、枸杞子各 20 克,何首乌 15 克,杭菊花 10 克,冰糖 5 克。

【制法】将黑芝麻拣净,枸杞子、何首乌、杭菊花洗净,同放入砂锅中,加适量清水,用小火炖 40 分钟,加入冰糖,再炖 20 分钟。

【用法】每日清晨服 1 次,10 日为 1 个疗程。女性月经期间停服。

【功效】益血益精,滋补肝肾,泽颜美发。适用于须发早白。

二黑三黄饮

【组成】黑豆、黑芝麻各 50 克,生地黄、黄精、黄芪各 15 克。

【制法】各味加水适量,水煎去渣。

【用法】每日 1 次,分 2 日服。

【功效】补肝肾,益精血,长毛发。适用于脂溢性白发、脱发等。

首乌熟地茶

【组成】何首乌 30 克,熟地黄 15 克。

【制法】将 2 味切片,水煎。

【用法】代茶饮。

【功效】滋阴,乌发。适用于须发早白。

第 八 章

滋补健身药膳

一、补　气

补气是中医治疗气虚症的方法,也常用于血虚,因气旺可以生血,也称益气。人体五脏六腑之气为肺所主,来自中焦脾胃水谷的精气由上焦宣发,输布全身,所以气虚多责之于肺、脾二脏。气虚主要表现为倦怠乏力,声低懒言,呼吸少气,面色淡白,自汗怕风,脉虚或虚大无力。补气药膳方主要由补气药组成。

补益鸡

【组成】老肥鸡(约 2500 克)1 只,人参 10 克,小茴香 15克,蜀椒 6 克,酱油、甜酒各 30 毫升。

【制法】将老肥鸡去毛及肠杂,洗净备用。将人参切片,蜀椒去目,研末,与小茴香、甜酒、酱油拌和,填入鸡腹内,放瓦钵中,隔水蒸至熟烂。

【用法】每次空腹服食适量,以少吃多餐为宜。

【功效】补气健脾,温中暖胃。适用于气虚、脾胃不和所致气短无力、肌肉不丰、食欲缺乏,或病后体弱、精力未复者。

爆人参鸡片

【组成】鲜人参 15 克,鸡脯肉 200 克,冬笋 25 克,黄瓜 25 克,鸡蛋清 1 个,食盐、料酒、葱、生姜、香菜梗、鸡汤、猪油、香油、味精、湿淀粉各适量。

【制法】将鸡脯片切成长 5 厘米、宽 1.6 厘米、厚 0.16 厘米的片;人参洗净,斜切成 0.66 厘米厚的小片;冬笋、黄瓜切片;葱、姜切丝;香菜梗切长段。将鸡片加食盐、味精后拌匀,加入鸡蛋清、湿淀粉拌匀。炒勺内放猪油,烧至五成热时下入鸡片,用铁筷子划开,熟时捞出,控净油。用食盐、味精、鸡汤、料酒兑成汁水。炒勺内留底油,烧至六成热时下入葱丝、姜丝、笋片、人参片煸炒,再下黄瓜片、香菜梗、鸡片,烹上汁水,颠翻几下,淋上香油即成。

【用法】佐餐食用。

【功效】大补元气。适用于气虚、身体衰弱等。

黄芪蒸乳鸽

【组成】肥乳鸽 2 只,黄芪、枸杞子各 6 克,水发口蘑 30 克,鸡蛋清 1 个,食盐 2 克,葱、姜末各 9 克,猪油 50 克,湿淀粉、料酒、味精各适量。

【制法】将鸽子宰杀后去毛、内脏、头、爪,切成 1.5 厘米见方的块,于凉水中泡去血水,沥干;黄芪切成长薄斜片;枸杞子、口蘑洗净。碗内调入湿淀粉、鸡蛋清、食盐、料酒、猪油、葱、姜、味精,加入鸽子肉、口蘑拌匀摊平,枸杞子码在碗的四周,黄芪片放在碗的中央,上屉蒸烂。

【用法】佐餐服食。

【功效】补气升阳,益肾养肝。适用于气虚衰弱、倦怠乏力、自汗,肝肾不足、头晕眼花、视力减退、腰膝酸软等。

荷叶乳鸽片

【组成】乳鸽(宰后洗净)4 只,鲜荷叶 1 张,水发冬菇 60克,熟瘦火腿 15 克,蚝油 6 毫升,姜片 5 片,熟猪油 30 克,湿淀粉、白糖、香油、食盐、胡椒粉各适量。

【制法】将乳鸽头、翅切下,鸽身切成片,共放入瓦钵内,用姜片、蚝油、食盐、香油、白糖、胡椒粉及湿淀粉拌匀,再加入猪油拌匀。于长碟中横放一根水草,将用开水泡过、洗净、抹干水的荷叶放上面,将鸽片、冬菇片、火腿片互相间隔,分三行排在荷叶上,鸽头、鸽翅放上面,用水草扎紧裹成长方形,入笼用中火蒸 15～20 分钟取出,去水草即可。

【用法】佐餐食用。

【功效】补中益气,补精,填髓。适用于内伤劳倦、脾虚泄泻、气衰血虚等。

烧牛蹄筋

【组成】牛蹄筋250克,青菜心25克,胡椒粉0.1克,酱油10毫升,生姜5克,料酒10毫升,干淀粉0.4克,味精0.1克,植物油25毫升,葱5克。

【制法】将牛蹄筋放入小砂锅中,加3倍水,用小火煮至八成烂时取出,去骨,切成约6厘米的条状,原汤留用;青菜心切成宽条,与牛蹄筋相仿;干淀粉加水20毫升调成糊状。用热油锅煸青菜,随即将牛蹄筋、料酒、生姜、酱油及原汤一起倒入,煮沸后加味精及调好的淀粉汁,熟后加胡椒粉即成。

【用法】佐餐服用。

【功效】益气补中,强筋壮骨。任何人均可服食,尤适宜于脑血管病及消化不良患者。

莲子苡仁排骨

【组成】莲子30克,薏苡仁50克,排骨2500克,冰糖500克,生姜、蒜、花椒、食盐、黄酒、香油各适量。

【制法】莲子浸后去皮、心,与薏苡仁同炒香后捣碎,水煎取汁;排骨洗净,放药液中,加入拍破的生姜、蒜、花椒,煮至七成熟时去泡沫,捞出凉凉。将汤倒另一锅内,加冰糖、食盐,小火上煮浓汁,倾入排骨,烹入黄酒,翻炒后淋上香油。

【用法】佐餐服食。每日1次,连服7～10日。

【功效】补气健脾。适用于脾虚气弱。

参枣米饭

【组成】党参 5 克，大枣 10 枚，糯米 200 克，白糖 25 克。

【制法】将党参、大枣加水适量泡发后煎煮 30 分钟，捞去党参、大枣，留汤备用。糯米淘净，放在大碗中加水适量蒸熟后扣在盘中，把枣摆在上面，再把汤液加白糖煎成黏汁，浇在枣饭上即成。

【用法】佐餐服食。

【功效】健脾益气养胃。适用于体虚气弱、乏力倦怠、心悸失眠、食欲缺乏、便溏、水肿等。

春盘面

【组成】白面粉 3000 克，羊肉 1000 克，羊肚 500 克，鸡蛋 5 个，蘑菇 200 克，韭黄 250 克，白菜心 500 克，生姜、食盐、胡椒粉、料酒、醋各适量。

【制法】将羊肉、羊肚洗净，切成 2 厘米见方的小块；蘑菇洗净，一切两半；白菜心洗净，切段；韭黄洗净，与白菜心剁碎待用。将白面粉加适量水，放入韭黄、食盐，揉成面团，用擀面杖擀薄，切成面条。将羊肉块、羊肚块放入铝锅内，加入生姜、蘑菇，置大火上烧沸，然后将面条下入，煮熟后放入食盐、料酒、醋、胡椒粉即成。

【用法】吃面条，喝汤，吃饱为度。

【功效】补中益气。适用于脾胃气虚、营养不良所致的气短、懒言、肢体困倦、身体消瘦等。

枣泥芝麻团

【组成】黑芝麻 150 克,糯米粉 500 克,白糖 400 克,大枣 300 克。

【制法】将糯米粉放盆内,加白糖 150 克,加水适量揉匀作坯;大枣浸水使其膨胀后去皮、核,制成枣泥,加糖 250 克作馅。将黑芝麻炒熟后放平盘中,用糯米粉坯包枣泥馅,放蒸笼蒸热,取出后放黑芝麻中滚粘一层黑芝麻即成。

【用法】随意服食。

【功效】补中益气,增强体力,滋阴润燥。适用于肝肾精血不足所致的眩晕、头发早白、腰膝酸软等。

人参汤圆

【组成】人参粉 5 克,玫瑰蜜 15 克,樱桃蜜、黑芝麻各 30 克,白糖 150 克,鸡油 30 克,面粉 15 克,糯米粉 500 克。

【制法】将鸡油熬熟,滤渣凉凉;面粉放干锅内炒黄;黑芝麻炒香、捣碎。将玫瑰蜜、樱桃蜜压成泥状,加入鸡油、白糖,撒入人参粉、黑芝麻粉和匀,做成馅;将糯米粉加适量水和匀,包上馅做成汤圆。等锅内清水烧沸时,将汤圆下锅煮熟即成。

【用法】可做早餐或晚餐,适量服用。

【功效】补中益气,安神强心。适用于脾虚泄泻、心悸自汗、倦怠乏力等。

鸡头粉馄饨

【组成】羊肉 250 克,草果 2 个,豌豆 100 克,陈皮末、生姜末、生姜汁、木瓜汁、芡实粉、豆粉、葱末、食盐各适量。

【制法】将草果、豌豆捣碎去皮,与羊肉同熬汤备用;羊肉切碎做馅,入陈皮末、生姜末调匀。将芡实粉、豆粉加适量水和匀,作馄饨皮,按常法包制馄饨,煮熟后向汤内加熟豌豆、生姜汁、木瓜汁、葱末、食盐调匀。

【用法】分次随量服用。

【功效】补中益气。适用于体质虚弱者。

参芪精

【组成】党参 250 克,黄芪 250 克,白糖 500 克。

【制法】将党参、黄芪洗净,用凉水泡透,加水适量煎煮,每 30 分钟取药液 1 次,共煎煮 3 次,然后合并药液。将合并的药液用小火熬至黏稠时停火,等浓缩液冷却后加入白糖使之吸净药液,混合均匀,晒干,压碎,装入玻璃瓶。

【用法】每次 10 克,用沸水冲化后服用,每日 2 次。

【功效】补益肺脾之气。适用于心悸气短、食少便溏、脏器下垂、水肿、气喘、头晕等。

龙眼参蜜膏

【组成】党参 250 克,沙参 125 克,龙眼肉 120 克,白蜜适量。

【制法】将各药以适量水浸泡发透后煎煮,每 20 分钟取煎液 1 次,再加水煎煮,共取煎液 3 次,合并煎液,以小火煎熬浓缩,至稠黏如膏时加等量白蜜,至沸停火,待冷装瓶备用。

【用法】每次 1 汤匙,以沸水冲化后顿服,每日 3 次。

【功效】补元气,清肺热,开声音,助筋力。适用于体质虚弱、消瘦、烦渴、干咳少痰、声音嘶哑、无力疲倦等。

参苓粥

【组成】人参 10 克,白茯苓(去黑皮)10 克,粳米 100 克,生姜 10 克,食盐适量。

【制法】将人参、白茯苓、生姜水煎,去渣取汁。将粳米下入药汁内煮成粥,熟时加入食盐搅匀即可。

【用法】空腹食用。

【功效】健脾益气,补虚。适用于虚羸少气;亦适用于胃气不和、不思饮食、日渐消瘦。

人参酒

【组成】人参 30 克,白酒 500 毫升;或人参 500 克,糯米

500 克,酒曲适量。

【制法】冷浸法:将人参加入白酒,加盖密封,置阴凉处,浸泡 7 日后即可取用。酒尽添酒,味薄即止。酿酒法:将人参压末,糯米煮半熟,沥干,酒曲压细末,合一处拌匀,入坛内密封,周围用棉花或稻草保温令其发酵,10 日后即可启用。

【用法】每次服 20 毫升,每日早晚各服 1 次。

【功效】补中益气。适用于面色萎黄、神疲乏力、气短懒言、声低、心慌、自汗、食欲缺乏、易感冒等。

双参酒

【组成】党参 40 克,人参 10 克,白酒 500 毫升。

【制法】将前 2 味切成小段(或不切),置容器中,加入白酒,密封,浸泡 7 日后即可取用。

【用法】每次空腹服 10～15 毫升,每日早晚各服 1 次。须坚持常服。

【功效】健脾益气。适用于脾胃虚弱、食欲缺乏、体倦乏力、肺虚气喘、血虚萎黄、津液不足,年老体虚者可经常服用。

百益长春酒

【组成】党参、生地黄、茯苓各 90 克,白术、白芍、当归、红曲各 60 克,川芎 30 克,木樨花 500 克,龙眼肉 240 克,高粱酒 1500 毫升,冰糖 1500 克。

【制法】将前 10 味共研为粗末,入布袋,置容器中,加入高粱酒,密封,浸泡 5～7 日后滤取澄清酒液,加入冰糖,溶化即成。

【用法】每次服 25～50 毫升,每日服 2～3 次,或视个人酒量大小适量饮用。

【功效】健脾益气,益精血,通经络。适用于气血不足、心脾两虚之气少乏力、食少脘满、睡眠欠安、面色无华等。

参桂酒

【组成】人参 15 克,肉桂 3 克,低度白酒 1000 毫升。

【制法】将前 2 味置容器中,加入白酒,密封,浸泡 7 日后即可取用。酒尽添酒,味薄即止。

【用法】每次服 30～50 毫升,每日早晚各服 1 次。

【功效】补气益虚,温经通脉。适用于中气不足、手足麻木、面黄肌瘦、精神萎靡等。

人参百岁酒

【组成】红参 1 克,熟地黄 9 克,玉竹、何首乌各 15 克,红花、炙甘草各 3 克,麦冬 6 克,白酒 1000 毫升,蔗糖 100 克。

【制法】各药用白酒 1000 毫升作为溶剂置坛内密封,浸渍 2 日以上,再按每分钟 1～3 毫升的速度渗漉。将渗漉液与压榨液得到的药液合并,加入蔗糖 100 克,搅拌溶解后静置过滤,贮瓶备用。

【用法】每次服 15～30 毫升,每日服 2 次。

【功效】补养气血,乌须黑发,宁神生津。适用于头晕目眩、耳鸣健忘、心悸不宁、失眠梦多、气短汗出、面色苍白、舌淡脉细弱者。

竹根七酒

【组成】竹根七、长春七、牛砂莲各 15 克,牛膝、木瓜各 9 克,芋儿七、伸筋骨各 6 克,夏枯草 30 克,白酒 500 毫升。

【制法】将前 8 味切碎,置容器中,加入白酒,密封,浸泡 10 日后过滤去渣即成。

【用法】每次服 10～15 毫升,每日服 1 次。

【功效】补中益气,清利虚热。适用于骨蒸痨热。

长生固本酒

【组成】人参、枸杞子、山药、五味子、天冬、麦冬、生地黄、熟地黄各 60 克,白酒 1500 毫升。

【制法】将前 8 味切碎,入布袋,置容器中,加入白酒,密封,置入锅中,隔水加热约 30 分钟,取出,埋入土中数日以出火毒,取出,静置后即可取用。

【用法】每次服 10 毫升,每日早晚各服 1 次。

【功效】益气滋阴。适用于气阴两虚所致的四肢无力、易于疲劳、腰酸筋软、心烦口干、心悸多梦、头晕目眩、须发早白等。

乌鸡参归酒

【组成】嫩乌鸡 1 只,党参、当归各 60 克,白酒 1000 毫升。

【制法】将乌鸡煺毛,去肠杂等。将党参、当归洗净,切碎,纳入鸡腹内,用白酒和 1000 毫升水煎煮,约煮至酒汁余半,取出鸡,贮酒汁备用。

【用法】每次服 50～100 毫升,兼食鸡肉,每日早晚各服 1 次。

【功效】补虚养身。适用于虚劳体弱羸瘦、气短乏力、脾肺俱虚、精神倦怠等。

扶衰仙凤酒

【组成】肥母鸡 1 只,大枣 200 克,生姜 20 克,白酒 2500 毫升。

【制法】将鸡煺毛,去肠杂后清洗干净,切成数小块;将生姜切薄片;大枣切开、去核。将鸡、姜、枣置于瓦坛内,将白酒全部倒入,用泥封固坛口。取一大铁锅,将瓦坛放入锅中,倒入水,以能浸瓦坛一半为度,盖上锅盖,置火上,先用大火煮沸,后用小火煮约 2 小时,取出酒液,放凉水中拔出火毒,药酒即成,备用。

【用法】鸡、姜、枣和酒,随意服食,每日早晚各服 1 次。

【功效】补虚,健身,益寿。适用于劳伤虚损、瘦弱无力、女子赤白带下等。

人参茯苓酒

【组成】人参、生地黄、茯苓、白术、白芍、当归、红曲各30克,川芎15克,龙眼肉120克,高粱酒2升,冰糖250克。

【制法】各药共碎为粗末,白布袋盛,置于净器中,注酒浸4~5日,去渣加冰糖。

【用法】每日随量,徐徐饮之。

【功效】补虚,益寿。适用于气血亏损、脾虚胃弱、形体消瘦、面色萎黄。

二、补 血

补血是中医治疗血虚证的方法,又称养血,属补法。血虚证是由于血不足而使脏腑组织失于濡养所表现出来的证候。补血能使脏腑组织得到血液的充分濡养,使脏腑组织的功能恢复正常。血虚证主要有心血虚证和肝血虚证,补血法有补心血和补肝血。此外,气虚、精亏、血瘀等也可导致血虚证的发生,所以补血还有补气生血、填精补血、祛瘀生新等方法。常用熟地黄、当归、何首乌、阿胶等药物组成方剂。临床上使用补血法时应注意以下两点:①因痰浊、火热邪气所致的心悸、失眠、眩晕,热盛所致的肢体抽搐及瘀血所致的闭经,不适宜使用补血法。②血虚患者要忌用温燥伤阴的药物。③女性缺铁性贫血,可用铁灵芝食疗。

生地乌鸡汤

【组成】乌鸡(1500 克以上)1 只,生地黄 120 克,饴糖 120 克。

【制法】乌鸡宰杀后去毛及肠杂,洗净。生地黄洗后切片,加饴糖拌和后装入鸡腹内,缝好,放进瓦钵内,放入铜锅中隔水蒸烂。

【用法】吃肉,喝汤。

【功效】补血养肝。适用于肝血亏虚或产后血虚血热,以及失血后所出现的贫血等。

三妙汤

【组成】鲜生地黄、鲜枸杞子各 1000 克,蜂蜜 100 毫升。

【制法】将生地黄、枸杞子压榨取汁,将药汁放入银器(或瓷器)中,再加入蜂蜜同煎,如稀饴糖状即成。

【用法】每天早、晚空腹,用黄酒或白汤调服 1 大匙(10毫升以上)。

【功效】滋肝养血。适用于肝血不足、肝火偏旺的头晕目眩,月经量少或闭经,或月经量过多而致的贫血,以及放、化疗引起的贫血。

当归羊肉羹

【组成】当归 25 克,黄芪 25 克,党参 25 克,羊肉 60 克,葱段、姜片、料酒、味精、食盐各适量。

【制法】将羊肉洗净,当归、黄芪、党参装入纱布袋内并扎好口,一同放入铝锅内,加葱段、姜片、食盐、料酒和适量的水,用大火烧沸,再用小火煨炖,直至羊肉熟烂。加入味精调味即可。

【用法】吃肉,喝汤。

【功效】补血活血,调经止痛,润肠通便。适用于血虚及病后气血不足的贫血。

兰花鸭肝羹

【组成】兰花 15 朵,鸭肝 400 克,清汤 1000 毫升,鸡蛋 1 个,葱、生姜、食盐、味精、料酒、白胡椒粉、湿淀粉、香油、味精各适量。

【制法】将葱、生姜洗净,切片,泡入约 70 毫升清汤内;鸭肝洗净,除去苦胆,用刀背砸成细茸,置碗内,用泡葱、姜的清汤搅开后过滤去渣,入食盐、味精、料酒、白胡椒粉、蛋清、湿淀粉拌匀,上笼用大火蒸熟。炒勺内注入清汤烧沸,放入食盐、味精、料酒、白胡椒粉,去浮沫,淋入香油,撒上兰花,轻轻注入鸭羹即成。

【用法】随意服食。

【功效】养肝补血。适用于肝虚目暗、血虚头晕、面色不华等。老年人食用更为有益。

乌贼羹

【组成】乌贼肉 500 克,葱段、姜片、酱油、花生油、香油、白糖、食盐、料酒各适量。

【制法】将乌贼肉洗净,择去杂质,放沸水锅中氽片刻,捞出,用凉水冲洗干净,沥净水分待用。锅中放花生油,烧热时加葱、姜略煸,然后加入乌贼肉、白糖、食盐、料酒,注入适量水,先用大火烧沸,改用小火炖至肉熟汤汁浓稠时捞出葱、姜,淋上香油拌匀即成。

【用法】佐餐食用。

【功效】补心通脉,和血清肾,保精明目,养血滋阴,适用于妇女血虚、经闭、崩漏、带下等病症。健康人食之能强身。

紫河车粥

【组成】新鲜胎盘 100 克(或紫河车 10 克),小米 100 克。

【制法】将新鲜胎盘洗净、切碎,与小米同煮粥。如无新鲜胎盘,可用紫河车研粉,待小米粥煮熟后调入,再煮 2～3沸,调匀即可。

【用法】温热服食。

【功效】益气养血,补虚。适用于元气不足、精血亏虚而致虚损羸弱、倦怠乏力、咳喘咯血、遗精早泄、性功能减弱、女子不孕或乳少等症。

奶粥

【组成】牛奶或羊奶(幼儿也可用人乳)适量,大米 100 克,白糖适量。

【制法】先用大米加水煮粥,待煮至半熟时加奶、白糖同煮成粥。

【用法】早、晚餐温热空腹服食。

【功效】补虚损,益气血,润五脏。适用于一切虚弱劳损、气血不足、病后或产后羸瘦、年老体弱、婴幼儿营养不良,以及反胃噎膈、大便燥结等。

大枣羊骨糯米粥

【组成】羊胫骨(即四肢的长骨)1～2 根,大枣(去核)20～30 枚,糯米适量,调料各适量。

【制法】将羊胫骨敲碎,与大枣、糯米加水煮成稀粥,加调料调味。

【用法】每日分 2～3 次服完。

【功效】益气血,补脾胃,健骨固齿。适用于腰膝酸软乏力、贫血、血小板减少性紫癜、小儿牙齿生长缓慢等。

大枣粥

【组成】大枣(去核)10 枚,粳米 100 克,冰糖适量。

【制法】将粳米、大枣淘洗干净,放入锅内,加水适量,先用大火煮沸,改小火熬至熟烂成粥,加入冰糖溶化。

【用法】早、晚餐服食。

【功效】补气血,健脾胃。适用于脾胃虚弱、气血不足的贫血、血小板减少、慢性肝炎、过敏性紫癜、营养不良、病后体虚、食少便溏、羸瘦衰弱。

首乌粥

【组成】何首乌 30～60 克,粳米 100 克,大枣 2～3 枚,冰糖适量。

【制法】何首乌入砂锅煎取浓汁,去渣,与粳米、大枣、冰糖同煮为粥。

【用法】早、晚餐服食。

【功效】养肝补血,益肾抗老。适用于老年肝肾不足、阴血亏损、头晕耳鸣、头发早白、贫血、神经衰弱,以及老年性高血脂、血管硬化、大便干燥等病症。

当归补血茶

【组成】当归 10 克,熟地黄 10 克,大枣 30 克。

【制法】将 3 味共置砂锅内加水煎煮,取汁。

【用法】每日 1 剂,不拘时代茶饮用。

【功效】养血补血。适用于阴血亏虚所致身体虚弱、面色萎黄、妇女月经不调等。

地黄鸡

【组成】生地黄 250 克,饴糖 250 克,乌鸡 1 只。

【制法】将乌鸡宰杀,去毛及内脏,洗净。生地黄洗净,切成宽 0.5 厘米、长 2 厘米的条,与饴糖拌匀,装入鸡腹内,将鸡放入盆中,再将盆置于蒸笼内蒸熟即成。

【用法】不放食盐、醋,吃肉,喝汤。

【功效】补髓养血。适用于腰膝酸痛、不能久立、身重气乏、骨蒸盗汗及血虚等。

三七蒸鸡

【组成】三七 20 克,母鸡 1 只,料酒、生姜、葱、味精、食盐各适量。

【制法】将鸡宰杀,去毛、爪、内脏,洗净,剁成长方形的小块装入盆中;取 10 克三七磨粉备用,余下者上蒸笼蒸软后切成薄片;生姜切成大片,葱切段。把三七片放入鸡盆中,葱、姜摆在鸡上,注入适量水,加入料酒、食盐,上笼蒸约 2 小时取出,拣去葱、姜,调入味精,撒入三七粉拌匀即成。

【用法】佐餐服食。

【功效】补血。适用于贫血、面色萎黄、久病体弱等。

归参炖母鸡

【组成】当归 15 克,党参 15 克,母鸡(约 1500 克)1 只,葱、生姜、料酒、食盐各适量。

【制法】将母鸡宰杀后,去毛和内脏,洗净;将当归、党参放入鸡腹内。将鸡放进砂锅,加入葱、生姜、料酒、食盐及适量水,用大火烧沸,改用小火煨炖,直至鸡肉熟烂即成。

【用法】分餐吃肉,喝汤。

【功效】补血壮体。适用于肝脾血虚之慢性肝炎和各种贫血。

归参山药猪心

【组成】当归、米醋、姜丝各 10 克,党参 30 克,山药 20 克,猪心 200 克,食盐 3 克,大蒜 4 枚,香油适量。

【制法】将猪心切开,剔去筋膜,洗净。将当归、党参、山药装入纱布袋内,扎紧袋口,与猪心一起放入锅内,加食盐及适量水,炖至猪心熟透,捞出猪心,切成薄片。

【用法】佐餐食用。

【功效】补血益气健脾。适用于血虚,症见心悸气短、困倦无力、健忘失眠、自汗等。

熘炒黄花猪肾

【组成】黄花菜 50 克,猪肾 500 克,植物油、葱段、姜片、蒜片、食盐、白糖、湿淀粉各适量。

【制法】将猪肾切开,剔去筋膜和臊腺,洗净,切成腰花;黄花菜用水泡发,撕成小条。炒锅内放植物油烧热,先煸炒葱、姜、蒜,再爆炒猪肾,至变色熟透时加黄花菜、食盐、白糖煸炒片刻,用湿淀粉勾芡即可。

【用法】顿食或分顿食。

【功效】养血平肝,补肾通乳。适用于肾虚腰痛、耳鸣、产妇乳少等。

三、补 阳

肾为阳气之本,故补阳多指温补肾阳。补阳适用于畏寒肢冷、神疲嗜睡、面色苍白、呕吐清水、下利清谷、筋脉拘挛、肢体关节冷痛、舌质淡、脉沉弱或迟等虚寒病证。

壮阳狗肉汤

【组成】狗肉 250 克,附片 15 克,菟丝子 10 克,食盐、味精、姜片、葱段、料酒、清汤各适量。

【制法】将狗肉洗净,整块放入沸水锅内汆透,捞入凉水内洗净血沫,切成 3.3 厘米长的方块。将狗肉放入锅内,同姜片煸炒,加入料酒,然后将狗肉、姜片一起倒入砂锅内。再将菟丝子、附片用纱布袋装好扎紧,与食盐、葱段一起放入砂锅内,加入清汤,用大火烧沸,改用小火煨炖,至肉熟烂,拣去药袋,加入味精。

【用法】每日 2 次,吃肉喝汤,佐餐食用。

【功效】温肾助阳,补益精髓。适用于阳气虚衰,精神不振、腰膝酸软等。

锁阳壮阳粥

【组成】锁阳 10 克,羊肉 100 克,大米 100 克。

【制法】将羊肉洗净,细切。先煎锁阳,去渣,再入羊肉和大米同煮为粥。

【用法】空腹食用。

【功效】温阳补肾。适用于平素肾阳虚,腰膝酸软、肢冷畏寒、阳痿、老年便秘等。大便溏泻及早泄者慎用。

枸杞羊肾粥

【组成】枸杞叶 500 克,羊肾 2 个,羊肉 250 克,粳米 250克,葱白 5 克。

【制法】将羊肾洗净,去臊腺和脂膜,切成细丁;葱白洗净,切成段;羊肉洗净;枸杞叶洗净,用纱布装好,扎紧;粳米淘净。将各味一同放入铝锅,加水适量熬粥,待肉熟、米烂成粥时即可。

【用法】吃羊肾、羊肉,喝粥。

【功效】补肾填精。适用于肾精衰败,腰脊疼痛、性功能减退等。

核桃粥

【组成】核桃仁 30 克,粳米 100 克。

【制法】将核桃仁研细,水搅滤汁。取粳米煮粥,米熟后将核桃仁汁加入再煮,去掉生油气味即可。

【用法】空腹食用。

【功效】温肾固精,润肠纳气。适用于阳虚咳嗽、腰痛脚弱、阳痿滑精、小便频数、大便燥结等。

韭菜粥

【组成】鲜韭菜 30～60 克(或韭菜子 5～10 克),粳米 100 克,食盐适量。

【制法】将鲜韭菜洗净切细(或韭菜子研为细末),先煮粳米为粥,待粥沸后加入韭菜(或韭菜子末),再加入食盐调味。

【用法】温热食,每日 2 次。

【功效】补肾壮阳,固精止遗,健脾暖胃。适用于虚寒久痢,以及阳痿、早泄、遗精、白浊等。

桂心粥

【组成】桂心末 30 克,粳米 120 克,冰糖适量。

【制法】将粳米淘洗净,加适量水煮粥,粥将熟时放入桂心末和冰糖,稍煮片刻,停火起锅。

【用法】早、晚温热服食。一般 3～5 日为 1 个疗程。

【功效】补元阳,暖脾胃,除积冷,通血脉。适用于命门火衰、肢冷脉数、亡阳虚脱、腹痛泄泻、寒疝疼痛、腰膝冷痛等。

 附子粥

【组成】炮附子 3～10 克,干姜 3 克,粳米 100 克,葱白、红糖各适量。

【制法】将 2 味药捣细,过罗为末,与粳米同煮为粥,粥熟后加入葱白、红糖调味。

【用法】每日分 2 次温热服食。一般 3～5 日为 1 个疗程。

【功效】补阳温中,散寒止痛。适用于肾阳不足,命门火衰所致畏寒肢冷、阳痿尿频,以及脾阳不振、脘腹冷痛、大便溏泄、冷痢。

御龙酒

【组成】人参 30 克,鹿茸 20 克,龙滨酒 500 毫升。

【制法】将人参、鹿茸浸泡于龙滨酒内,10 日后取用。

【用法】每次服 20 毫升,每日服 2～3 次。亦可佐餐饮用。

【功效】补脾益肺,生津止渴,安神益智。适用于疲乏神倦、气短懒言、食欲缺乏、畏寒怕冷、腰酸腿软、健忘、失眠等虚损之症。

糖糟茶

【组成】糖糟 500 克,鲜生姜 120 克。

【制法】将糖糟打烂,和姜再捣,制成小饼晒干,放瓷瓶内备用。

【用法】每日清晨取饼 1 个,泡沸水内,15 分钟后当茶饮用。

【功效】益气暖胃。适用于气虚阳微,饮食不下、面色苍白、形寒气短、泛吐清涎、面浮足肿、腹胀不适、舌苔淡白、脉象细弱等。

鹿角胶酒

【组成】鹿角胶 80 克,白酒适量。

【制法】将鹿角胶碎成细粒,放入小坛内,倒入白酒,以淹没鹿角胶为准,然后用小火煮沸,边煮边往坛内续添白酒,直至白酒添尽,鹿角胶溶化完(药酒约有 500 毫升),取下待降温后收入瓶中。

【用法】每晚临睡前空腹温饮 15～20 毫升。

【功效】温补精血。适用于精血不足的腰膝无力、两腿酸软,肾气不足的虚劳遗精滑精,虚寒性咳嗽、崩漏带下、子宫虚冷及跌打损伤等。

肾阳酒

【组成】雄鸡睾丸 4 对,龙眼肉 200 克,白酒 1000 毫升。

【制法】选用刚开始啼鸣的雄鸡的睾丸,放入碗中蒸熟,然后剖开,晾干,与龙眼肉同放入白酒中,密封浸泡 3 个月即可取用。

【用法】每次服 10～15 毫升，每日 2 次。

【功效】养心安神，温补肾阳。适用于中老年人阳虚畏寒、腰膝酸软及肢体冷痛、失眠、食欲缺乏等。

红烧鹿肉

【组成】鹿肉 500 克，水发玉兰片 25 克，香菜、酱油、绍酒、食盐、白糖、味精、花椒水、葱、生姜、湿淀粉、菜油、鸡汤、香油各适量。

【制法】将鹿肉洗净，切块；玉兰片切成片；香菜切段。铁锅内放入菜油，烧热后将鹿肉下油锅内，炸至火红色时捞出。锅内留底油，用葱、生姜炸锅，下酱油、花椒水、食盐、料酒、白糖、味精、鸡汤，再下鹿肉，烧沸后改小火煨炖，至肉熟烂时加入湿淀粉勾芡，淋入香油，撒上香菜段即成。

【用法】佐餐随量食用。

【功效】补五脏，调血脉，治虚劳，壮阳益精，暖腰脊。适用于肾阳不足所致的腰膝酸软、阳痿早泄、畏寒肢冷等。

姜附烧狗肉

【组成】熟附片 30 克，生姜 150 克，狗肉 1000 克，大蒜、葱各适量。

【制法】将狗肉洗净，切成小块；将生姜煨熟。将附片放入铝锅（或砂锅）内，先煎熬 2 小时，然后将狗肉、大蒜、生姜、葱放入,加水适量炖煮,直至狗肉熟烂即成。

【用法】可分多餐服食,一次不宜过饱。

【功效】补肾壮阳,益精固肾。适用于肾阳虚,肾精不固的遗精、阳痿、早泄、遗尿等。

虫草炖黄雀

【组成】冬虫夏草 6 克,黄雀 12 只,生姜 2 片。

【制法】将黄雀去毛和内脏,洗净,切块。将冬虫夏草、生姜片和黄雀块放入瓦锅内,加水适量,小火炖 2～3 小时,以黄雀肉熟烂为度。

【用法】将药和肉一起服食。

【功效】补脑兴阳,填精益髓。适用于中老年人阳气衰败、肾精亏损所致的身体虚弱、阳痿、早泄、性功能低下等。

四、补 阴

补阴是中医治疗阴虚证的方法,又称滋阴、养阴、育阴、益阴,属补法。补阴法常用于治疗形体消瘦,口咽干燥,两目干涩,眩晕,耳鸣,干咳少痰,痰中带血,胃中灼热等。

不同脏腑的阴虚证临床表现各有特点,其治法和用药也有差异,故补阴法有补心阴、补肺阴、补胃阴、补肝阴、补肾阴等。常用生地黄、龟甲、天冬、麦冬、百合、熟地黄、知母、山茱萸等药物为主组成方剂。临床上具体使用补阴法时应注意以下两点：①因实热或感受外邪时所致的发热、口渴、自汗出等病证，不适宜用本法治疗。②因温燥药易伤阴液，故阴虚证忌用温燥药物。

银耳参蛋汤

【组成】银耳 10 克，北沙参 15 克，红皮鸡蛋 1 个，冰糖适量。

【制法】将银耳用凉开水浸泡变软，与沙参一起先用水煎煮 30 分钟，鸡蛋去壳打入碗内搅匀后倒入锅中，加入冰糖，煮至蛋熟即可。

【用法】饮汤，食银耳、鸡蛋。

【功效】滋阴润肺。适宜于肺阴不足之咳嗽日久不愈、咽喉干痛、干咳无痰或痰黏不易咳出、口渴喜饮等。

龟羊汤

【组成】羊肉、龟肉各 100 克，党参、枸杞子、制附片各 10克，当归、姜片各 6 克，冰糖、料酒、葱段、味精、胡椒粉、熟猪油各适量。

【制法】将龟肉用沸水烫一下，刮去表面黑膜，剔去脚爪，洗净；羊肉刮洗干净；将龟肉、羊肉随凉水下锅，煮沸 2 分钟，去掉腥味，捞出，用清水洗净，然后均切成方块。党参、枸杞子、制附片、当归用水洗净。锅中放入熟猪油，烧至八成热时下龟肉、羊肉煸炒，烹入料酒，继续煸炒，炒干水分，然后放入砂锅,再放冰糖、党参、制附片、当归、葱段、姜片,加清水 750 毫升,先用大火烧沸,再移至小火上炖到九成烂,放入枸杞子,继续炖 10 分钟左右,离火,去掉姜、葱、当归,放入味精、胡椒粉即成。

【用法】佐餐食用,每日 2 次。

【功效】滋阴补血,补肾壮阳。适用于腰膝酸软、面色无光、须发早白、畏寒、尿清长,以及心烦口渴等阴阳俱虚者。健康人食用能防病强身,保持精力充沛。

玫瑰枣糕

【组成】大枣 150 克,慈菇 60 克,核桃仁 30 克,猪板油120 克,鸡蛋 2 只,甘薯 90 克,网油 60 克,瓜片 15 克,玫瑰 6克,白糖 100 克。

【制法】用铁丝网盛大枣,置火上边烧边簸动,烧至枣皮变黑,即放入凉水中,泡约 5 分钟,捞起擦去黑壳并去核留肉,剁成泥备用;将核桃仁用沸水泡后剥去皮,入油锅中炸黄,捞出;甘薯煮熟,去皮,压成茸;猪板油去筋,剁成泥;核桃仁、瓜片、慈菇分别切丁。将枣泥、猪板油和甘薯泥装入盆内,将鸡蛋打破、搅匀后倒入,再加核桃仁、瓜片、慈菇,拌成糕泥将网油铺于碗底,油边吊在碗口外,将糕泥放入,用手压平,将网油边搭转回来盖着糕泥,用湿绵纸密封,上笼蒸 40 分钟,出笼翻扣入另一盘中,揭去网油,撒放白糖即成。

【用法】佐餐食用。

【功效】补脾肾,平虚喘,润肠通便。适用于肾虚喘咳、脾虚食少、大便秘结等。

天冬烧卖

【组成】天冬 40 克,猪肉 400 克,面粉 600 克,鸡蛋 4 个,洋葱 2 个,嫩笋 2 个,藕粉、调料各适量。

【制法】将面粉堆在面板上,顶部打入蛋清 1 个,然后用淡盐水揉面,揉至面团软硬适度,揪成小面团。藕粉用纱布包好,作布面用,将面团擀成极薄片,切成 9 厘米见方的烧卖皮。将天冬用水浸泡至软,将猪肉、笋、洋葱、天冬剁碎,搅入鸡蛋、酱油、食盐、香油等。将面皮放在左手上,取馅适量放中央,左手收拢,稍按压即成 1 个烧卖,包齐后入笼蒸 30 分钟至皮透明即可。

【用法】当主食吃。

【功效】润肺养阴,清热止咳。适用于干咳少痰、口渴咽干、咯血等。

山药茯苓包

【组成】山药粉 100 克,茯苓粉 100 克,面粉 2000 克,白糖 300 克,食用碱、熟猪油、青丝、红丝各适量。

【制法】将山药、茯苓粉置大碗中,加凉水适量浸成糊状,上笼蒸 30 分钟,取出后加面粉和好,发酵调碱制成软面,再以白糖、猪油、青丝、红丝作馅,包成包子,蒸熟。

【用法】每日 1 餐,当早点吃。

【功效】益脾,补心,涩精。适用于食少纳呆、消渴、遗尿、遗精、早泄等。

枣荷叶

【组成】面粉 500 克,大枣、山药粉各 250 克,酵母、食用碱各 5 克。

【制法】面粉加水和酵母发好;大枣用水发好、洗净。将发好的面加碱,与山药粉揉匀,做成小面剂,用手挤成长圆形片,把 4 个枣放在长面片的一边,将另一边折叠过来,用手一按,码上两个枣,形成荷叶状,上笼蒸 15 分钟。

【用法】作主食。

【功效】滋肾健脾,养阴补血。适用于肾脾两虚、阴血不足。

玫瑰橘络汤圆

【组成】鲜玫瑰花 1 朵,糯米粉 500 克,橘子 200 克,炒熟的豆沙馅 100 克,白糖适量。

【制法】将糯米粉用水和匀揉软,分成 60 个小剂,每个剂内包 1 份豆沙馅,搓成龙眼大的汤圆,码在盘内,用湿布盖好;橘子去皮取橘络切成小丁,放在大碗内;鲜玫瑰花洗净,取大花瓣放入橘络碗内。清水烧沸,下汤圆,待汤圆全浮在水面上时加入白糖,水沸后盛入放橘络、玫瑰花的大碗。

【用法】作主食。

【功效】理气解郁,生津润肺。适用于肺阴虚证。

天冬粥

【组成】天冬 15～20 克,粳米 100 克,冰糖适量。

【制法】将天冬水煎,去渣取汁。将粳米加入天冬汁煮粥,候熟,入冰糖,稍煮即可。

【用法】空腹食用。

【功效】养阴清热,润肺滋肾。适用于肺肾阴虚,咳嗽吐血、阴虚发热、咽喉肿痛、消渴便秘等。

燕窝粥

【组成】燕窝 5 克,冰糖 10 克,粳米 50 克。

【制法】将燕窝用开水泡发,择出杂质,与淘洗净的粳米同煮粥,先用大火煮沸,改小火慢炖,加入冰糖,待粥汁稠黏、燕窝极烂即成。

【用法】每日早晨服食。

【功效】滋阴润燥,益气补中。适用于虚损劳疾,咳嗽痰喘、咯血、噎膈反胃、久痢、久疟、大便秘结、身体虚弱等。

石斛粥

【组成】鲜石斛 30 克(干品 5～15 克),粳米 50 克,冰糖适量。

【制法】取石斛加水久煎 30 分钟以上,去渣取汁,入粳米、冰糖,再加水同煮,至米开粥稠即成。

【用法】温热服食。

【功效】滋阴清热,养胃生津。适用于热病伤津,心烦口渴、病后津亏、虚热不退、胃虚隐痛而兼干呕、舌光苔少,以及虚劳瘦弱、腰腿酸软、筋骨无力。

银耳粥

【组成】银耳 5～10 克,粳米 60～100 克,大枣(去核) 3～5 枚,冰糖适量。

【制法】将银耳浸泡半日,加入粳米和大枣,同煮成粥,待粥将熟时加入冰糖,稍煮即成。

【用法】可供晚餐或作点心服食。

【功效】润肺生津,滋阴养胃,益气止血,补脑强心。适用于虚劳咳嗽、痰中带血、肺结核、阴虚内热,以及慢性便秘、痔疮出血等。

麦冬粥

【组成】鲜麦冬汁、鲜生地黄汁各 50 毫升,薏苡仁 15 克,粳米 50～100 克,生姜适量。

【制法】将薏苡仁、粳米煮粥,再下麦冬与生地黄汁,调匀煮成稀粥,干呕者入生姜。

【用法】空腹食用,每日 2 次。

【功效】养阴润燥,降逆止呕。适用于舌红口干、口渴引饮,或干呕呃逆、妊娠恶阻,或咳吐脓痰、舌红口干,或阴虚心悸、心烦,或消渴、小便多。

西洋参茶

【组成】西洋参 1～2 克。

【制法】西洋参切成薄片,以沸水浸泡 20 分钟。

【用法】每日 1 次,不拘时当茶频饮。

【功效】益气生津,润肺清热。适用于气阴两虚所致少气、乏力、口干,以及肺胃阴虚,低热或虚火上炎之口舌糜烂等。

甜菊茶

【组成】甜菊 6～9 克。

【制法】甜菊用沸水冲泡 5 分钟即可。

【用法】每日 1 剂,不拘时代茶饮用。

【功效】养阴生津。适用于胃阴不足,口干口渴;亦可用于高血压、糖尿病、肥胖症或应限制食糖的患者。

酥油茶

【组成】酥油 150 克,牛奶 1 杯,砖茶、食盐各适量。

【制法】将 100 克酥油,食盐 5 克,与牛奶、食盐一起倒入干净的容器内,再倒入 1～2 升熬好的茶水,然后用洁净的细木上下抽打 5 分钟,再放入 50 克酥油,再抽打 2 分钟,倒入茶壶内加热 1 分钟左右(不可煮沸,沸则茶油分离,不好喝)即可。

【用法】每日 1 剂,不拘时代茶饮用。

【功效】滋阴补气,健脾提神。适用于病后、产后及各种虚弱之人,可增强体质,增进食欲,加快康复。

桑龙药酒

【组成】桑椹、龙眼肉各 6 克,白酒 1500 毫升。

【制法】将各药置于净瓷罐中,注入白酒,加盖密封,隔日摇晃数下,7 日后开封取用。

【用法】每次服 15～20 毫升,每日 3 次。

【功效】滋阴养血。适用于心脾不足、阴虚血少所致心悸失眠、体弱乏力、耳聋目眩等。

虫草全鸭

【组成】冬虫夏草 10 克,老雄鸭 1 只,清汤、料酒、生姜、葱白、胡椒粉、食盐、味精各适量。

【制法】将鸭宰杀,去毛和内脏,剁去脚爪,在沸水中余一下,捞出凉凉;冬虫夏草用温水洗净;生姜、葱白切好待用。将鸭头顺颈劈开,取冬虫夏草 8～10 枚装入鸭头内,再用绵纸缠紧,余下的冬虫夏草和生姜、葱白一起装入鸭腹内,然后放入盆中,注入清汤,用食盐、胡椒粉、料酒调好味,用湿绵纸密封盆口,上笼蒸约 2 小时,出笼后去绵纸,拣去生姜、葱白,加味精即成。

【用法】佐餐食用。

【功效】补肺肾,益精髓。适用于虚劳咳喘、自汗盗汗、阳痿遗精、腰膝软弱等。

葱烧海参

【组成】水发海参 1000 克,清汤 250 毫升,油菜心 2 棵,料酒 9 毫升,湿淀粉 9 克,熟猪油 45 克,葱段 120 克,酱油、味精、食盐各适量。

【制法】将水发海参洗净,用沸水氽一下;用熟猪油将葱段炸黄,制成葱油。海参下锅,加入清汤 100 毫升和酱油、味精、食盐、料酒,用小火炖烂,将海参捞出,放入大盘内,原汤不用,将菜心放在海参上。锅内放清汤 150 毫升,再加入酱油、味精、食盐、料酒等调料,用湿淀粉勾芡,浇在海参、菜心上,淋上葱油即成。

【用法】佐餐食用。

【功效】滋肺补肾,益精壮阳。适用于肺阴虚的干咳、咯血,肾阴虚的阳痿、遗精,血虚的再生障碍性贫血,以及糖尿病等。

大枣煨肘

【组成】猪肘 100 克,冰糖 150 克,大枣 100 克,猪骨适量。

【制法】将猪肘以常法处理；大枣洗净；冰糖 30 克炒成深黄色糖汁。在砂锅底上垫几块猪骨，加水 1500 毫升，放入猪肘烧沸，撇去浮沫，再将大枣、冰糖汁及其余冰糖放入，用小火慢慢煨，待猪肘煨至熟烂、黏稠、汁浓即成。

【用法】可单食或佐餐。

【功效】补脾益胃，滋阴养血。适用于脾胃虚弱、阴虚血虚，对血小板减少者尤为适宜。健康人食用更能防病强身。

五、健脑益智

中医学认为肾藏精，精生髓，脑为髓海；脑是人之灵机与记忆所在，为元神所藏之处，故又称之为"元神之府"。若肾精充足，脑髓充盈，则博闻强记，思维敏捷，意志弥坚；若肾精亏损，髓海空虚，则会出现记忆减退、思维迟钝、早衰健忘、耳目不聪等病症。健脑益智药膳即专为上述病症而设，多具有益精填髓、健脑益智、聪明耳目、安神定志之功效。

归芪鸡汤

【组成】当归 10 克，黄芪 30 克，鸡（约 1000 克）1 只，姜片、葱段、食盐、料酒各适量。

【制法】鸡处理干净，备用；当归洗净、切薄片；黄芪洗净、切薄片，备用。将鸡放入砂锅内，再放入姜、葱、料酒、黄芪片、当归片,加水适量,用大火烧沸,再用小火熬 1.5～2 小时即成。

【用法】每日随量服食 1 次。

【功效】补益气血,补脑强身。适用于血虚头痛、眩晕、健忘、软弱无力、内伤劳倦、气虚血衰、记忆力减退等。

远志牛肉汤

【组成】远志 9 克,枸杞子 20 克,牛肉 250 克,青菜叶 250 克,食盐、葱段、姜片、料酒各适量。

【制法】远志、枸杞子淘洗干净,除去杂质;牛肉洗净,用沸水煮至变色后捞出,稍凉,切成 3 厘米长、2 厘米宽的小块备用。锅内放入植物油,烧至七成热时放姜、葱爆香,加水适量,放入牛肉块、远志、枸杞子、食盐,用大火烧沸,再小火炖 1.5～2 小时即成。

【用法】每日服食 1 次。

【功效】健脑益智,强骨壮精。适用于精神倦怠、心悸头晕、不寐健忘、头晕、耳鸣等。

龙眼益智汤

【组成】龙眼肉 10 克,冰糖 20 克。

【制法】龙眼肉加水适量,用大火烧沸,再用小火慢煮 20～30 分钟。将冰糖熬成汁,倒入龙眼肉中即成。

【用法】每日服食 1 次。

【功效】健脾益智。适用于脾胃虚弱、智力不达等。

天麻猪脑

【组成】天麻 10 克，猪脑 2 副，葱段、姜片、食盐、料酒、胡椒各适量。

【制法】猪脑挑去红丝后洗净，天麻切片。将猪脑、天麻放入砂锅内，加入料酒、姜、葱、食盐及适量水，用大火烧沸，改小火熬 1.5 小时即成。

【用法】每日服食 1 次。

【功效】补脑，治头风，止眩晕。适用于精神倦怠、心悸头晕、不寐健忘、头晕耳鸣、痴呆等。

枸杞猪脑汤

【组成】猪脑 2 副，枸杞子 20 克，葱段、姜片、食盐、料酒、胡椒各适量。

【制法】枸杞子去蒂和杂质，猪脑挑去红丝、洗净。将枸杞子、猪脑放入砂锅内，加入姜、葱、料酒、食盐及适量水，大火烧沸，改小火熬 1 小时，加入胡椒粉即成。

【用法】每日服食 1 次。

【功效】滋补肝肾，健脑明目。适用于肝肾阴亏，腰膝酸软、头晕目眩、目昏多泪、虚劳咳嗽、消渴遗精等，对小儿智力低下有显著疗效。

枸杞叶豆腐汤

【组成】枸杞叶 150 克,豆腐 400 克,植物油 50 毫升,姜片、葱段、食盐各适量。

【制法】枸杞叶洗净,豆腐洗净、切块。将植物油放入锅内,烧至七成热时放入葱,加入适量水,汤沸后放入豆腐、枸杞叶、姜、食盐,煮沸 5 分钟后停火即成。

【用法】每日服食 1 次。

【功效】清热解毒,补脑。适用于眼睛红痛、记忆力低下、头昏头痛等。

智仁鸭汤

【组成】益智仁 25 克,龙眼肉 10 克,枸杞子 15 克,山药片 15 克,鸭(约 1500 克)1 只,姜片、葱段、料酒、食盐各适量。

【制法】鸭处理干净(去毛、内脏),备用。将益智仁、枸杞子、山药片、姜、葱、食盐、料酒放入砂锅内,加水适量,用大火烧沸,改小火熬 1.5～2 小时,鸭肉熟烂即成。

【用法】每日服食 1 次。

【功效】滋补脾肾,健脑益智。适用于记忆力低下、头昏头痛等。

远志龙眼海参汤

【组成】远志 10 克,龙眼肉 15 克,水发海参 100 克,姜片、葱段、食盐、料酒各适量。

【制法】将远志、龙眼肉、海参洗净,将海参切成 3 厘米长、2 厘米宽的块待用。砂锅加水适量,放入远志、龙眼肉、海参、姜、葱、食盐、料酒,用大火烧沸,改小火熬 1.5～2 小时即成。

【用法】每日服食 1 次。

【功效】壮阳益智。适用于智力不足、记忆力差、反应迟钝、视物模糊等。

龙眼莲子羹

【组成】龙眼肉 15 克,莲子 30 克,冰糖 30 克。

【制法】莲子浸泡后去心;龙眼肉洗净;冰糖碾碎,用小火熬成汁。将莲子、龙眼肉放入锅内,加水适量,熬 1.5～2 小时,加入冰糖汁即成。

【用法】每日服食 1 次。

【功效】补脾养心,益智健脑。适用于脾虚泄泻、多梦遗精、智力不佳、记忆力差、反应迟钝等。

银耳鹌蛋

【组成】银耳 10 克,鹌鹑蛋 6 个,冰糖 15 克。

【制法】鹌鹑蛋煮熟,剥去外壳;冰糖碾碎,熬成糖汁。银耳用温水浸泡 1 小时后去蒂,放入锅内,加水适量,熬 1.5～2 小时,放入糖汁、鹌鹑蛋略煮即成。

【用法】每日服食 1 次。

【功效】滋阴润肺,补脑益智。适用于咳嗽、面黄体衰、神疲健忘。

杞精炖鹌鹑

【组成】鹌鹑 1 只,枸杞子、黄精各 30 克,食盐、味精各适量。

【制法】将鹌鹑宰杀,去毛及内脏,洗净,枸杞子、黄精装鹌鹑腹内,加水适量,小火炖烂,加食盐、味精调味即成。

【用法】弃药,吃肉喝汤,每日 1 次。

【功效】滋养肝肾,补精益智。适用于肝肾不足,精血亏虚而见神疲乏力、腰膝酸软、眩晕健忘。

何首乌炖鸡

【组成】母鸡 1 只,制何首乌 30 克,当归、枸杞子各 15 克。

【制法】将鸡宰杀,去毛及内脏,洗净,将各药装入鸡腹内,放砂锅中,加水适量,小火炖至鸡熟烂即可。

【用法】弃药,吃鸡喝汤,分顿食用。

【功效】滋阴养血,养心益智。适宜于心肝血虚、头晕眼花、健忘神疲、少寐多梦。

龙眼金钟鸡

【组成】龙眼肉 30 克,茯苓 30 克,枸杞子 30 克,莲子 30

克,净鸡肉 500 克,洋粉 30 克,食盐、味精、葱、姜各适量。

【制法】茯苓煎 2 次,取其滤液;龙眼肉、枸杞子洗净,用温水稍泡发;莲子浸发后蒸透。鸡肉洗净,放砂锅内,加 2/3 茯苓汁、食盐、味精、葱、姜同煮,待肉烂后取出,切成细末。温水泡发洋粉,加剩余的茯苓汁,加水煮化,加食盐、味精调味。取 1 个小碗和 6 个酒盅,在碗及盅底部放龙眼肉、莲子、枸杞子,再放入鸡肉末,最后将煮好的茯苓洋粉液浇入,上屉蒸 3 分钟,取出,待其凝固后扣放在盘中即可。

【用法】佐餐食用。

【功效】补益心脾、养血安神。适于心血管病患者,体质虚弱及病后、产后的人食用。

六、防衰健体

衰老是指身体各个系统及各种器官和组织在生长发育成熟后,随增龄而逐步出现的各种生理的、代谢的和功能的改变。老化是一种正常发展过程,是一种生理过程,与遗传的、生物的、心理的和社会的各种因素有关。人一般到 20～25 岁发育成熟,有的器官(如脑)的发育一般至 30 岁左右成熟,以后逐步出现生物衰老。但老化的个体差异较大,同一个体的各个系统、各个器官的老化速度也不同步,同一种改变在各器官的表现也不同,如在心、脑及肾内动脉硬化的程度并不完全同步。

衰老是一种自然规律,我们不可能违背这个规律。但是,当人们采用良好的生活习惯和保健措施并适当地运动,就可以有效地延缓衰老,降低衰老相关疾病的发病率,提高生活质量。

就衰老理论和延缓衰老而言,中医药学具有深刻阐述和丰富实践。《素问·上古天真论》就详细论述了女子以七、男子以八为基数递进的生长、发育、衰老的肾气盛衰曲线,明确指出机体的生、长、壮、老、已受肾中精气的调节,衰老的内因是"肾"起主导作用。老年期会出现肾气衰退的表现,如发齿脱落、耳鸣耳聋、腰酸腿软、夜尿频多等。

美味双耳

【组成】水发银耳 100 克,水发木耳 100 克,食盐、味精、白糖、胡椒粉、香油各适量。

【制法】将银耳、木耳除去杂质,用清水洗净,用沸水焯后捞出,投入凉开水中冷却后捞出,沥干水分,装盘。在碗中加入食盐、味精、白糖、胡椒粉、香油,用凉开水调匀,浇在盛双耳的盘中即可。

【用法】佐餐食用。

【功效】益气滋阴,补肾强身,活血止血。适用于久病体虚或消渴、高血压、血管硬化、肥胖等。

苦瓜饮

【组成】苦瓜 250 克,蜂蜜适量。

【制法】将苦瓜洗净,用家用榨汁机榨取汁,加入蜂蜜。

【用法】随时饮用。

【功效】清热解毒,消除疲劳,增强免疫力。适用于体虚、免疫力低下。

桃仁腰花

【组成】鸡蛋清 2 个,猪肾 500 克,核桃仁 70 克,生姜、葱各 15 克,料酒、香油各 25 克,食盐 3 克,干淀粉 50 克,菜油 750 克(实耗 50 克)。

【制法】将猪肾洗净,切成腰花;核桃仁用水泡涨,剥去外皮,切成丁;生姜切片;葱切段。将腰花用料酒、食盐、姜片、葱段拌匀,干淀粉用蛋清调匀待用。锅入菜油,待油温至六成热时,将核桃仁丁摆在腰花上,裹上蛋清淀粉下锅炸成浅黄色捞出。待油温上升至八成热时,再将腰花全部放入油锅内炸成金黄色,沥去油,淋入香油即成。

【用法】佐餐食用。

【功效】补肺肾,定虚喘。适用于消瘦者,常食能使体态丰满。

黄芪牛肉

【组成】牛肉 750 克,黄芪 20 克,陈皮 6 克,姜片、葱段、酱油、料酒、胡椒粉、白糖、豆瓣、味精、菜油各适量。

【制法】将牛肉洗净,切成大条,入沸水中汆去血水,入锅炸 2 分钟,捞起,与其余各味一起下锅,加水适量,用小火炖至熟烂,拣去葱、姜、黄芪、陈皮,入味精调味,收汁装盘。

【用法】佐餐食用。

【功效】健脾养胃,补气养血。适用于体弱消瘦者。

藕酿肉

【组成】莲藕 500 克,猪肉(或牛肉、鸡肉)泥 250 克,香菇、米酒、食盐、酱油、姜汁、淀粉各适量。

【制法】将香菇切成碎末,加入肉泥、姜汁、食盐、酱油及淀粉拌匀;藕洗净,切开藕节处,留下藕节为盖。将拌好的肉馅用筷子塞入藕孔内,盖上藕节,用牙签串牢,入锅中煮至熟烂,切厚片装盘。

【用法】佐餐食用。

【功效】健脾胃,丰肌肉。适用于体弱形瘦。

炒蚕蛹

【组成】蚕蛹 100 克,食盐、植物油、葱花、姜末、花椒粉、味精各适量。

【制法】将蚕蛹洗净,入沸水中氽一下,捞出沥水,放入油锅与葱花一起爆炒,随即放花椒粉、姜末,熟前放入味精。

【用法】每日 1 次,佐餐食用。

【功效】和脾胃,长肌肉,降血脂。适用于身体虚弱、消瘦及高脂血症。

参杞烧海参

【组成】水发海参 300 克,党参、枸杞子各 10 克,玉兰片 50 克,葱末、姜末、料酒、食盐、味精、湿淀粉、植物油各适量。

【制法】党参切片,水煮提取浓缩汁 10 毫升;枸杞子蒸熟。海参切条块,用沸水烫过,入油锅烹炒,同时加入葱、姜、料酒、食盐,将熟时加入党参汁及玉兰片,调好味,再放枸杞子,用湿淀粉勾芡。

【用法】佐餐食用。

【功效】补肾益精,补虚赢。适用于体虚瘦弱。

栗子烧牛肉

【组成】鲜牛肉 750 克,栗子 300 克,葱段、姜片、食盐、料酒各适量。

【制法】牛肉入沸水氽透,切块。栗子煮熟去壳、皮,与牛肉分别下油锅炸一下,加水适量,加料酒、葱段、姜片、食盐,烧至牛肉熟烂即可。

【用法】佐餐食用。

【功效】补脾肾,强筋骨。适用于形体消瘦。

地仙润肤汤

【组成】淮山药 500 克,杏仁 400 克,新鲜牛奶 600 克。

【制法】将杏仁用清水浸泡 1 小时,去尖皮,加工研成细末;将淮山药加工研成细末。将牛奶、杏仁、淮山药同置于瓷瓶内,加盖密封,用大火隔水煮 1 小时,冷却后放置 1 日,开盖,取汁饮。

【用法】每日早晚各服 1 次。

【功效】补气益脾,润肺滋肾,丰肌泽肤。适于体型瘦的中老年人服用。

人参莲肉汤

【组成】人参 10 克,莲子(去心)10 枚,冰糖 30 克。

【制法】将人参切成片,与莲子同放小碗内,加适量水浸泡,再加入冰糖,放在蒸锅内隔水蒸 1 小时,把人参片捞出,次日再加莲子如上法蒸。人参可用 3 次,最后一并吃掉。

【用法】每日早晨服 1 次,喝汤吃莲子。

【功效】补气健脾,健体强身。适用于病后体虚,脾虚消瘦,疲倦。对健康人有强壮体质、保健延年等作用。

椰枣鸡米饭

【组成】椰子肉 100 克,大枣 50 克,净鸡肉 100 克,糯米

150 克。

【制法】大枣洗净、去核、切碎,椰肉洗净、切碎,鸡肉切成丝,糯米淘洗净,共放于砂锅或高压锅中蒸煮做饭,米熟后即可食用。

【用法】当主食吃。

【功效】补中健脾,滋养强壮。适用于脾胃虚弱、气血不足等。

姜汁黄鳝饭

【组成】黄鳝 150 克,姜汁 10～20 毫升,大米 300 克,花生油、食盐各适量。

【制法】将黄鳝宰杀后洗净,盛盘,以姜汁、花生油拌之。将米煮饭,饭煮至水分将干时将黄鳝放饭面上,小火焖15～20 分钟即可。或米锅水已热时,将洗净的活黄鳝剪掉尾尖,迅速放入锅内盖好,至饭焖熟,加姜汁、花生油、食盐调味。

【用法】每日食用 1 次。

【功效】补血健胃。适用于病后虚损、消瘦、贫血、疲倦。

桑椹葡萄粥

【组成】桑椹、白糖各 30 克,葡萄干、薏苡仁各 20 克,粳米 50 克。

【制法】将桑椹、薏苡仁洗净,用凉水浸泡数小时。粳米淘洗净,置铁锅中,加桑椹、薏苡仁及其浸泡水,再加葡萄干,先用大火煮沸,再改用小火煨粥,粥成时加入白糖,拌匀。

【用法】每日早晚各服食1次。可长期食用。

【功效】滋阴补肾,健脾利湿,丰肌泽肤。适用于身体虚弱,皮肤皱纹多、不光洁。

枸杞百合糯米粥

【组成】枸杞子20克,百合、红糖各30克,糯米100克。

【制法】枸杞子洗净;百合去尖,洗净。糯米淘洗干净,放入砂锅中,加入百合与枸杞子,加适量清水,小火煨粥,粥成时加入红糖,拌匀。

【用法】分餐食用。

【功效】清心安神,润肺止咳,丰肌泽肤,乌发固齿,滋补肝肾。适用于身体虚弱、神经衰弱、头目晕眩。

西洋参大枣粥

【组成】西洋参3克,大枣10枚,粟米100克。

【制法】西洋参洗净,置清水中浸泡一夜,切碎;大枣洗净。将西洋参、大枣、粟米及浸泡过西洋参的清水一起倒入砂锅内,再加些清水,小火熬60分钟。

【用法】每日1次,早晨服用。

【功效】滋补,健体。适用于四肢无力、气虚体弱、皮肤苍白无光泽。

地黄葡萄甜粥

【组成】熟地黄 30 克,葡萄干 50 克,粳米 100 克,白糖 50 克。

【制法】将熟地黄水煎 2 次,取药汁备用。粳米洗干净,置于砂锅,加药汁、葡萄干及适量清水,小火煨粥,粥成时加入白糖调味。

【用法】当早餐趁热 1 次服食完。

【功效】补益气血,强筋健骨,丰肌泽肤。适用于身体消瘦、脸色苍白、气血虚弱、四肢欠温。

黑芝麻山药糕

【组成】黑芝麻 500 克,白糖 250 克,熟猪油 220 克,淮山药粉 50 克,制何首乌 100 克,墨旱莲 50 克,酒炒女贞子 50 克。

【制法】将何首乌、墨旱莲、女贞子去灰渣,洗净,晾干,烘干后研成粉末;黑芝麻淘洗干净,晒干,炒熟,碾成粉。将上述各粉加入白糖调匀,再加入熟猪油,反复揉匀后装入糕箱盒内按平压紧,切成长方块即成。

【用法】每日 3 次,每次 1 块,用沸水冲饮。可长期饮用。

【功效】补肾精,益肝血,强筋骨,乌黑发。适用于妇女更年期肝肾不足,腰膝酸软,头发早白,头晕眼花,失眠多梦,容暗耳鸣。

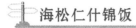 海松仁什锦饭

【组成】海松子 50 克,嫩鸡肉 400 克,猪瘦肉 300 克,鸡蛋 3 个,胡萝卜 2 个,水发香菇 50 克,大米 1000 克,熟猪油 50 克,嫩豌豆 100 克,鲜汤、绍酒、酱油、味精、食盐各适量。

【制法】海松子去壳取仁,去皮炒熟;鸡肉、猪肉、胡萝卜洗净,切薄片;香菇洗净,切片;鸡蛋打入碗内,加食盐搅匀,锅置火上加熟猪油 30 克烧至五成热时注入蛋汁炒散成粒备用。锅内加油用大火烧至六成热时,下入鸡肉、猪肉、胡萝卜、嫩豌豆炒变色,加入鲜汤烧沸,加入绍酒、酱油,加盖煮熟,再加入松子仁、味精、炒蛋粒调匀,然后将此海松仁什锦羹浇在煮熟的米饭上即成。

【用法】正餐食用,每日 2 次。

【功效】补益气血,止渴润肠,光润肌肤,美艳容颜。适用于妇女更年期体虚消瘦,皮肤干燥,口渴便秘,气短心悸。

麦皮牛奶粥

【组成】麦皮、白糖各 100 克,牛奶 300 毫升,黄油 5 克,食盐适量。

【制法】将麦皮浸泡 30 分钟,加水煮成粥,将熟时放入牛奶煮 10 分钟,加黄油、白糖及食盐,煮至麦皮开花即可。

【用法】每日 2 次;分早、晚餐食用。

【功效】益气健脾,美颜健身。适用于妇女更年期脾失健运所致的纳呆,面色无华。

龙眼枣仁炖猪心

【组成】龙眼肉、酸枣仁、柏子仁各 15 克,猪心 1 个,葱、姜、料酒、食盐、味精各适量。

【制法】龙眼肉、酸枣仁、柏子仁洗净;葱切段,姜切片;猪心洗去血水,除去脂肪。将龙眼肉、酸枣仁、柏子仁装入猪心,将猪心放入砂锅内,加适量水,投入葱、姜、料酒、食盐、酱油,先用大火烧沸,撇去浮沫,改小火煮至猪心熟烂,拣去葱、姜,调入味精即成。

【用法】佐餐食用,食料喝汤,每日分 2 次服完。

【功效】养心安神,增强记忆。适用于更年期失眠多梦,头昏,心悸,记忆力减退。

黄精膏

【组成】黄精(鲜)500 克,干姜 10 克,桂心 5 克,白酒适量。

【制法】将黄精洗净,压榨取汁,入锅内煎煮,取药汁加入干姜、桂心,再用小火煎至药汁成黄色稠黏液时,加等量白酒混合均匀即可。

【用法】每日饭前服 30 毫升。

【功效】补气延年。适用于气血不足。

女贞子桑椹丸

【组成】女贞子、炙何首乌各 12 克,桑椹 15 克,墨旱莲 10 克,蜂蜜适量。

【制法】将女贞子、炙何首乌、桑椹、墨旱莲洗净,烘干后同研成粉末,加入蜂蜜调拌均匀并搓制成丸,如梧桐子大小即成。

【用法】每日服 3 次。

【功效】补益肝肾。适用于肝肾阴亏所致的眩晕,失眠,健忘。

核桃保健方

【组成】核桃适量。

【制法】将核桃去壳、皮,备用。

【用法】细嚼慢咽,开始时每日 1 个,每 5 日加 1 个,至 20 个止,久食效佳。

【功效】滑腻肌肉,黑泽须发,通润血脉,肥身健体。适用于老年人养生保健。

女贞子茶

【组成】女贞子 15 克。

【制法】将女贞子放入杯中,冲入沸水浸泡 10 分钟即可。

【用法】代茶随意饮用，长期用。

【功效】乌须明目，轻身延年。适用于肝肾不足所致老年体衰。

核桃仁鸡丁

【组成】鸡肉 750 克，核桃仁 90 克，鸡蛋 3 个，香油、胡椒面、鸡汤、料酒、白糖、食盐、味精、葱花、姜丝、大蒜片、猪油各适量。

【制法】将核桃仁用沸水稍泡，剥去皮，用温油炸透；鸡蛋去蛋黄留蛋清于碗内；鸡肉洗净，切成丁，用食盐、料酒、胡椒面、鸡蛋清、湿淀粉调匀拌好；用食盐、味精、胡椒面、鸡汤、香油兑成汁备用。铁锅烧热，倒入猪油烧至五成热时放入鸡丁炸熟，捞出，沥去油。锅内留底油，加入葱花、姜丝、蒜片煸炒至香，加入鸡丁，随后将已兑好的汁倒入锅内，再放入炸透的核桃仁，翻炒均匀即可。

【用法】佐餐食用。

【功效】温补肾阳，润肠通便，防病强身，延年益寿。适用于老年人体弱，记忆力下降。

韭菜炒海虾

【组成】鲜海虾 150 克，韭菜 250 克，淀粉、料酒、食盐、味精各适量。

【制法】将海虾洗净，去壳后切片，用淀粉拌匀；韭菜择洗干净,切成段。锅内加油烧至五成热时下虾片稍爆炒,再加入韭菜、食盐、味精、料酒,翻炒至熟即可。

【用法】佐餐食用。

【功效】开胃益寿,补肾壮阳。适用于老年人腰酸软,性欲低下。

杏仁豆腐

【组成】甜杏仁 90 克,洋粉 6 克,大米 15 克,菠萝罐头 1/4 罐,白糖 240 克。

【制法】杏仁用沸水略泡片刻,剥去外衣,剁碎,再用沸水泡,加大米,共磨成细浆过滤去渣;洋粉用水洗净,加 60 毫升水蒸化;锅洗净,加水 650 毫升,糖 180 克,烧沸后倒入盆内,冷后放入冰箱;将蒸化的洋粉、杏仁浆倒入干净的锅内,加入 60 克糖煮熟后,分别盛入 10 个碗内,放在凉爽的地方;菠萝切成小片,备用。把晾好的杏仁豆腐切成块放入碗内,加 5 片菠萝,掺入冻凉的糖水即成。

【用法】夏日当点心食用。

【功效】调补肺胃,润肠通便,延年益寿。适用于老年人咳嗽或便秘。

虫草老鸭汤

【组成】冬虫夏草 20 克,老鸭 1 只,料酒、葱段、姜块、胡椒粉、食盐、味精各适量。

【制法】冬虫夏草洗净泥沙;鸭宰杀后去净毛、硬嘴壳、内脏,洗净,入沸水中氽5分钟,除尽血腥味,砍成10块,每块上用竹签插3~4个小孔,每孔内插入冬虫夏草1根,装入大炖盅内。用料酒、葱段、拍破的姜块、胡椒粉、食盐及适量水调好味倒入炖盅里,将炖盅上笼蒸1~2小时至鸭肉熟烂时即成,进食前加入味精。

【用法】空腹食用或佐餐食用。

【功效】益精气,补虚损,抗衰老。适用于老年人精气不足。

黄精粥

【组成】黄精15~30克,粳米100克,白糖适量。

【制法】黄精洗净后放入砂锅,加适量水煮成浓汁,过滤去渣留汁。粳米淘洗干净,加入黄精汁同煮至熟,再加入白糖稍煮至白糖溶化均匀即成。

【用法】每日分2次吃完。

【功效】补脾胃,养心肺,补精髓,抗衰老。适用于老年人精血不足。

莲子粥

【组成】嫩莲子20克,粳米100克。

【制法】莲子用水泡涨,去表皮和心,冲洗干净后放入砂锅内,粳米淘洗干净后也放入砂锅内,加适量水同煮成粥即成。

【用法】空腹温热服用。

【功效】养心健脾,补肾抗衰。适用于老年人心脾肾虚。

松子粥

【组成】松子仁、粳米各 50 克,蜂蜜适量。

【制法】将松子仁研碎,与淘洗干净的粳米同放入砂锅,加水适量煮成粥,粥成后加入蜂蜜调匀即可。

【用法】早晚空腹及晚上睡前服用。

【功效】补虚润肺,养液滑肠,延年益寿。适用于老年人肺阴虚。

人参大枣粥

【组成】人参 6 克,大枣 5 枚,粳米(或糯米)30 克。

【制法】将人参切成片,大枣去核后洗净。米淘洗干净放入砂锅中,加适量水,加入人参、大枣同煮成粥即可。

【用法】分 2 次佐餐食用,1 日内食完。

【功效】益气养血,强身健体,延年益寿。适用于老年人气血亏虚。

人参黄芪粥

【组成】人参 4 克,黄芪 18 克,糯米 70 克,白术 8 克,白糖适量。

【制法】将人参、黄芪、白术去净灰渣,用清水泡 40 分钟,放入砂锅,加水煎沸,改用小火煎成浓汁,取出药汁后,再加水煎沸后取汁。糯米淘洗干净后放入砂锅,加入药汁及适量清水,煮成粥即可,食用时加白糖。

【用法】每日早晚 2 次分食。

【功效】补正气,抗衰老,养容颜。适用于老年人气血亏虚。

四季豆猪肝碎

【组成】四季豆 200 克,鲜猪肝 150 克,菜油、绍酒、湿淀粉、胡椒面、食盐、味精各适量。

【制法】将四季豆摘去筋,洗净,沥水,切成碎粒;鲜猪肝洗净,沥干水分,切碎盛于碗内,加食盐、绍酒、湿淀粉、胡椒粉拌匀;将味精、食盐、湿淀粉、鲜汤勾兑成汁。锅中放油烧至七成热,放入猪肝粒炒散,再加入四季豆碎粒炒散至断生,最后将鲜汤汁沿锅四周淋入,翻炒簸匀盛盘即成。

【用法】佐餐食用。

【功效】补肝明目。适用于肝血不足,视力差,夜盲症,面黄肌瘦。

蜂乳番茄

【组成】番茄 4 个,蜂乳 60 克,蜜玫瑰 2 克。

【制法】番茄洗净后用沸水烫一会儿,撕去外皮后切成

6 瓣。蜂乳倒入容器内,加少许凉开水调散,淋在番茄上浸匀,摆入盘中成番茄花瓣状,再撒入蜜玫瑰粒即成。

【用法】每日服食 1 次。

【功效】健胃消食,生津滋容,防止衰老,增强功能。适用于贫血、白细胞减少、动脉硬化、冠心病、高血压、糖尿病等。

延寿丹

【组成】白蜜 1000 克,熟猪油 200 克,核桃仁 1000 克,鸡蛋 20 个,炒熟面粉 500 克。

【制法】锅中放油烧至八九成热,放入核桃仁炸酥,凉后压碎。白蜜入锅内溶化后加入猪油、炒面粉、核桃仁拌匀,放入容器内加盖保存即可。

【用法】每日 1 次,每次 150 克左右,加鸡蛋 1 个冲服。

【功效】补肾固精,益气补中,滋阴润燥,强志轻身。适用于脾肾虚弱,短气乏力,食少,尿频,便燥。

清蒸羊肉

【组成】羊肉 500 克,枸杞子 15 克,生山药 400 克,绍酒、姜汁、葱段、酱油、五香粉、鲜汤、味精各适量。

【制法】将生山药洗净,切成厚片,放入蒸碗内;羊肉洗净,去膜,切厚片入碗,加绍酒、姜汁、五香粉、酱油拌匀入味,再整齐摆放在生山药上,加入鲜汤、味精、葱段和拌羊肉的汁,将蒸碗置笼内,用大火蒸 1～2 小时,至羊肉熟烂时撒入枸杞子,蒸 4～5 分钟即可。

【用法】饮汤食料或佐餐食用。患有热病者禁用。不宜与南瓜同食。

【功效】补肝健脾,生血长肌,温阳强身。适用于食欲缺乏,消化不良,虚劳羸瘦,腰膝酸软等。

山药鱼片汤

【组成】山药 50 克,草鱼肉 300 克,莴苣 50 克,水发冬菇 30 克,湿淀粉 40 克,绍酒、胡椒粉、食盐、味精、葱段、姜汁、葱花、香油各适量。

【制法】山药洗净,烘干后研成粉末;鱼肉切成片放入碗内,加绍酒、食盐、姜汁、葱段拌匀,片刻后加湿淀粉和匀;莴苣洗净,取中间部分切成片;水发冬菇洗净、切片。锅置火上,加入鲜汤、山药粉、冬菇片烧沸后,加胡椒粉、莴苣片烧沸,再下鱼片、绍酒、味精、食盐、鱼片氽熟,淋上香油,撒入葱花,出锅即成。

【用法】佐餐食用。

【功效】补脾胃,益气血。适用于身体虚弱,食欲不佳。

山药烧墨鱼

【组成】墨鱼 100 克,生山药 600 克,鲜菜头 160 克,熟猪油 50 克,鲜汤、绍酒、生姜、葱、胡椒粉、味精、食盐、湿淀粉各适量。

【制法】墨鱼水发,冲洗干净后切成条;生姜洗净,切片;葱洗净,切成段;生山药洗净,切片;鲜菜头洗净,切块。油入锅烧至五成热,下姜、葱炒香,掺入鲜汤烧沸,捞出姜和葱,放入山药、菜头、绍酒、胡椒粉煮熟,再加食盐和味精调味,捞出入盘内。墨鱼入锅烧入味后捞出放入盘内。锅内鲜汤加湿淀粉勾芡入盘,滴香油于菜上即成。

【用法】佐餐或单食,每月数次。

【功效】补脾胃,滋肝肾,健脑髓。适用于脾肺肾虚弱,气血不足,食少,腰腿酸痛,记忆力减退。

黄芪人参粳米粥

【组成】黄芪 30 克,人参 3 克,粳米 100 克,红糖 10 克。

【制法】将黄芪、人参洗净,切片,加水 800 毫升煎煮 2 次,去渣,取药液 600 毫升。将药液与粳米煮粥,粥成时加入红糖煮化即可。

【用法】早晚分服。

【功效】补气壮体。适用于身体虚弱。

栗子炖鸡

【组成】栗子 150 克,鸡(约 1300 克)1 只,生姜 20 克,葱 3 根,食盐 12 克,绍酒 15 毫升。

【制法】将栗子剥去外壳,洗净;姜、葱洗净,姜拍破,葱切段;鸡宰杀后放尽血,烫去毛,取出内脏,斩去爪、嘴尖后洗净。锅中放适量清水,放入鸡用大火烧沸,撇净浮沫,加绍酒、姜、葱改用中小火炖至七成熟,拣出姜、葱,加栗子,炖至栗子、鸡肉熟透,加食盐调味即可。

【用法】佐餐食用。

【功效】滋五脏,美容颜。适用于中气不足,五脏虚弱等。

容颜糊

【组成】茯苓粉、核桃仁各 60 克,白及粉 30 克,黄豆粉 250 克。

【制法】将 4 味混合均匀,每次取适量加水煮成糊即成。

【用法】常食用。

【功效】补脾益肾,健体。适用于脾肾亏虚及年老体衰,容颜憔悴。

花生仁煮枸杞子

【组成】花生仁 100 克,枸杞子 20 克,银耳 20 克,牛奶 1000 毫升,冰糖适量。

【制法】将花生仁、枸杞子、银耳洗净。将牛奶放入锅中,加入花生仁、枸杞子、银耳、冰糖,煮至花生仁熟烂即可。

【用法】经常食用。

【功效】益气养血,丰胸健美。适用于气血虚弱所致乳房扁平。